深度学习在生理机能中的应用

Applications of Deep Learning
in Physiological Function

曹文明　钟建奇　著

科学出版社

北　京

内 容 简 介

随着人们生活质量的提高,人体生理机能健康愈加地受到人们的重视,因此人体的生理机能评估也变得越来越重要.合理科学的生理机能评估对预防生理机能病变、保障人体健康尤为重要.本书针对复杂的人体运动问题,探索一种基于几何代数的人体运动表征方法,并以机器学习、深度学习为方法,为分析人体运动提供有效的解决方案.本书介绍了可变形卷积神经网络算法跟踪器、孪生框架 SiamFC 跟踪算法、人体姿态描述方法、人体姿态朝向描述符以及人体生理机能评估系统.

本书适合从事人工智能、计算机视觉等领域工作的学者,尤其是基于深度学习人体运动分析方面研究的科研人员阅读和参考.

图书在版编目(CIP)数据

深度学习在生理机能中的应用/曹文明,钟建奇著. —北京:科学出版社,2022.6

ISBN 978-7-03-070575-4

Ⅰ.①深… Ⅱ.①曹… ②钟… Ⅲ.①机器学习-应用-生理功能(体育运动)-评估-研究 Ⅳ.①R33-39

中国版本图书馆 CIP 数据核字(2021)第 230105 号

责任编辑:周 涵 孙翠勤/责任校对:杨聪敏
责任印制:赵 博/封面设计:无极书装

科 学 出 版 社 出版
北京东黄城根北街 16 号
邮政编码:100717
http://www.sciencep.com

涿州市般润文化传播有限公司印刷
科学出版社发行 各地新华书店经销
*
2022 年 6 月第 一 版 开本:720×1000 B5
2025 年 2 月第二次印刷 印张:14 1/2
字数:293 000
定价:128.00 元
(如有印装质量问题,我社负责调换)

前　言

随着年龄的增大, 人体会出现生理衰老, 人体的生理机能和形态表现出一系列的退行性变化, 对内外环境适应能力逐渐减退, 人体各项生理机能也随之下降, 如果发现不及时, 将会引发各种疾病, 比如: 心脏病、中风、慢性呼吸系统疾病、癌症、阿尔茨海默病, 更严重地, 将会导致生活能力的丧失甚至死亡. 因此, 在老龄化问题越来越突出的时代, 人体生理机能健康愈加地受到人们的重视, 人体的生理机能评估也变得越来越重要, 合理科学的生理机能评估是预防生理机能病变、保障人体健康的重要步骤. 人的生理机能体现在多个方面, 而肌肉、骨骼健康状况直接反映生理机能的质量, 是衡量人体健康状况的重要指标, 当生理机能下降时, 人体的各项功能也随之下降, 这就导致各种活动的意外性、危险性以及与运动有关的疾病风险增加. 因此, 如何对人体运动进行合理的监测评估, 预防人体病变, 已成为研究者亟待解决的重要问题, 而这些问题的解决在很大程度上依赖于对人体运动数据的理解与处理方法的改进与发展. 为此, 本书分别从机器学习、深度学习技术、几何代数表征理论等方面对人体运动的理解展开研究.

本书共 13 章, 内容如下.

第 1 章介绍了从图像的角度理解人体运动: 人体目标跟踪的研究背景, 以及国内外研究进展状况, 主要介绍了人体目标跟踪的基本步骤, 以及当前人体目标跟踪主要的工作.

第 2、3 章介绍了人体目标跟踪的两种方法, 并与传统方法对比. 首先介绍了可变形卷积神经网络算法跟踪器, 利用几何可变形卷积算子, 设计可变形卷积神经网络, 用可变形卷积网络提取特征, 其具有感受野范围更大、可靠性更高及更具鲁棒性等优点, 即使物体形变或尺度变化时, 依然能获得具有更好表征能力的特征, 实验结果表明检测模型在含有形变或尺度变化较大属性的序列中有明显提升; 其次介绍了通道注意力形变算法跟踪器, 从实际角度出发, 介绍注意力通道如何传递网络关键信息, 弱化背景突出前景, 并构建跟踪组归一化, 缩小训练和验证时数据量不一致带来的偏差.

第 4~7 章介绍从几何代数的角度表征、理解人体运动. 首先介绍了人体运动的表现形式, 以及几何代数的基础理论知识; 其次介绍了利用机器学习的方法如何快速、准确地获取人体运动的类别; 最后给出了基于几何代数框架的人体动作在实时分类识别中的应用. 实验结果表明, 所提出的人体姿态朝向描述符对人体姿态具有较好的鉴别力, 所提出的集成人体动作分类识别方法具有流程简单、分类准确率高、实时性强的特点, 可实时在线地进行人体动作的分类任务.

第 8~10 章提出了以特征点匹配和光流法为基础的人体目标跟踪算法 SPWT, 采用了几何统一性来补充虚拟特征点和模糊理论获得目标的遮挡程度. 通过遮挡程度, 得到匹配跟踪框和光流跟踪框的融合权重, 进而提高算法的精度, 并以孪生框架 SiamFC 跟踪算法为基础, 提出了光流注意力模型、归一化注意力模型和滴漏注意力模型三种注意力模型. 实验结果表明, 所提出的算法能高效地跟踪目标, 对遮挡、剧烈运动和消失的物体有很好的鲁棒性.

第 11~13 章从生理机能评估应用的角度, 介绍了基于深度信息的生理机能评估研究. 首先介绍了生理机能评估的背景及意义, 其次基于深度摄像头 Kinect 以及普通双目摄像头的生理机能之人体运动评估, 从人体运动的识别、特征提取、客观分析、定量评估这四个方面对人体运动进行研究, 引入了 RULA 和 TUG 等权威性评估工具帮助更好地评估.

本书研究了生理机能评估中最重要的方面: 人体运动对生理机能的影响, 主要介绍了理解人体运动的方法, 从而帮助更合理、更科学地进行生理机能评估. 借本书出版之际, 要特别感谢鲁义涛、李宇鸿、陈学军对本书提供的建议与帮助, 以及刘启凡等实验室学生们对文稿编辑、整理、排版提供的帮助, 也感谢科学出版社周涵编辑的支持.

本书获得了国家自然科学基金 (项目编号: 61771322,61971290) 和深圳市基础研究项目 (项目编号: JCYJ20190808160815125) 的资助, 在此一并表示感谢.

本书有遗漏和不足之处在所难免, 恳请广大专家与学者批评指正.

曹文明　钟建奇

2022 年 3 月 6 日

目　　录

第 1 章　人体目标跟踪算法研究

本章主要分为三部分：首先阐述人体目标跟踪算法研究的背景和意义；然后横向和纵向介绍这一课题的研究现状及其在生理机能中的应用.

1.1　研究背景和意义

视觉是人类感知外部世界信息的大门，相比于触觉、听觉、味觉等感官系统，视觉就是信息感知的八车道高速路，而剩下的感官系统只是羊肠小道，故视觉信息理解机制未能理清的话，整个人工智能系统只能是一个空架子，就只能进行简单的逻辑符号推理、语言文本处理，无法在现实环境中工作运行. 计算机视觉就相当于人工智能的芝麻开门，没有打开这个大门，我们就没法研究出工作在现实世界的人工智能系统及创造出令人振奋的服务于人类的产品. 计算机视觉研究理论的基本框架是由 David Marr 等[1] 在 20 世纪 70 年代的《视觉计算理论》一书中提出，主要把计算机视觉研究分成三个层次：视觉信息表征、处理信息算法和硬件实现.

早期由于计算机内存、硬件速度和采集到的数据量少等的限制，计算机视觉研究只能进行特征点的提取、点特征的相互关系射影及几何对应关系的研究，仅对一些几何线条进行形状纹理的分析处理. 随着硬件设备存储能力的不断提升，计算机计算速度的不断加快，视觉相关的图像及海量视频数据的获取更加容易，算法的研究快速发展，计算机视觉进入真实环境发挥作用成为可能.

在计算机视觉的研究中，图像分类[2]、目标检测[3] 的进展推动着视频信号研究领域的发展. 在视频信号的研究中，视频序列单目标跟踪作为计算机视觉领域的基石问题之一. 单目标跟踪是利用初始给定帧的先验信息，借助视频序列中时间序列的信息及图像内容的空间结构位置信息，对后续视频序列中目标位置、尺度、运动的速度及加速度等运动状态进行估计，为图像及视频更高级的计算机视觉语义任务分析提供确定的目标信息，所以目标跟踪在整个计算机视觉的研究过程中起着承上启下的作用. 目标跟踪融合了统计学习、模式识别等理论知识，不仅有着重要的理论研究价值，还在现实环境中有着重要的应用前景和商业价值. 例如目标跟踪对视频动作识别、视频序列的更高层次的语义分析理解起着承接的作用，在视频监控、视觉人机交互、导弹跟踪定位、智能交通、无人机飞行侦查、三维重建、视觉智能导航等领域有着广泛的应用[4].

(1) 视觉智能导航[5]. 计算机视觉中视频信号处理算法的发展、摄像机硬件设备及软件开发的快速发展, 使得基于视觉智能导航技术的广泛应用成为可能, 例如智能行李箱、物流机器人、无人驾驶车及无人机摄影等. 智能视觉导航系统利用摄像头结合其他传感器对机器所处的环境或者物体进行感知、定位跟踪和分析理解, 使得机器能够在特定的环境下安全运转, 完成作业. 同时智能视觉导航系统在跟踪物体做快速运转中, 如何进一步分析周围环境的关键在于能够检测到指定的目标并进行精确定位跟踪及导航.

(2) 基于视觉的人机交互[6]. 计算机作为现代人类文明不可或缺的工具, 现在人和计算机交互仍然以传统的键盘、鼠标等方式为主, 这样的交互是间接、低效率的. 计算机视觉领域的蓬勃发展, 发展出了全新的人与计算机的交互方式, 让智能化的人机交互成为可能. 与传统的鼠标、遥控器、键盘等计算机被动地接受精确的输入方式相比, 视觉人机交互建立在机器通过摄像头或者其他传感器对采集到的信息进行分析处理的基础上, 从而实现机器主动解读人的姿态、手势语言等传达的视觉信息. 这种交互更接近人类之间的交流沟通方式, 能够提供全新的交互体验, 使交互更自然高效, 从而使人类更容易指挥机器. 这一人机交互系统主要包括以下实现过程: 目标的检测、目标提取、目标识别、目标跟踪和目标分析、理解与信息交互反馈. 对人类目标的诸如面部表情、手势识别、人体姿态等高级视觉语义的分析, 必须建立在对人体的面部、手脚精确无误的定位与跟踪上, 才能进一步完成对视觉信息更高层次的解读, 如现在微软开发基于人体跟踪的 Kinect 人机交互系统. 所以, 目标跟踪是基于视觉人机交互的一个承上启下的模块, 有广阔的运用前景.

(3) 智能视频监控[7]. 智能视频监控[8]、安防摄像头硬件技术及互联网技术的快速发展[9], 让我们更容易获得海量图像视频数据. 视频监控也成为目标跟踪最具潜力和商业价值的应用领域. 智能视频监控是指通过摄像头对特定的区域进行图像视频信号的采集, 采用智能算法对视频中的特定目标进行行为或运动轨迹的分析, 取代以往一帧一帧的人工目视检测, 实现对特定区域内可疑或者危险事件的检测、排除和预防警报. 随着计算机视觉研究的快速发展, 智能视频监控系统已经渗入人们生活的方方面面, 对特定的场合, 例如高速公路、运动广场、机场、银行、住宅区、车站等, 进行实时的监控和预防报警. 计算机视觉算法对视频内容分析和理解, 对监控区域进行自动化的管理, 可以最大限度地减少人工的介入, 提高监控安全系数, 降低人工成本. 智能视频监控系统的关键环节是视觉目标的精确定位跟踪, 其具有广阔的应用前景和巨大商业价值.

(4) 现代化军事[10]. 长期以来, 目标跟踪领域都是现代化军事技术研究的热门领域, 目标跟踪领域的长足发展推动了军事现代化的进程, 现代化军事场景运用又不断地推动跟踪研究的发展. 目标跟踪主要在飞行控制、精确制导、区域检测、靶场测量和预防警报等方面发挥作用. 在实际运用中, 视觉目标跟踪技术主要结合光学传感器、雷达和激光等相互融合以达到更好的处理效果. 基于多种传感器采集信息的相互融合的跟踪技术也是未来重要的研究方向. 不管是采用光学传感器还是其他传感器采集的信息, 目标跟踪研究的理论都万变不离其宗. 本书主要研究光学传感器采集到的视觉信号.

(5) 智能交通系统[11]. 目标跟踪的另一个重要应用领域是智能交通系统. 随着城市化建设的快速发展, 机动车辆日益增多, 车流量逐年增大, 城市交通拥堵、高速路堵车等问题的凸显, 使得智能交通系统成为保卫城市交通顺畅不可或缺的一部分. 智能交通系统的实时运行——采用计算机视觉的目标跟踪技术可以对交通工具进行统计, 轨迹分析[12], 对交通异常的情况进行判断和预处理及事故后及时报警. 而高速公路及城市道路上塞车的主要原因为发生交通事故后未能及时发现及处理. 智能交通系统确保事故前做好预警, 事故后早发现、及时处理, 避免发生事故后过长时间才发现处理, 造成道路拥塞、堵车. 实现这些智能交通系统的功能, 目标跟踪的精确定位跟踪及分析是关键.

(6) 三维重建[13]. 基于连续视频序列的三维重建一直是研究热门, 如城市模型的建立、人体或动物的三维世界的运动和重建等, 是数字城市、室内导航、人机交互、计算机动画等应用领域的关键技术. 三维重建主要包括下列步骤: 图像采集、摄像机坐标标定、特征生成、三维匹配以及深度信息还原. 计算机视觉跟踪技术能够计算出摄像机和指定目标关键部位的运动参数信息. 这些参数为三维重建提供了不可少的支持.

以上只是列举了跟踪领域几个具体的应用, 这些技术的实现离不开目标跟踪理论的探索研究. 在计算机视觉领域中, 目标跟踪承接特征提取、图像分类、目标检测与定位的研究, 又为更高级的图像视频智能语义分析与理解提供必要的技术支持. 随着计算机硬件及算法的快速发展, 目标跟踪将渗入人们生活的方方面面, 给人们的生活生产带来更大的变化. 下一节, 我们将从跟踪器的分类的角度来展开叙述.

1.2 人体目标跟踪算法的研究现状

1.1 节介绍了目标跟踪的运用价值, 本节将从纵向和横向展开阐述, 纵向指的是一个跟踪算法的组成部分, 而横向指的是不同类别的跟踪器.

1.2.1 人体目标跟踪的重要组成部分

目标跟踪算法从纵向来看, 主要分为运动模型、特征提取、观察模型、模型更新器、集成处理器五个模块, 如图 1-1 所示.

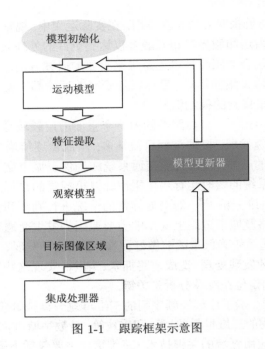

图 1-1   跟踪框架示意图

1.2.1.1   运动模型

运动模型 (Motion Model), 根据前一帧的估计, 运动模型为目标生成一组候选区域或边界框, 在候选帧中确定目标. 运动模型主要建立整个视频序列中跟踪目标运动状态之间的前后帧的关系, 直接或间接地在候选帧中预测目标. 常见的运动模型有粒子滤波器 (Particle Filtering)[14]、卡尔曼滤波器[15] (Kalman Filtering)、径向滑动窗口等. 粒子滤波器是一种顺序贝叶斯估计方法, 递归地推断目标的隐藏状态. 滑动窗口是一种详尽的遍历所有候选目标的搜索方案, 它简单粗暴地遍历了长方形邻域内的所有可能候选者, 计算量比较大. 径向滑动窗口是对滑动窗口的改进, 考虑了候选区域是圆形的情况. 粒子滤波器和滑动窗口滤波器的主要区别有两个方面. 首先, 粒子滤波器可以保留每一帧的概率估计. 因此, 当前帧中有多个候选目标有较大可能性是目标时, 它们都会被保存到下一帧. 所以当目标跟丢时, 比较容易把目标找回来. 与此相反, 滑动窗口的办法只选择概率最高的候选框, 不保存概率较低的目标. 其次, 粒子滤波器也容易处理尺度的变化、长宽比的变化甚至旋转和倾斜等变化. 而滑动窗口的方法需要穷举搜索导致大量计算, 计算量大成为滑动窗口的一大短板.

1.2.1.2   特征提取

特征提取 (Feature Extractor) 作为目标跟踪的一个重要环节, 它的质量影响着跟踪器的最终性能. 传统的特征提取主要包括灰度特征、纹理特征、尺度不变特征、超像素特征、原始灰度图特征、Haar-like[16] 矩形特征. 原始灰度图特征, 它将图像调整为固定大小, 再转换为灰度图, 然后将像素值作为特征. HOG[17](方向梯度直方图) 结合原始彩色图特征, 顾名思义就是 HOG 特征融合了原始彩色图特征. 但现在主流 [18] 的跟踪算法都是基于卷积神经网络特征[19], 因此, 本书主要对卷积神经网络特征提取进行改进. 通常, 我们把跟踪系统建模成一个二分类问题, 在卷积神经网络提取特征时, 大多采用小型的网络, 如 VGG-M[20]. 跟踪器只获取视频序列的第一帧信息, 获得目标先验知识有限, 故采用线下预训练和在线的微调处理, 能够提取更有效的先验信息.

1.2.1.3 观察模型

观察模型 (Observation Model): 观察模型是一种概率计算方法的表达方式, 对当前帧候选区域做出置信度判断, 并计算出候选框为所标记目标的概率, 通常认为观察模型是跟踪系统的关键部分. 对图像提取视觉特征, 将特征输入观察模型, 根据最终结果确定目标的精确位置. 跟踪的几个模块中, 观察模型的鲁棒性是算法成功的关键. 目前, 大多跟踪器以判别性跟踪器为主. 跟踪器的观察模型有逻辑回归、岭回归、支持向量机、结构化输出支持向量机. 二项式的逻辑回归模型是一种分类模型, 对正负样本做出概率的判断, 采用二范数正则化, 在线更新参数的策略是梯度下降. 岭回归, 简单讲就是带二范数惩罚项的最小二乘回归. 正样本标签为 1, 负样本标签为 0. 通过聚合足够多的数据来在线更新, 这是一种在线词典学习策略. 支持向量机采用 Hinge 损失函数和二范数正则化, 并采用最大间隔化学习策略.

1.2.1.4 模型更新器

模型更新器 (Model Updater): 模型更新器决定着更新观察模型的策略和频率. 由于观察模型更新后参数的更新, 因此模型更新器通常指何时进行模型更新及固定的更新频率. 它可以实时地对目标和背景刻画进行更新. 跟踪器必须适应跟踪期间收集到的但有可能带有噪声的候选框, 并且和目标背景偏移之间保持平衡. 通常模型更新器有在线分类器、增量子空间学习算法和模板实时变化更新等. 模型更新器既能保证准确地描述目标及背景的外观更新, 又不会使模型描述目标的能力变差, 这也是计算机视觉目标跟踪的一大关键. 当模型需要更新时, 我们通常收集与目标重叠率大于等于 0.7 的候选框作为正样本, 而重叠率小于 0.3 的作为负样本. 通常采用两种更新策略, 第一种是在目标的置信度低于阈值时更新模型. 这样做可确保目标始终具有高可信度. 这是我们的基本模型中使用的默认更新程序. 第二种是每当目标的置信度与背景示例的置信度之间的差异低于阈值时更新模型. 这种策略只是在正样本和负样本之间保持足够大的差距, 而不是仅仅保持目标具有高置信度. 当目标被遮挡或消失时, 它可能会有比较好的效果. 不同的阈值对跟踪器的最终效果影响比较大. 模型更新器的研究工作大多集中在生成模型中.

1.2.1.5   集成处理器

集成处理器 (Ensemble Post-Processor): 单个跟踪器的结果有时不稳定, 即使参数扰动很小, 性能变化有时也很大. 目前部分学者针对这一问题提出了集成跟踪器. 当跟踪系统由多个跟踪器组成时, 集成处理器用集成学习的方法调整多个跟踪器的输出得到最终的结果.

目标跟踪系统通常是利用第一帧标定的区域来初始化观察模型. 在视频的后续帧中, 运动模型首先基于先前帧来估计生成目标位置的候选区域. 候选区域中的备选框将被输入观察模型来计算候选框为目标的概率. 根据最终的概率结果对候选框做出选择, 概率最大的框或者前列的加权平均确定为当前帧的目标. 根据观察模型的输出, 模型更新器再对观察模型做出是否要更新的判断, 或用固定的频率来更新模型. 我们将集成处理器视为一个后处理组件, 它将组合跟踪器视为黑盒子, 并仅将它们返回的边界框作为输入. 最后, 如果该跟踪系统存在多个跟踪器, 则跟踪器的最终返回边界框是由多个跟踪器的输出经过集成学习来调整获得的. 通常跟踪器的多样性越高, 集成处理器取得的效果越好, 即使多样性降低, 也不影响整体性能, 集成处理器仍然会略优于最佳单一跟踪器.

过去几十年, 单目标跟踪的研究取得了重大进展. 简而言之, 横向来介绍, 也就是根据不同类别的跟踪器来分析, 跟踪器主要分成两大类: 生成式 (Generative Method) 跟踪器和判别式 (Discriminant Method) 跟踪器. 具有代表性的生成式跟踪器有基于主成分分析 (Principle Component Analysis, PCA)[21] 的跟踪器, 基于稀疏编码跟踪器. 判别式跟踪器则采用不同的思路方法, 它们往往训练一个强有力的分类器将目标与背景分开. 多亏众多机器学习研究员研究带来的进步, 很多很精巧的技术已经运用在目标跟踪器上, 例如集成学习、多任务学习、结构化输出支持向量机、高斯过程处理、回归分析及深度学习等. 最近主流的计算机视觉性能评价平台[22] 表明, 跟踪性能排行榜上占大半江山的都是来自判别式或者混合式, 主要是因为仅仅使用生成式跟踪器不能够很好地处理复杂背景的问题. 生成式跟踪器没有利用到背景在模型搭建过程的作用, 使得跟踪器在跟踪过程中很容易产生漂移. 下面从横向来介绍跟踪器的分类.

1.2.2   人体目标跟踪算法分类

卷积神经网络引入目标跟踪算法之前, 目标跟踪算法主要由浅层的外观模型和手工设计提取特征组成, 利用简单有效的手工设计特征表达目标和浅层的分类或者匹配模型设计出可靠的、速度快的视觉跟踪算法, 例如, 均值偏移算法[23]、基于分块的目标跟踪算法、光流跟踪、局部跟踪算法等. 在计算资源紧缺条件下, 这些跟踪算法能够在保持速度的情况下取得一定的效果, 但鲁棒性不够.

1.2.2.1 基于均值偏移的目标跟踪

均值偏移 (Mean Shift)[23] 算法是一种重要的非参数统计方式, 是一种基于梯度上升方式优化的局部求优方法. 它广泛地使用在计算机视觉、数据图像处理和模式识别等领域. 均值偏移算法是被 Comaniciu 等[24] 研究员引入跟踪领域的. 虽然均值偏移算法速度快、实现不复杂, 对于刚性目标的变化、旋转等挑战具有良好的适应性, 但该方法不能够很好地应对目标被遮挡、背景复杂及非刚性的尺度变化等挑战. 国内外众多学者致力于改进均值偏移算法, 它成为跟踪领域的一大热门研究方向. 众多研究人员的努力付出, 使得该方法具有一定鲁棒性和稳定性. 但因均值偏移算法是局部优化算法, 在寻求最优解的过程中很容易陷到局部最优解. 为解决这个问题, Chuang 等[25] 学者引入核宽, 用于多尺度优化以防止算法过拟合到局部最优. 也有部分学者参考粒子滤波算法寻求全局最优解的特性, 得到均值滤波跟踪器的局部优化方法, 快速搜索出全局最优解. 均值滤波跟踪算法属于模块匹配跟踪算法. 它主要利用非参数局部寻优的方法检索与目标模板外框匹配度最高的候选区域. 基于局部模块匹配的跟踪算法仍在跟踪领域起着举足轻重的作用. 设计有效的表征方式及能够测量两个目标相似程度的度量函数是提升模块匹配度的关键.

1.2.2.2 基于分块的目标跟踪算法

目标跟踪算法早期对图像的描述采用全局图像直方图的方式, 但直方图只是描述了灰度像素值的全局统计信息, 并未能完整地描述出图像的空间位置信息. 这使得在复杂的背景下或者目标被遮挡后, 跟踪容易失败. Adam 等[26] 针对这一问题提出了子块跟踪算法, 即候选目标由多个图像片段或图像块来表示. 图像块是任意分割的, 并没有基于图片语义外观模型, 如人物跟踪中的肢体和躯干. 图像块通过直方图的形式进行处理与前一帧相应的图像块的直方图进行比较, 对当前帧中的图片可能出现的位置进行投票, 然后用统计的结果决定跟踪对象的位置, 分块方法的实现在于整合直方图数据结构. 子块跟踪算法利用局部–全局信息的联合机制来解决传统的均值偏移算法遇到的目标遮挡及背景复杂等带来的跟踪失败问题. 受到子块跟踪算法的鼓舞, 研究人员纷纷将分块的思想引入目标跟踪领域, 使得跟踪器能够学习图像的空间几何信息. 在众多的跟踪器中, Wang 等[27] 提出的基于分块的均值滤波跟踪效果最为明显, 通过引入不同模块的加权权重来决定当前帧的最终目标, 以此解决目标遮挡带来的跟踪失败问题. 除了这些贡献, Wang 等[27] 还引入了一种新的稀疏字典学习方法, 称为 K 选择, 用来学习目标稀疏表示库. 考虑到自适应性和稳定性, K 选择采用静态稀疏字典和动态在线更新自然组合. 基于稀疏表示的投票映射和稀疏约束不会使目标跟踪产生漂移.

1.2.2.3　基于光流法的目标跟踪

光流场起源于空气飞行动力学中表示某一事件空气气流运动的空间状态分布的流场. 其中光流的假设有三点: 第一, 相邻帧之间的亮度不变; 第二, 相邻帧之间的时间是连续的, 或说相邻帧对应的物体之间几乎没有运动; 第三, 空间保持一致, 即一个子图像的运动状态相同. 物体在三维空间形成的运动在二维平面上的投射形成的投影. 图像视频领域的光流场利用计算像素的流场, 计算得相应像素的运动状态分布, 快速实现目标跟踪. 通常, 光流的产生源于场景中跟踪目标的相对运动、摄像头的相对运动及两者的共同运动. 计算方式可分三大类: 首先是基于特征或特征的匹配方法; 其次是基于频域映射的方法; 最后是基于梯度的方法.

1.2.2.4　基于线性子空间的目标跟踪

作为机器学习和模式识别的一个研究热点, 线性子空间学习算法可用于计算机视觉. 而基于线性子空间目标跟踪可以看作是线性子空间学习算法在目标跟踪研究领域的拓展和延伸, 它通过学习的方法获得一组线性投影, 完成高维特征向量空间到低维向量空间的映射关系, 保持或获得判断的依据, 如局部或者整体的距离、提取判决性的特征等. 线性子空间学习算法可分为基于判决性准则的线性判决分析 (Linear Discriminant Analysis, LDA)[28]、基于向量子空间算法的图嵌入 (Graph Embedding, GE) 框架[29]、基于重构准则的主成分分析. 通常处理的线性子空间算法的输入都是一维的, 称为一维线性子空间算法, 但也有多维线性子空间算法. 一维的线性子空间算法描述能力有限, 在目标跟踪过程中, 由于跟踪的物体受到环境、自身运动状态的变化等影响, 外观通常会发生较大变化而导致跟踪失败. 图像视频数据分布的特殊性, 使得基于判别线性子空间跟踪算法的效果并不理想. 当前, 基于子空间的目标跟踪算法仍然面临很大挑战, 一方面是构造的子空间学习算法如何能够适应目标形状变化; 另一方面则是解决环境光照变化及被遮挡等问题.

1.2.2.5　相关滤波跟踪算法

目标跟踪算法使用多种的方法根据先验标定的图片来对当前帧的目标位置给出估计值. 使用训练好的滤波器对整个图像进行滤波, 并且在图像中找到响应最大的坐标, 即图像中跟踪目标的对应位置. 在这种情况下, 目标跟踪的过程可以近似为搜索区域图像上的相关滤波器响应最大的位置. 下面从基本算法出发, 总结改进后的滤波算法, 并给出一个简要分析.

深度学习目标跟踪算法. 近几年来, 深度学习在视觉跟踪领域取得了巨大成功. 传统算法的性能还远没达到现实应用的要求, 而在过去的几年里, 深度学习的多层次的非线性变换自动提取特征获得强大的特征表达能力, 特别在计算机视觉、语音识别和自然语言处理方面取得了巨大的成就, 受到这个启发, 人们也将其引入跟踪领域. 根据传统跟踪算法的研究经验, 可以得到, 特征提取或机器学习技术的任何进展都可能有助于跟踪研究. 我们认为深度学习可以提高跟踪性能, 因为深度学习技术已经在特征提取和对象分类上显示出强大的能力. 不同的网络结构专项解决不同的视觉任务. 卷积神经网络已被证明对类似图像的拓扑结构数据提取特征有效, 并在图像分类方面取得了巨大成功, 而递归神经网络能够记住先前的状态并建立时间信息, 更适用于序列的建模.

对于目标跟踪, 从网络结构的角度看, 可以将现有跟踪器分为三类: 基于卷积神经网络的跟踪器、基于循环神经网络的跟踪器和基于其他网络的跟踪器. 卷积神经网络模型由于其强大的特征提取和图像分类能力, 非常适合在跟踪任务中开发鲁棒的外观模型. 与传统跟踪器类似, 基于卷积神经网络的跟踪方法也可以是判别式或生成式的. 判别式旨在利用卷积神经网络模型进行二元分类, 有效地区分被跟踪目标与其周围背景物体. 生成式侧重于学习鲁棒的相似性函数, 以精确匹配给定搜索区域内的对象模板. 前一个用作 CNN-C 用于突出显示分类任务, 后一个用于 CNN-M 用于突出显示匹配过程. 为了开发基于 CNN-C 的跟踪器, 一种方便的方法是用传统跟踪框架从卷积神经网络模型中提取深度特征替换手工制作的特征, 例如相关滤波器、在线 SVM 等. 与基于 CNN-C 的跟踪器不同, CNN-M 使用卷积神经网络来学习有效的匹配功能. 循环神经网络模型适用于序列建模, 因为其神经元的输出可以在下次直接应用于自身. 循环神经网络模型从四个不同的方向进行训练, 这使得外观模型对部分遮挡具有鲁棒性. 除了基于卷积神经网络和循环神经网络的跟踪器之外, 一些研究人员还尝试使用其他网络, 尤其是自动编码器网络, 开发强大的跟踪算法.

按照网络功能分类, 对于目标跟踪, 深度神经网络不仅可以用于提取有效特征, 还可以用于评估被跟踪对象的候选者. 从这个角度来分, 与深度学习算法相关的跟踪器可以分作两大类: 提取特征的网络, 图像的特征表达使用深度神经网络进行提取, 然后采用传统方法学习外观模型并定位目标; 端到端网络, 不仅使用深度神经网络进行特征提取, 还用于候选目标评估. 端到端网络方法的输出可以是概率图、热图、候选框得分、对象位置甚至是边界框. 由于深度神经网络深层特征的成功, 许多研究人员试图在设计跟踪方法时利用深度神经网络进行特征提取. 这种算法主要可以分为两个方面: 使用单层深层特征; 使用多个图层的深层特征. 深度神经网络的不同层可以提供多级功能描述. 因此, 在开发鲁棒的跟踪器中利用多个层进行特征融合是合理的.

与特征提取后再处理不同, 端到端的跟踪器训练网络将网络特征的提取和候选的评估结合在一起. 根据网络输出结果的差异, 我们可以将端到端的网络粗略地划分成三个类别: 它们的输出分别是对象分数、置信度图和边界框. 第一类方法使用粒子滤波器或滑动窗口方案生成一系列候选者, 然后产生这些候选者的分数以用于定位被跟踪对象. 第二类方法, 跟踪器通常利用深层网络生成置信度图 (或概率图、响应图、热图), 然后使用其他方法来定位被跟踪对象. 第三类方法, 学习端到端网络, 直接生成每帧中被跟踪对象的边界框或位置.

按照训练方法分类, 基于深度学习的跟踪器, 网络训练也是开发出鲁棒性网络的关键, 大致分为离线训练、在线训练或者两种训练都进行的方法. 根据预训练和在线学习的方式, 我们可以将现有的深度学习视觉跟踪器分为五类. 第一类, 不进行预训练, 在线学习, 为了利用深度学习来解决跟踪问题, 一个直观的想法是用一些深层网络取代传统的外观模型. 由于训练数据的限制, 这些跟踪器仅可以使用少数层来代替外观模型. 第二类, 用图片进行预训练, 不进行在线学习, 在线学习中由于缺少带标签的训练数据限制了深度神经网络提高性能. 因此, 使用由大量自然图像预训练的现有网络来迁移学习先验知识是一个解决方法. 也有很多研究工作融合不同卷积层的特征来开发一个有效的观察模型. 第三类, 用图片进行预训练, 进行在线学习, 还有许多研究工作[25-27]可以同时利用离线预训练和在线学习的优势. 他们中的一些人采用现有的离线预训练网络, 并在跟踪过程中引入在线训练后, 连接其他传统机器学习结构, 例如树结构、支持向量机等. 第四类, 用视频进行预训练并且在线学习. 实质上, 视觉跟踪是可以建模成关于视频数据的顺序推断问题. 因此, 使用视频信息预训练深度模型有助于处理跟踪问题. 第五类, 用视频进行预训练但不进行在线学习, 除了以上举例的方法之外, 一些研究人员尝试将视频预训练和在线学习相结合以开发有效的跟踪方法, 通过使用具有基础事实的大量跟踪视频, 预训练具有共享层和域特定层的多个分支的 CNN 模型以获得通用对象表示.

参 考 文 献

[1] Marr D, Ullman S, Poggio Tomaso A. Vision: A Computational Investigation into the Human Representation and Processing of Visual Information. Cambridge: The MIT Press, 2018.

[2] Krizhevsky A, Sutskever I, Hinton G E. Imagenet classification with deep convolutional neural networks. Advances in Neural Information Processing Systems, 2012: 1097-1105.

[3] Lin T Y, Goyal P, Girshick R, et al. Focal loss for dense object detection. Proceedings of the IEEE International Conference on Computer Vision, 2017: 2980-2988.

[4] 卢湖川, 李佩霞, 王栋. 目标跟踪算法综述. 模式识别与人工智能, 2018, 31(1): 61-76.

[5] Mabrouk A B, Zagrouba E. Abnormal behavior recognition for intelligent video surveillance systems: a review. Expert Systems with Applications, 2018, 91: 480-491.

[6] Liu H, Wang L. Gesture recognition for human-robot collaboration: a review. International Journal of Industrial Ergonomics, 2018, 68: 355-367.

[7] Haritaoglu I , Harwood D , Davis L S . W4: real-time surveillance of people and their activities. IEEE Transactions on Pattern Analysis and Machine Intelligence, 2000, 22(8): 809-830.

[8] Bottoni P, Labella A, Rozenberg G. Reaction systems with influence on environment. Journal of Membrane Computing, 2019, 1(1): 3-19.

[9] Zhao P, Hu Q, Wang S, et al. Panoramic image and three-axis laser scanner integrated approach for indoor 3D mapping. Remote Sensing, 2018, 10(8): 1269.

[10] 卢莉萍. 目标跟踪算法与检测处理技术研究. 南京: 南京理工大学, 2012.

[11] Kastrinaki V , Zervakis M , Kalaitzakis K . A survey of video processing techniques for traffic applications. Image and Vision Computing, 2003, 21(4): 359-381.

[12] Bawangaonwala M, Wadhwa D, Nandeshwar U V, et al. A review on development of intelligent transport system to compare with Nagpur transport system. International Journal of Computer Science and Mobile Computing, 2018, 7(4): 12-21.

[13] O'Toole A J, Castillo C D, Parde C J, et al. Face space representations in deep convolutional neural networks. Trends in Cognitive Sciences, 2018, 22(9): 794-809.

[14] Rout D K, Subudhi B N, Veerakumar T, et al. Walsh-Hadamard-kernel-based features in particle filter framework for underwater object tracking. IEEE Transactions on Industrial Informatics, 2019, 16 (9): 5712-5722.

[15] Comaniciu D, Ramesh V, Meer P. Kernel-based object tracking. IEEE Transactions on Pattern Analysis & Machine Intelligence, 2003, 25(5): 564-575.

[16] Viola P , Jones M J . Robust Real-time face detection. International Journal of Computer Vision, 2004, 57(2): 137-154.

[17] Dalal N, Triggs B. Histograms of oriented gradients for human detection. 2005 IEEE Computer Society Conference on Computer Vision and Pattern Recognition (CVPR'05). IEEE, 2005, 1: 886-893.

[18] Kristan M, Leonardis A, Matas J, et al. The visual object tracking VOT2017 challenge results. Proceedings of the IEEE International Conference on Computer Vision. 2017: 1949-1972.

[19] Fiaz M, Mahmood A, Javed S, et al. Handcrafted and deep trackers: recent visual object tracking approaches and trends. ACM Computing Surveys (CSUR), 2019, 52(2): 43.

[20] Nam H, Han B. Learning multi-domain convolutional neural networks for visual tracking. Proceedings of the IEEE Conference on Computer Vision and Pattern Recognition. 2016: 4293-4302.

[21] https://baike.baidu.com/item/%E4%B8%BB%E6%88%90%E5%88%86%E5%88%86%E6%9E%90/829840[2021/1/20].

[22] Wu Y, Lim J, Yang M H. Object tracking benchmark. IEEE Transactions on Pattern Analysis and Machine Intelligence, 2015, 37(9): 1834-1848.

[23] Carreira-Perpiñán M Á. Clustering methods based on kernel density estimators: mean-shift algorithms. Handbook of Cluster Analysis. London: Chapman and Hall/CRC, 2015: 404-439.

[24] Comaniciu D, Ramesh V, Meer P. Real-time tracking of non-rigid objects using mean shift. Proceedings IEEE Conference on Computer Vision and Pattern Recognition. CVPR 2000 (Cat. No. PR00662). IEEE, 2000, 2: 142-149.

[25] Chuang M C, Hwang J N, Ye J H, et al. Underwater fish tracking for moving cameras based on deformable multiple kernels. IEEE Transactions on Systems, Man, and Cybernetics: Systems, 2016, 47(9): 2467-2477.

[26] Adam A, Rivlin E, Shimshoni I. Robust fragments-based tracking using the integral histogram. 2006 IEEE Computer Society Conference on Computer Vision and Pattern Recognition (CVPR'06). IEEE, 2006, 1: 798-805.

[27] Wang F, Yu S, Yang J. Robust and efficient fragments-based tracking using mean shift. AEU-international Journal of Electronics and Communications, 2010, 64(7): 614-623.

[28] https://baike.baidu.com/item/%E7%BA%BF%E6%80%A7%E5%88%A4%E5%88%A B%E5%88%86%E6%9E%90/22657333?fr=aladdin[2021/1/20].

[29] Cui P, Wang X, Pei J, et al. A survey on network embedding. IEEE Transactions on Knowledge and Data Engineering, 2018, 31(5): 833-852.

第 2 章　可变形卷积神经网络算法跟踪器

本章主要提出可变形卷积神经网络算法跟踪器 (DCT). 首先介绍卷积神经网络的基本概念, 其次利用可变形卷积设计可变形卷积神经网络, 然后提出目标跟踪软化损失函数, 解决目标跟踪中训练数据中正负样本不均衡的问题, 并基于此对模型进行优化. 最后设计可变形卷积网络算法跟踪器, 并进行实验对比、性能分析.

2.1　卷积神经网络

本节着重介绍不同的卷积核. 卷积神经网络, 顾名思义, 在卷积神经网络过程中采用了数学上的卷积运算, 是专门用于分析拓扑类数据结构的网络. 通常, 卷积神经网络中使用的操作并不完全对应于工程或纯数学中使用的卷积定义. 这里的拓扑类数据包括一维的时间序列数据 (可理解成用固定频率采样获得的数据) 以及二维图像数据 (可视为二维像素网格). 卷积神经网络是深度学习深受神经科学原理影响一个例子, 它在研究及工业领域都取得了巨大成功. 我们将简单介绍卷积神经网络的框架、重要组成部分, 并着重介绍各卷积核的实际作用. 卷积神经网络指在矩阵运算中至少有一层网络使用卷积的网络.

在常见的形式中, 卷积是对两个实值参数函数的操作. 我们把卷积定义为

$$s(t) = \int x(a)w(t-a)\mathrm{d}a \tag{2-1}$$

通常, 还用星号如下来代替卷积:

$$s(t) = (x * w)(t) \tag{2-2}$$

在卷积神经网络的术语中, 卷积操作的第一个参数, 也就是式 (2-2) 中的 x, 称为网络输入, 第二个参数 w 是卷积核, 而 $s(t)$ 则表示该层网络的输出. 直观地, 卷积神经网络学习它们激活某种类型的视觉特征滤波器, 如某些方向的边缘或第一层上的某种颜色的斑点, 或在网络的较高层上的整个蜂窝或轮状图案.

当我们在计算机上处理数据时, 通常都是离散的数据, 而数字图像数据也是离散数据. 我们现在假设 x 和 w 在整数 t 上有定义, 则可以定义离散卷积为

$$s(t) = (x * w)(t) = \sum_{-\infty}^{\infty} x(a)w(t-a) \tag{2-3}$$

在计算机视觉处理过程中, 输入常是多维数组, 也称张量. 在前向传播过程中, 卷积核在图像的纵轴和横轴上滑动, 准确地说是卷积, 滤波器在滑动的过程中和图片相应位置上的像素进行点乘. 当用卷积核在特征图纵轴和横轴上滑动进行卷积时, 将生成一个二维激活图, 该图在每个空间位置输出图片对滤波器的响应. 最后, 我们常一次使用多个轴的卷积. 比如, 如果我们使用二维图像 I 作为网络的输入, 若是采用二维的内核 K, 则式 (2-3) 可以写成

$$S(i,j) = (I * K)(i,j) = \sum_{m} \sum_{n} I(m,n)K(i-m,j-n) \tag{2-4}$$

卷积操作具有可交换性, 意味着我们可以等价地写成

$$S(i,j) = (I * K)(i,j) = \sum_{m} \sum_{n} I(i-m,j-n)K(m,n) \tag{2-5}$$

通常这个操作可以直接调用, 因 m 和 n 的有效取值范围很小, 所需计算量也小. 卷积具有可交换性, 从 m 增加的意义上看, 输入复杂度增加了, 但卷积核维数却减少. 由卷积的交换属性, 内核进行翻转. 虽然可交换属性有利于数学证明, 但并不是神经网络实现过程中使用的一个重要属性. 与此相反, 神经网络库由相关函数构成, 相关函数也称为互相关函数, 即

$$S(i,j) = (I * K)(i,j) = \sum_{m} \sum_{n} I(i+m,j+n)K(m,n) \tag{2-6}$$

相关操作与卷积本质是一样的, 但没对核翻转, 许多学习库使用的是互相关函数, 但习惯称为卷积操作. 在机器学习中, 单独使用卷积运算的情况不常见, 相反地, 卷积通常和其他操作组合在一起使用. 无论核是否翻转, 这些组合通常是不可交换的. 离散卷积可看成矩阵乘法, 但相乘的两个矩阵, 不同行的循环移位对应元素相等. 例如, 对于单变量卷积, 矩阵中的上一行元素的移位与下一行的元素相等. 这个矩阵叫做特普利茨矩阵 (Toeplitz Matrix), 如图 2-1 所示.

$$\begin{bmatrix} a & b & c & d \\ e & a & b & c \\ f & e & a & b \\ g & f & e & a \end{bmatrix}$$

图 2-1　特普利茨矩阵

在二维矩阵中, 与卷积运算相对应的是双重分块循环矩阵. 该矩阵主要的特点是对应位置的元素相等以及矩阵通常是稀疏的, 矩阵中许多位置的元素都是零.

卷积核通常比输入图像的维度小. 任何与矩阵乘法一起操作且不依赖矩阵结构某些特定属性的神经网络运算都可转成卷积运算. 比如卷积神经网络在处理大规模数据时, 要对网络进行有针对性的改动, 但是现在不进行严格的推演.

图 2-2 演示了一个核未翻转的二维卷积操作. 这个操作由以下的几步组成: 首先根据核的大小选择图像的一个邻域, 即 a, b, e, f 所在的区域与核进行点乘操作, 产生第二图的一个位置的输出. 然后右移一个像素位置, 进行对应区域与核的卷积操作, 得到第二个位置的输出值. 如此从左到右、从上到下遍历整张图片, 产生输出. 这个卷积操作的核未翻转. 在这种情况下, 限制滤波器完全作用在图像的内部, 根据上下文信息称这个为有效卷积. 箭头的指示表明卷积核和输入张量的左上角区域做点乘输出对应的元素.

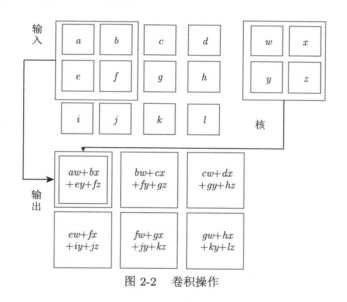

图 2-2 卷积操作

卷积网络中池化、非线性结构、全连接层的相关工作可参见文献 [4] 和 [5], 本节主要研究不同卷积核带来的作用. 消除图片的噪声是计算机视觉处理的重要工作之一, 因为图片噪声会导致后期信息的处理困难. 噪声表现在输出的数据不是期望的信息, 这些数据和研究的图像完全无关, 反过来又扰乱了需要提取的信息, 却被输入图像处理的下一个层, 产生扰乱. 因此, 被噪声干扰的是劣化的图像, 不同的滤波器可以消除不同的噪声, 滤波器是信号处理的重要子系统. 滤波器用于图像增强, 因为它从感兴趣的信号中去除不期望的信号分量. 滤波器的目标是去除噪声, 还原成原始的图片、获得相关参数[6]. 滤波器分成线性和非线性滤波器. 线性滤波器[7] 的输出值是邻域值的线性组合, 常会模糊锐化边缘, 破坏图像中的线条和其他图像细节. 中值滤波器是最流行的非线性滤波器之一, 它没有线性滤波器的缺点, 可以在保留边缘信息的同时有效地消除脉冲噪声影响. 图像滤波是一种增强图像某些特征[8] 的方法. 滤波器用于对图像去除不同类型的噪声, 包括在拍摄或传输过程中产生的噪声. 下面开始介绍可变形卷积神经网络[9].

2.2 可变形卷积神经网络

前面主要介绍了卷积神经网络的不同卷积核, 而近来研究主要在三个方向: 增加网络深度、拓展网络宽度以及特征工程. 卷积神经网络中的卷积通常是固定大小的, 通常是 3×3, 5×5, 7×7 的固定结构. 设计不同的图像滤波器时, 之前主要是通过调整滤波器的权重来实现, 神经网络卷积核是在固定的几何感受野下, 通过梯度下降方法学习拟合参数完成计算机视觉任务. 可变形卷积网络主要学习采样位置, 增强特征提取能力.

2.2.1 可变形卷积的构建

传统的卷积都是几何固定的, 感受野范围固定, 我们设计权重一样但感受野不同的卷积核, 验证边缘检测的效果.

拉普拉斯算子是一种常用于边缘检测的二阶导数算子[10], 与诸如 Sobel 算子 (索贝尔算子) 的基于一阶导数的边缘检测器相比, 它在边缘定位中效果更好. 它用于检测图像强度的零交叉, 并且通常产生更精确的边缘检测结果. 它并不经常用于计算机视觉, 因为它的算子很容易受到高频噪声干扰. 针对这一问题, 学者研究出高斯拉普拉斯算子 [11](Laplacian of Gaussian, LoG), 即在用拉普拉斯算子检测边缘之前用高斯平滑滤波器进行预处理. 高斯拉普拉斯算子边缘检测的步骤是:

首先, 选定一个 5×5 的高斯核, sigma 值设为 9, 对图 2-3(6) 的 Lena 的灰度图进行平滑预处理; 然后, 使用标准的卷积核和变形卷积核对图像进行边缘检测. 最后将原图与根据卷积核模板获得的处理后的图片进行比较.

可变形卷积的效果验证. 为了避免权重大小差异带来的影响, 处理的数据中实数和虚数都保持为一个 +8 和八个 −1. 通过 +8 和 −1 作用位置的偏移模拟可变形卷积. 整个处理过程中, 改变卷积核作用域这单一变量, 保持其他的处理过程完全一致, 形成可控单一变量. 通过横轴和纵轴差分计算的结果计算得到梯度, 并绘制图片. 由于实验目的是验证可变形卷积核的检测效果, 所以只要找到一些效果较好的就足以证明可变形卷积的作用.

图 2-4(a) 显示的是 3×3 的常用的高斯拉普拉斯卷积; (b) 显示的是可变形卷积核模板扩充到 5×5, 但是卷积操作位置没有变的情况; (c) 是扩张的特殊情况, 即同时向外围扩张; (d) 的作用域都在下边且呈现倒金字塔的形状; (e) 是随机的状态. 其中表格中的实数和虚数部分代表着横轴和纵轴的差分运算.

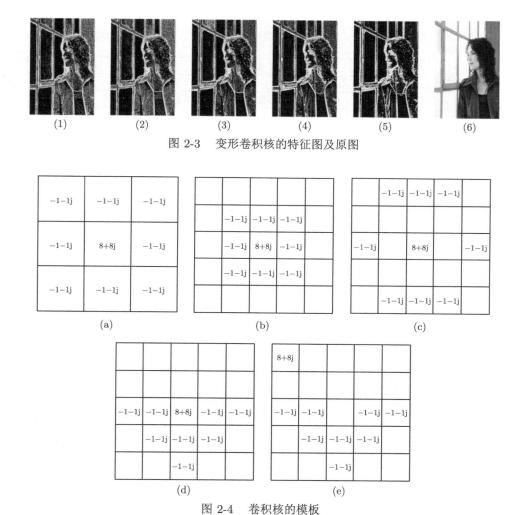

图 2-3　变形卷积核的特征图及原图

图 2-4　卷积核的模板

　　如图 2-3 中 (1)、(2)、(3)、(4)、(5) 分别对应着图 2-4 中的 (a)、(b)、(c)、(d)、(e) 五个操作. 其中 (6) 是待处理的图像灰度图. 由于 (1)、(2) 对应的卷积只是填充了外围的零, 两者带来的差别并不大. 图 (3)、(4)、(5) 分别对应着 (c)、(d)、(e) 模板处理的效果. 通过对比 (5) 和 (1) 两张图片上窗户边缘的效果, 看到变形卷积核的边缘更加清晰, 非边缘噪声更小. 对比 (4)、(5) 和图 (1), 衣服边缘亮度更加明显. 所以证明可变形卷积带来边缘检测的提升.

　　以上是根据梯度像素间差的绝对值来操作, 图 2-5 介绍更加接近卷积神经网络的运算. 图 2-5(a) 表示的是常规 3×3 的拉普拉斯卷积核, 而 (b) 表示的是 3×3 的拉普拉斯卷积核的外围扩充零, (c)、(d)、(e) 则代表形变算子. 图的大小代表着作用域, 而数字表示卷积时对应位置的滤波器的权重.

−1	−1	−1
−1	8	−1
−1	−1	−1

(a)

(b)

(c)

(d)

(e)

图 2-5　卷积核的参数

　　然后, 求出作用域的代数和, 并且用一个截断函数控制像素值处于 [0,255]. 生成的新的图片, 像素值大于 255 的设置为 255, 像素值小于 0 的设置为 0.

　　对图 2-6 中的 (12) 进行处理, 其中 (7)、(8)、(9)、(10)、(11) 分别对应图 2-5 中的 (a)、(b)、(c)、(d)、(e). 可知 (7)、(8) 中的图片较模糊, 纹理不够清晰, 而 (9)、(10)、(11) 的纹理、轮廓更为显著, 层次更丰富. 看到第 (10) 张窗户纹理横向更加明显, (11) 号图片纹理更完整. 这些图片表明, 可变形卷积产生更丰富的纹理, 表征能力更强.

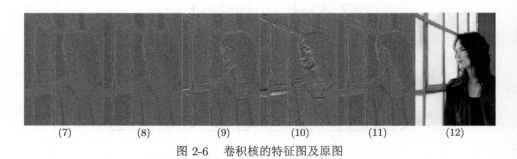

(7)　　　　　　(8)　　　　　　(9)　　　　　　(10)　　　　　　(11)　　　　　　(12)

图 2-6　卷积核的特征图及原图

2.2.2　可变形网络理论

　　目标跟踪一个重要的挑战来自物体的放大缩小、姿势、视角变换和物体几何变形带来的跟丢问题. 通常针对这个问题有两种思路, 第一种是构建足够丰富的训练数据集[12] 覆盖所有变换, 利用现有的数据集做数据增强增加数据集的多样性, 如仿射变换等. 第二种用变换不变特征, 包括很多常见的技术, 如 SIFT(Scale Invariant Feature Transform, 尺度不变特征转换)[13] 和基于滑窗的目标检测技术.

　　以上方法有两点不足. 一是, 前提条件是假定目标的几何变换方式已知且是固定的. 这样的先验知识常用于处理数据增强、设计图像表征和算法表示. 这样的预先假设阻止了未知或者未考虑到的几何变换及新任务的泛化, 使得新数据集合不能正确地被建模, 也就降低了模型的泛化能力. 二是, 即使图像的变换方式已知, 因还未建立一套完整的视频图像描述体系, 手工设计的特征表示和算法模型对于过度复杂的变换较为困难.

卷积神经网络[1] 在计算机视觉各领域[14] 取得了开拓性的进展[15], 然而传统的卷积神经网络还是存在以上的问题. 总体来说, 卷积神经网络受限于模型的固定的几何模块及图像的丰富变换. 卷积只能在固定区域对输入的特征图进行采样. 缺乏处理几何变化的机制造成了卷积模块感受野固定的缺点, 如同一卷积层中所有激活单元的感受野大小是相同的. 这对于在空间位置上语义编码的高级卷积层是不合需求的, 因为一张图像上的像素是由整张图片上的像素排列组合构成的, 而现有卷积模块只能感受到固定大小区域. 不同的位置可以对应于具有不同尺度或变形的物体, 所以对于具有精细定位的视觉识别及可变形的跟踪目标, 用可变化感受野来自适应目标尺度变化和物体形变.

在这个工作中, 本书引入了可变形卷积模块, 这大大提高了卷积的几何变换建模能力. 它通过添加二维的偏移到标准的网格采样位置, 使得卷积核的感受野自适应. 附加的卷积层从输入的特征中学习偏移, 因此, 变形以局部、密集和自适应方式对输入特征进行调节. 如图 2-7 所示, (a) 中的图是原来的位置, 而 (b)、(c)、(d) 中绿色和灰色的相同的数值权重相同.

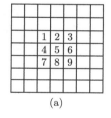 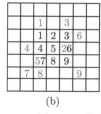 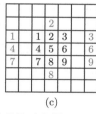 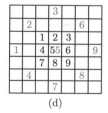

(a)　　　　　　(b)　　　　　　(c)　　　　　　(d)

图 2-7　卷积核偏移的示意图

可变形卷积[9] 的数学定义: 标准的二维卷积包括两步: 一是在特征图上用规则的方格采样. 二是计算由 w 的加权的采样和, 网格 R 决定着感受野的大小和扩大的程度, 如

$$R = \{(-1,-1),(-1,0),\cdots,(0,1),(1,1)\} \tag{2-7}$$

定义一个膨胀系数为 1、大小为 3×3 的卷积核. 特征图 y 上面的每个位置输出 p_0 为

$$y(p_0) = \sum_{p_n} w(p_n) \cdot x(p_0 + p_n) \tag{2-8}$$

其中 p_n 的取值遍历 R 中的每个位置. 而在可变形卷积中, R 通过偏置来扩充

$\{\Delta p_n | n = 1, \cdots, N\}$, 其中 $N = |R|$, 式 (2-8) 变成

$$y(p_0) = \sum_{p_n \in R} w(p_n) \cdot x(p_0 + p_n + \Delta p_n) \tag{2-9}$$

现在采样的位置不是规则的几何模块了, 变成了 $p_n + \Delta p_n$. 由于 Δp_n 通常是分数, 所以式 (2-9) 通过二线性插值来实现, 减少误差:

$$x(p) = \sum_q G(q, p) \cdot x(q) \tag{2-10}$$

式 (2-10) 中 p 表示任意的位置, 可能是分数, 其中 $p = p_0 + p_n + \Delta p_n$. q 遍历所有特征图的整数位置, $G(\cdot, \cdot)$ 是双线性插值核. 注意 G 是二维的, 把二维核分成两个一维核:

$$G(q, p) = g(q_x, p_x) \cdot g(q_y, p_y) \tag{2-11}$$

这里, $g(a, b) = \max(0, 1 - |a - b|)$. 因为 $G(q, p)$ 大部分值都是零, 式 (2-11) 计算量很小. 在相同的输入特征映射上通过卷积层来获得偏移字段 (简称为偏置). 这个模块的计算量很小, 在每个卷积核的感受野上学习到一个偏置. 特征图和卷积操作在实际过程中都是三维的, 而学到的偏置是二维的, 也就是上下、左右的平面维度. 如图 2-8 所示, 不同通道上的操作也是一样的. 在不影响准确描述的前提下, 采用平面展示, 展开到三维也是自然而然想到的. 由图可以看到用于卷积的卷积核的感受野和采样位置是固定的, 而可变形卷积神经网络的采样位置和感受野根据特征的需要进行自适应调整. 当多个可变形卷积核连在一起时, 将会产生更大的效果.

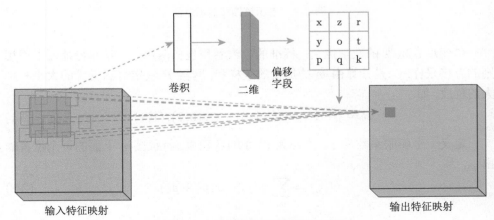

图 2-8　可变形卷积核偏置的示意图

2.2.3 可变形网络反向传播

卷积核具有与当前卷积层相同的空间分辨率和膨胀系数. 输出偏置和输入特征图有着相同的空间分辨率. 通道尺度 $2N$ 对应着 N 个二维偏置. 训练过程中, 偏置的产生和生成特征图的卷积核的学习同时进行. 而偏置的学习是通过上式的两个等式计算的下降梯度获得的. 由式 (2-9) 求导可知

$$
\begin{aligned}
\frac{\partial_y(p_0)}{\partial \Delta p_n} &= \sum_{p_n \in R} w(p_n) \cdot \frac{\partial x(p_0 + p_n + \Delta p_n)}{\partial \Delta p_n} \\
&= \sum_{p_n \in R} \left[w(p_n) \cdot \sum_q \frac{\partial G(q, p_0 + p_n + \Delta p_n)}{\partial \Delta p_n} x(q) \right]
\end{aligned}
\tag{2-12}
$$

这里的 $\dfrac{\partial G(q, p_0 + p_n + \Delta p_n)}{\partial \Delta p_n}$ 可由式 (2-11) 求得. 注意到偏置 Δp_n 是二维的, 为了方便, 我们用 $\partial \Delta p_n$ 代替 $\partial \Delta p_n^x$ 和 $\partial \Delta p_n^y$. 这样就可以进行端到端训练, 连接到现有神经网络结构了.

2.3 可变形卷积神经网络算法的设计

卷积神经网络由于强大的特征表达能力, 在图像分割、目标检测、三维重建等领域取得了重大突破. 本节首先介绍基于 VGG 模型的 MDNet 算法跟踪器, 然后针对该算法的存在问题介绍可变形卷积神经网络算法 DCT.

2.3.1 MDNet 跟踪算法概述

VGG 模型主要重复利用相同的计算模块, 而 MDNet 算法跟踪器网络结构如表 2-1 所示.

MDNet 是在 2016 年的 CVPR (Computer Vision and Pattern Recognition) 会议中被提出的, 并长期占据目标跟踪排行榜前列, 但在目标尺度、形状变化较大时鲁棒性不够, 容易跟踪失败. MDNet 算法跟踪器的主要贡献: ①提出了一个基于 CNN 的多域学习框架, 它将和域无关的信息与特定域的信息分开, 可以有效地捕获共享表示, 这里域指视频序列. ②该框架成功应用于视觉跟踪, 其中通过多域学习预训练的 CNN 在新序列的上下文中在线微调, 以自适应学习特定域的信息. ③该跟踪算法被提出来之后, 长期占据各类跟踪算法数据集排行榜, 尤其在 OTB100 数据集, 至今超越该算法的也寥寥无几. 但由于该算法的卷积核是几何固定不变的, 因此其感受的范围有限, 在物体形变、尺度变化较大时, 鲁棒性不够.

表 2-1　MDNet 各层网络示意

层数	滤波器核大小	通道数变换	步长	通道数	输入	输出
初始				3	$107\times107\times3$	$107\times107\times3$
第一层						
卷积层 1	7×7	3×96	2		$107\times107\times3$	
激活层 1						
局部响应归一化 1						
最大池化 1	3×3		2	96		$51\times51\times96$
第二层						
卷积层 2	5×5	96×256	2		$51\times51\times96$	
激活层 2						
局部响应归一化 2						
最大池化 2			2	256		$11\times11\times256$
第三层						
卷积层 3	3×3	256×512	1	256	$11\times11\times256$	
激活层 3		512×1			$3\times3\times512$	
第四层						
全连接层 1		1×1			4608×1	512×1
激活层 4						
第五层						
随机失活 (0.5)		1×1			512×1	512×1
全连接层 2						
激活层 5						
第六层						
二分类 Softmax(逻辑回归)					512×1	2×1

2.3.2　DCT 网络设计

针对 MDNet 卷积核感受野几何固定的缺点, 本书介绍可变形卷积神经网络算法跟踪器, 称为 DCT, 它的网络结构如图 2-9 所示.

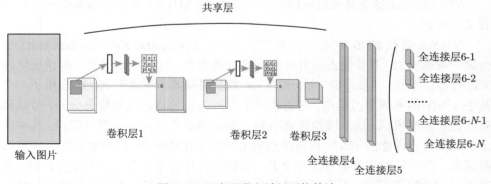

图 2-9　可变形卷积神经网络算法

图 2-9 是 DCT 网络的整体框架, 共享层包括前面的两个可变形卷积层、一个

常规卷积层和两个全连接层. 全连接层 6-N 代表最后的二分类器, N 对应着训练的视频序列, 也代表着多域视频. 其中可变形卷积层中, 上线的输入是网络的输入图片或网络的输出特征, 经过一个卷积层输出偏置, 偏置的维度是卷积核个数的 2 倍, 如 3×3=9 的卷积核对应的是 2×9=18 个偏置, 对应着横轴和纵轴两维的偏移, 故是两倍. 卷积滤波器的大小和学习的卷积核的大小相同, 输出通道就是偏置的维度. 称为共享层, 因为不同的视频序列共用这些网络参数, 并且在训练和测试时都用一套参数.

图 2-10 显示的是两层 3×3 大小可变形卷积神经网络卷积叠加在一起的感受野效果图, 深颜色代表的是顶层特征响应感受野. 图片的左边是标准的卷积神经网络, 右边是可变形卷积神经网络. 不同颜色代表的是不同尺度大小及形状的物体. 可以看到, 位于最上层响应的点特征图的采样的位置在标准卷积神经网络中保持固定不变, 而可变形卷积神经网络是可变的, 随着物体的形状大小自适应地改变. 虽然有了可变形卷积神经网络, 但是目标跟踪中的正负样本不均衡的问题一直困扰着大家, 可以想象, 一张图片通常是一个正样本, 背景都是负样本. 针对这个问题, 本书介绍了 DCT 算法软化损失函数.

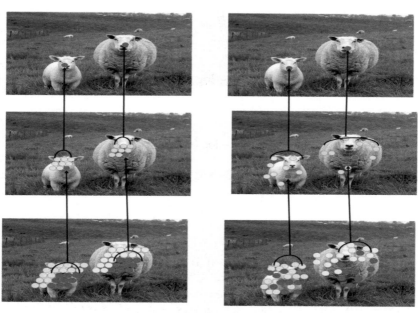

图 2-10   变形卷积图片示意图

2.3.3 DCT 算法软化损失函数

交叉熵损失函数与 Softmax(逻辑回归) 分类器结合是卷积神经网络中最常用

的损失函数之一. Lin 等在文献 [2] 中, 针对目标检测中存在着训练正、负样本的平衡问题, 改进标准的交叉熵损失函数以适应分类不平衡的问题. 本书介绍了一个辨别前景和背景的二分类跟踪软化损失函数. 软化损失函数的优势在于可以根据训练样本的需要进行权重调整. 软化损失函数的定义如下:

$$L_{ce} = -y \log(\hat{y}) - (1 - y) \log(1 - \hat{y}) \tag{2-13}$$

当 $y = 1$ 时, 式 (2-13) 只剩下第一项:

$$L_{ce} = -\log(\hat{y}) \tag{2-14}$$

当 $y = 0$ 时, 式 (2-13) 只剩下第二项:

$$L_{ce} = -\log(1 - \hat{y}) \tag{2-15}$$

在这里 $y \in \{0, 1\}$ 是原数据的标签, $\hat{y}$ 是预测值. 通常, 解决二分类问题, 都是使用 sigmoid 激活函数, $Y = \sigma(x)$. 由于 $1 - \sigma(x) = \sigma(-x)$, 代入式 (2-13) 有

$$L_{ce} = -y \log(\sigma(x)) - (1 - y) \log(\sigma(-x)) \tag{2-16}$$

当 $y = 1$ 时, 式 (2-13) 第一项为

$$L_{ce} = -\log(\sigma(x)) \tag{2-17}$$

当 $y = 0$ 时, 式 (2-13) 第一项为

$$L_{ce} = -\log(\sigma(-x)) \tag{2-18}$$

我们根据式 (2-17), 为 L_{ce} 添加一个调节项, 即

$$L^* = \lambda(y, \hat{y}) \cdot L_{ce} \tag{2-19}$$

即

$$\lambda(y, \hat{y}) = \begin{cases} 0, & (y = 1 \text{ 且 } \hat{y} > 0.5) \text{ 或 } (y = 0 \text{ 且 } \hat{y} < 0.5) \\ 1, & \text{其他} \end{cases} \tag{2-20}$$

当输入为正样本时, 调节项会使得预测值大于 0.5, 或者输入为负样本时, 预测值小于 0.5, 此时不对模型参数进行更新, 只有在预测值与真实值相差较大时才对模型参数进行更新.

但是这个调节因子 $\lambda(y, \hat{y})$ 不可导, 或者说这个因子导数为 0. 当导数为 0 时, 反向的梯度传播也为 0, 参数不更新, 对整个模型没有获得反馈.

为了解决这个问题, 我们对这个因子进行光滑, 使得这个因子由不可导变成可导. 这个函数可改写成

$$L_f = \begin{cases} -\alpha\,(1-\hat{y})^\gamma \log \hat{y}, & y = 1 \\ -\,(1-\alpha)\,\hat{y}^\gamma \log(1-\hat{y}), & y = 0 \end{cases} \tag{2-21}$$

通过调参, $\alpha = 0.6$, $\gamma = 2$ 时正样本的权重比负样本的稍微大时, 模型的最终效果最好. 在这里主要解决正负样本不均衡的问题. 因为目标跟踪中, 负样本的数量远大于正样本, 通过调节损失函数的不同项的权重解决类别不平衡的问题. 软化损失函数的优势在于可以根据训练样本的差异调整损失函数各项的参数权重.

2.3.4 DCT 跟踪器算法设计

模型更新器 我们通过长周期更新和短周期更新解决视觉跟踪的两个挑战: 鲁棒性和适应性. 在跟踪成功时, 也就是模型评分高于 0.5 时, 对模型进行更新的时间间隔较长, 称为长周期更新. 当检测到跟踪失败时, 也就是模型的评分低于 0.5 时, 执行短周期更新. 短周期更新时, 用的是在跟踪成功时收集到的样本. 短周期更新时间 $T_{\rm s}$ 和长周期更新时间 $T_{\rm l}$ 的基本单位都是视频的帧数, 其中 $T_{\rm s} = 20$ 而 $T_{\rm l} = 100$. 在两种更新的方案中, 我们都是用短期更新观察到的负样本进行更新, 因为前几帧的负样本相对当前帧目标通常是冗余的或者是无关的. 我们在跟踪过程中只是用了一个网络, 长周期更新和短周期更新的执行取决于跟踪目标外观变化的快慢.

观察模型 为了找到当前帧的目标的位置, 我们根据前一帧的位置用网络来采样 $N(N = 256)$ 个候选帧 $x^1, \cdots, x^N$, 然后通过模型进行正样本评分 $f^+ (x^*)$ 和负样本评分 $f^- (x^*)$. 通过式 (2-22) 找到评分最高的框作为下一帧的目标:

$$x^* = \underset{x^i}{\mathrm{argmax}}\, f^+ \left(x^i\right) \tag{2-22}$$

由于 CNN 的高层特征基于抽象的表征和根据上一帧的周围产生候选帧的策略, 我们的跟踪器有时候未能精确地对目标进行定位. 我们采用广泛运用在目标检测中的边框回归模型技术 [16], 来提高边框定位的精度. 给定跟踪序列的第一帧, 我们使用网络的第三层输出特征训练一个简单的线性回归模型. 在随后的帧中, 我们根据式 (2-22) 估计目标位置. 当模型对目标的评分 $f^+ (x_t^*) > 0.5$ 时, 认为当前的目标是可靠的. 因为训练边框回归模型需要耗费较多的时间, 且回归模型的增量学习效果并不明显. 考虑到这些因素, 边框回归模型仅在第一帧中训练.

算法实现的细节 表 2-2 是算法的主要流程. 跟踪网络中第 j 层的滤波器的权重标定为 w_j, $w_{1:5}$ 加载预训练好的参数, w_6 通过随机初始化得到网络的权重. 在线跟踪的整个过程中, 卷积层 $w_{1:3}$ 中卷积核参数和变形层的参数是固定不

变的, 而全连接层 $w_{4:6}$ 进行在线更新. 这样的更新策略不仅使得跟踪网络计算更具效率, 而且也避免了预训练带来的过拟合问题. 短周期更新时间 T_s 和长周期更新时间 T_l 代表的是视频的帧数, 其中 $T_s = 20$ 而 $T_l = 100$. 实现细节在下面的描述当中.

表 2-2　DCT 在线跟踪算法设计

算法名称: DCT 算法在线跟踪
输入: 预训练滤波器参数, 卷积层、全连接层 $\{w_1, \cdots, w_5\}$
初始目标状态 X_1
输出: 估计目标输出 X_t
1: 随机初始化最后一层全连接层网络 w_6.
2: 训练一个边框回归模型.
3: 提取正样本 S^+ 和负样本 S^-.
4: 用样本 S^+ 和 S^- 更新 $\{w_4, w_5, w_6\}$;
5: $T_s \leftarrow \{1\}$ 和 $T_l \leftarrow \{1\}$
6: 循环
7: 画出候选帧样本 x_t^i.
8: 通过式 (2-22) 找到最优的候选帧 x_t^*
9: 如果 $f^+(x_t^*) > 0.5$, 然后
10: 提取样本正样本 S^+ 和负样本 S^-.
11: $T_s \leftarrow T_s \cup \{t\}, T_l \leftarrow T_l \cup \{t\}$.
12: 如果 $|T_s| > t_s$ 然后 $T_s \leftarrow T_s \setminus \left\{ \min\limits_{v \in T_s} v \right\}$.
13: 如果 $|T_l| > t_l$ 然后 $T_l \leftarrow T_l \setminus \left\{ \min\limits_{v \in T_l} v \right\}$.
14: 通过边框回归模型调整 x_t^*.
15: 如果 $f^+(x_t^*) < 0.5$ 然后
16: 用样本 $S_{v \in T_s}^+$ 和 $S_{v \in T_s}^-$ 更新全连接层 $\{w_4, w_5, w_6\}$.
17: 或者是 $t \bmod (10) = 0$, 然后
18: 用样本 $S_{v \in T_s}^+$ 和 $S_{v \in T_s}^-$ 更新全连接层 $\{w_4, w_5, w_6\}$.
19: 更新直到整个序列都遍历完成

运动模型　为了在每一帧当中找到当前帧的目标边框, 我们在上一帧的目标周围根据高斯分布生成候选区域, 高斯分布的均值是上一帧 x_{t-1}^*, 协方差是对角矩阵 $(0.09r^2, 0.09r^2, 0.25)$ 生成, 而 r 表示上一帧的长宽, $N(= 256)$ 表示候选目标个数, 通过乘以系数值 1.05^{s_i} 表示边框尺度的变化.

训练数据　对于离线训练, 训练数据包含 58 个视频序列, 取自 VOT2013[18]、VOT2014 [19] 及 VOT2105 的数据集中与 otb100 没有交集的视频序列. 我们从每个视频中随机选取 8 帧, 每个帧收集 50 个正样本和 200 个负样本, 然后在这些正样本和负样本数据集中用难分样本 (易分类错误样本) 挖掘找出 96 个负样本和 32 个正样本, 组成 128 个样本数据的小批量. 即一次迭代每个视频序列只训练一个小批量. 其中正样本和负样本与标定框分别具有 $\geqslant 0.7$ 和 $\leqslant 0.5$ 的重叠率. 和离线更新类似, 在线更新时, 我们收集 $S_t^-(= 200)$ 个负样本, $S_t^+(= 50)$, 其中正负样本与真实框的重叠率分别为 $\geqslant 0.7$ 和 $\leqslant 0.3$, 来更新模型.

网络学习 离线训练时, 设置软化损失函数系数 $\alpha = 0.6$, $\gamma = 2$. 我们用 $K = 58$ 个视频序列生成训练数据, 普通卷积层的参数设置为 0.0001, 生成变形偏置的卷积层的参数学习率为 0.01, 全连接层的学习率为 0.001, 迭代 50 次. 在线更新时, 我们训练全连接层 10 次迭代, 学习率比初始帧中的学习率大三倍, 以便快速适应. 随机梯度下降的冲量和权重衰减分别设定为 0.9 和 0.0005. 每一小批量包括正样本 $M_h^+ (= 32)$ 和负样本 $M_h^- (= 96)$, 一共 128 个样本.

2.3.5 DCT 算法性能优化

梯度下降优化算法有三个不同的版本, 小批量梯度下降法、批量梯度下降法以及随机梯度下降法. 三者的主要区别在于计算目标函数梯度的样本数量的大小不同. 根据数据量大小, 我们在参数更新所需的时间和参数更新的准确性之间进行平衡.

(1) 批量梯度下降法, 一次计算所有数据集的损失函数的梯度来进行参数 θ 的更新, 其中

$$\theta = \theta - \eta \cdot \nabla_\theta J(\theta) \tag{2-23}$$

由于我们需要计算整个数据集的梯度才能执行一次更新, 批量处理渐变下降速度可能非常慢, 对于不适合内存的数据集来说是难处理的. 批量梯度下降也不允许在线更新我们的模型, 尤其是在训练数据集合较大的时候. 但是为了进一步的学习, 我们以这个为引子. 在代码中, 批量梯度下降算法如表 2-3 所示.

表 2-3 批量梯度下降算法

算法名称: 批量梯度下降算法
from i to nb_epoches:
参数梯度 = 计算梯度 (损失函数, 数据样本, 输入参数)
参数 = 参数 − 学习率 × 参数梯度

我们预先定义好迭代的次数 nb_epoches, 对于每一次的更新, 我们首先计算整个数据集损耗函数的梯度向量 params_gradient. 对于一些先进的深度学习库, 其提供了自动微分函数进行求导. 当然也可以自行推导反向传播的梯度. 然后我们按照参数梯度的反方向进行参数的更新, 其中学习率决定了每一次更新的步伐有多大. 批量梯度下降法可以使我们在凸曲面的情况下取得全局最优解或者在非凸曲面情况下优化到局部最优解.

(2) 随机梯度下降法, 随机梯度下降法和批量梯度下降法的一个鲜明的对比是在更新参数时, 批量梯度下降法的更新数据集采用的是整个数据集, 而随机梯度下降法每次的迭代只是利用一个数据 $x^{(i)}$ 和标记 $y^{(i)}$, 即

$$\theta = \theta - \eta \cdot \nabla_\theta J\left(\theta; x^{(i)}; y^{(i)}\right) \tag{2-24}$$

批量梯度下降优化算法对于大型的数据是计算冗余的, 因为它在每个参数更新之前重新计算了大量相似的数据示例. 而随机梯度下降算法每次只是随机抽取一个样本进行梯度的计算和参数的更新, 以此消除冗余. 因此, 通常这种学习快很多, 在分类的任务中可以进行在线更新. 每次随机抽取的样本数据差异很大, 使得目标函数有较大的抖动, 也就是方差比较大, 如图 2-11 所示, 横坐标表示的是随机梯度下降算法训练的次数而纵坐标表示的是损失函数的大小, 可以看到线条有较大的抖动, 也就是方差较大.

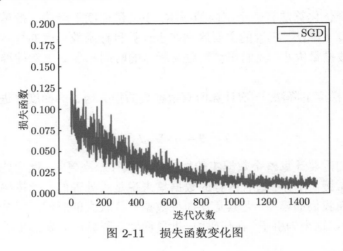

图 2-11   损失函数变化图

虽然批量梯度下降法可以收敛到局部最小值, 但是随机梯度下降法的损失函数方差较大, 使得其跳到更好的局部最优解的可能性增大. 另外, 当我们慢慢降低学习率时, 随机梯度下降法显示出与批量梯度下降法相同的收敛行为, 几乎肯定会寻找到凸曲面的全局最优解和非凸曲面的局部最优解. 代码显示的是根据每个样本的梯度进行参数的更新, 伪代码如表 2-4 所示.

表 2-4   随机梯度下降算法

算法名称: 批量梯度下降算法
from i=0 to nb_epoches:
对数据进行随机分组
from i to nb_epoches:
从数据中随机采样获得数据样本
参数梯度 = 计算梯度 (损失函数, 样本, 输入参数)
参数 = 参数 − 学习率 × 参数梯度

(3) 小批量梯度下降法, 其充分利用了随机梯度下降法和批量梯度下降法两者

的优点, 并在每一次更新都利用 n 个样例.

$$\theta = \theta - \eta \cdot \nabla_\theta J \left(\theta; x^{(i:i+n)}; y^{(i:i+n)}\right) \tag{2-25}$$

这样, 首先, 每次选择 n 个样本进行更新, 就可以减小每次更新参数的方差, 而导致更稳定的收敛; 其次, 在深度学习库中, 可以利用矩阵优化技术对每一批的样本参数进行小批量优化更新, 使得计算更高效. 通常每次批量的大小设置在 50 到 256 之间, 可以根据实际的数据和目标进行调整. 当训练神经网络时, 最常见的优化算法是小批量梯度下降算法, 并且在通常情况下, 最小批量也使用 SGD 这个术语. 通常为了方便起见, 会省略掉 $x^{(i:i+n)}; y^{(i:i+n)}$ 这个字样. 表 2-5 是在小批量为 50 的情况下的小批量梯度下降算法.

表 2-5　小批量梯度下降算法

算法名称: 小批量梯度下降算法
from i=0 to nb_epoches:
对数据进行随机分组
from batch to get_batches(小批量 =50, 数据):
参数梯度 = 计算梯度 (损失函数, 样本, 参数)
参数 = 参数 − 学习率 × 参数梯度

然而, 梯度下降算法未能保证收敛到全局最小, 并且还引发了一系列问题. 首先, 选择合适的学习率或者步长是有很大困难的. 学习率太小的话, 会导致收敛速度非常慢, 而学习率很大的话, 容易跳过局部最小值, 阻碍收敛, 并且导致损失函数在最小值附近跳动, 甚至最终无法收敛. 学习率表[13] 尝试通过在训练过程中调整学习率, 例如退火方法, 即根据训练的时间、次数或者错误率的阈值来降低学习率. 但是, 这些学习率表是预先定义[13] 好的, 无法根据数据集的特征进行调整. 此外, 在训练过程中, 所有的更新参数都使用相同的学习率, 而不是针对不同卷积层的特点来设置参数. 由于神经网络系统是高度的非凸函数, 通常人们认为一个关键性的挑战是避免在优化过程中陷入局部最优解. 实际上最大的挑战不是局部最小值, 而是停留在鞍点, 即一个维度向上而另一个维度向下倾斜的点. 这些鞍点被误认为是局部或者全局最小值点, 因为这些地方的梯度近似为零, 未能及时更新参数而跳出这些鞍点.

在这一节, 我们将探讨深度学习社区在面临上述挑战的情况下提出的优化算法在可变形卷积神经网络当中的效果. 对于高维的数据, 我们不会讨论在实践中计算不可行的优化算法, 例如二阶的牛顿算法.

冲量的介绍　随机梯度下降法在比较陡的曲面上学习更为困难, 这在局部优化的情况下很常见. 在这样的情况下, 随机梯度下降在峡谷的斜坡上振荡, 只是沿着底部向最优的方向缓慢地前进. 而冲量则是针对这一问题, 在随机梯度下降相关方向加速, 并且抑制振荡, 正如图 2-12(a) 和 (b) 对照所示.

$$v_t = \gamma v_{t-1} + \eta \nabla_\theta J(\theta) \tag{2-26}$$

$$\theta = \theta - \nu_t \tag{2-27}$$

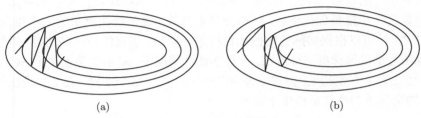

(a)   (b)

图 2-12   梯度下降图

冲量的系数 γ 通常设置为 0.9 或者近似的值.

本质上, 当我们使用冲量时, 就类似把一个球推下山. 球在下坡时积累冲量, 在前进的过程中变得越来越快, 直至达到稳定的速度, 模型参数更新同理. 对于和梯度下降方向相同的参数, 冲量增加, 而对于和梯度下降方向不一样方向的维度, 冲量减小. 这样的特性, 使我们的优化算法的收敛得以加速, 并且振荡更小.

涅斯捷罗夫 (Nesterov) 梯度加速   然而, 一个盲目地沿着山坡向下滚动的球是很难让人满意的. 我们需要一个更为聪明的球, 一个对它的去向有概念的球, 这样它就知道在山坡再次倾斜之前放慢速度. Nesterov 梯度加速提出了动量的术语. 通过添加 λv_{t-1} 一项来调整模型的参数. 当输入数据稀疏时, 我们使用自适应学习率方法很可能获得最佳结果. 另一个好处在于, 不需要特定地去选择使用哪种优化器. 如果调整学习率, 很可能会使用默认值获得最佳结果. 通过计算 $\theta - \gamma v_{t-1}$ 获得参数的下一个位置的近似值 (完全更新时缺少梯度), 这是模型参数更新到下一步的一个粗略估计. 我们现在可以通过计算梯度来有效地向前看, 不是关于当前的参数 θ, 而是关于我们参数的近似的下一个大小:

$$\begin{cases} v_t = \lambda v_{t-1} + \eta \nabla_\theta J(\theta - \gamma v_{t-1}) \\ \theta = \theta - v_t \end{cases} \tag{2-28}$$

同样地, 我们设置和冲量相关的 γ 值大约为 0.9. 如图 2-13 所示, 冲量首先计算当前梯度, 然后更新累积梯度.

既然能够根据错误函数的斜率调整我们的更新并依次加速随机梯度下降, 我们还希望根据每个参数的重要性调整每个参数的更新以执行增大或者减小的更新.

Adagrad(Adaptive Subgradient Method, 自适应次梯度方法) 是一个基于梯度下降优化的优化算法: 它对不同的参数实行不同的更新策略. 在此之前, 我们对

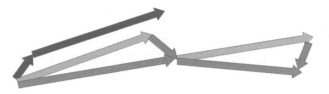

图 2-13 冲量对梯度下降的影响图

所有的参数 θ 采用同样的学习率 η 对每个 θ_i 进行一次性的更新. 但是在 Adagrad 中, 我们对每个时间步长 t 和每个参数使用不同的学习率. 我们先显示 Adagrad 的参数更新, 然后进行向量化. 为了简单起见, 记 $g_{t,i}$ 为目标函数关于时间步长 t 的参数 θ_t 的梯度:

$$g_{t,i} = \nabla_{\theta_t} J\left(\theta_t, i\right) \tag{2-29}$$

每个时间步长 t 的每个参数 θ_i 的随机梯度更新便成为

$$\theta_{t+1,i} = \theta_{t,i} - \eta \cdot g_{t,i} \tag{2-30}$$

在这个更新原则上, Adagrad 梯度下降法根据过去的每个时间步长 t 和每个参数 θ_i 来修改一般的学习率 η, 即

$$\theta_{t+1,i} = \theta_{t,i} - \frac{\eta}{\sqrt{G_{t,ii} + \varepsilon}} \cdot g_{t,i} \tag{2-31}$$

$G_t \in \mathbf{R}^{d \times d}$ 是对角矩阵, 其中每个对角元素 i, i 是关于 θ_i 直到时间步长 t^{11} 的梯度的平方和, 而 ε 是避免分母为零的平滑项目, 通常在数量级 1×10^{-8} 上. 因此它比较适合处理稀疏数据. 但是在我们的可变形卷积神经网络中, 数据是密集型的, 所以在采用这个优化器进行优化时, 效果比较差. 有趣的是, 不带平方根操作的话, 优化效果会很差.

因为 G_t 包含过去梯度的平方和关于沿其对角线的所有参数 θ 的总和, 用关于 G_t 和 g_t 逐元素矩阵向量乘法 $\oplus$ 进行向量化操作:

$$\theta_{t+1} = \theta_t - \frac{\eta}{\sqrt{G_t + \varepsilon}} \oplus g_t \tag{2-32}$$

Adagrad 优化算法的最大优点是其不用进行手工调整学习率, 大多都是使用默认的 0.01 并保留这个大小. 而它主要的缺点则是分母中累积了平方梯度: 由于每一项都是帧数, 因此累积总数在训练期间不断增大. 这反过来导致学习率缩小最终变成无限小, 从而使得参数无法进行更新而进一步学习. 下面的算法主要是针对这一缺点进行改进学习.

Adadelta(An Adaptive Learning Rate Method, 一种自适应学习率方法)[15] 是 Adagrad 的一个延伸, 旨在减小学习率下降的速度. Adadelta 不是累积计算所

有的平方梯度, 而是计算过去一段时间窗口限制为 w 的平方和. 不是低效地存储先前的平方梯度, 而是将梯度之和递归地定义为所有过去的平方梯度的衰减平均值. 然后, 时间步长 t 的运行平均值 $E\left[g^2\right]_t$ 的值取决于之前的平均值和当前梯度上类似于冲量的 γ:

$$E\left[g^2\right]_t = \gamma E\left[g^2\right]_{t-1} + (1-\gamma) g_t^2 \tag{2-33}$$

设置 γ 和冲量类似, 大小为 0.9. 为了简明起见, 我们重写随机梯度下降的更新项 $\Delta\theta_t$:

$$\begin{cases} \Delta\theta_t = -\eta \cdot g_{t,i} \\ \theta_{t+1} = \theta_t + \Delta\theta_t \end{cases} \tag{2-34}$$

对于 Adagrad 的参数更新向量, 我们先前导出的形式如下:

$$\Delta\theta_t = \frac{\eta}{\sqrt{G_t + \varepsilon}} \oplus g_t \tag{2-35}$$

我们现在简单地将对角矩阵 G_t 替换为之前平方梯度的衰减平均值 $E\left[g^2\right]_t$:

$$\Delta\theta_t = -\frac{\eta}{\sqrt{E\left[g^2\right]_t + \varepsilon}} g_t \tag{2-36}$$

由于分母只是梯度的均方根 (Root Mean Squared, RMS) 误差标准, 因此可以用标准简写代替它:

$$\Delta\theta_t = -\frac{\eta}{\text{RMS}\left[g\right]_t} g_t \tag{2-37}$$

其中, 参数更新应与参数的假设单位 (以及随机梯度下降, 带冲量的梯度下降) 不匹配. 为了实现这一点, 首先定义另一个指数衰减平均值, 这次不是平方梯度而是平方参数更新:

$$E\left[\Delta\theta^2\right]_t = \gamma E\left[\Delta\theta^2\right]_{t-1} + (1-\gamma) \Delta\theta_t^2 \tag{2-38}$$

因此, 参数更新的均方根误差是

$$\text{RMS}\left[\Delta\theta\right]_t = \sqrt{E\left[\Delta\theta^2\right]_t + \varepsilon} \tag{2-39}$$

由于 $\text{RMS}\left[\Delta\theta\right]_t$ 未知, 我们用参数更新的 RMS 来近似它, 直到上一个时间步. 按照之前的更新规则用 $\text{RMS}\left[\Delta\theta\right]_{t-1}$ 来代替学习率最终产生 Adadelta 更新的规则:

$$\begin{cases} \Delta\theta_t = \dfrac{\text{RMS}\left[\Delta\theta\right]_{t-1}}{\text{RMS}\left[g\right]_t} g_t \\ \theta_{t+1} = \theta_t + \Delta\theta_t \end{cases} \tag{2-40}$$

使用 Adadelta 梯度更新规则, 我们甚至不需要设置默认的学习率, 因为在新的参数更新中, 这一项已经被淘汰了.

Adam(Adaptive Moment Estimation, 自适应矩估计)[15] 是计算每个参数的自适应学习率的另一种方法. 除了存储之前的指数衰减的平方梯度的平均值 v_t, 如 Adadelta[16], Adam [17] 还保留之前指数衰减梯度平方值 m_t, 类似于动量:

$$
\begin{cases}
m_t = \beta_1 m_{t-1} + (1 - \beta_1)\, g_t \\
v_t = \beta_2 v_{t-1} + (1 - \beta_2)\, g_t^2
\end{cases}
\tag{2-41}
$$

m_t 和 v_t 分别是梯度第一时刻平均值和第二时刻非中心方差的估计值, 也就是优化算法的名称. 当 m_t 和 v_t 初始化为零向量时, Adam 提出者[17] 观察到偏差趋向于零, 特别是在最初的时间步骤里, 当衰减率很小, 也就是 β_1 和 β_2 趋向于 1 时. 他们通过计算偏差校正的第一和第二时刻估计来抵消这些偏差:

$$
\begin{cases}
\hat{m}_t = \dfrac{m_t}{1 - \beta_1^t} \\[2mm]
\hat{v}_t = \dfrac{v_t}{1 - \beta_2^t}
\end{cases}
\tag{2-42}
$$

2.4 本 章 小 结

本章介绍了可变形卷积神经网络算法跟踪器 (DCT). 首先介绍卷积神经网络的基本概念, 其次通过可变形卷积设计可变形卷积神经网络, 最后设计可变形卷积网络算法跟踪器, 并进行性能分析. 可变形卷积神经网络卷积感受野的范围比普通卷积神经网络更大, 可以学习到不同尺寸的特征, 使得跟踪更具鲁棒性. 然后介绍目标跟踪软化损失函数, 可以根据数据样本的分布调节正负样本损失函数的权重, 解决目标跟踪训练样本不均衡的问题.

参 考 文 献

[1] Krizhevsky A, Sutskever I, Hinton G E. ImageNet classification with deep convolutional neural networks. Advances in Neural Information Processing Systems, 2012: 1097-1105.

[2] Lin T Y, Goyal P, Girshick R, et al. Focal loss for dense object detection. Proceedings of the IEEE International Conference on Computer Vision, 2017: 2980-2988.

[3] O'Toole A J, Castillo C D, Parde C J, et al. Face space representations in deep convolutional neural networks. Trends in Cognitive Sciences, 2018, 22(9): 794-809.

[4] Ma C, Xu Y, Ni B, et al. When correlation filters meet convolutional neural networks for visual tracking. IEEE Signal Processing Letters, 2016, 23(10): 1454-1458.

[5] Chen Y, Yang X, Zhong B, et al. CNNTracker: Online discriminative object tracking via deep convolutional neural network. Applied Soft Computing, 2016, 38: 1088-1098.

[6] He K, Zhang X, Ren S, et al. Deep residual learning for image recognition . Proceedings of the IEEE Conference on Computer Vision and Pattern Recognition, 2016: 770-778.

[7] KumarPatidar P, Lalit L, Singh B, et al. Image filtering using linear and non linear filter for gaussian noise. International Journal of Computer Applications, 2014, 93(8): 29-34.

[8] Sumalatha R, Subramanyam M V. Hierarchical lossless image compression for telemedicine applications. Procedia Computer Science, 2015, 54: 838-848.

[9] Dai J, Qi H, Xiong Y, et al. Deformable convolutional networks. Proceedings of the IEEE International Conference on Computer Vision, 2017: 764-773.

[10] Russ J C, Matey J R, Mallinckrodt A J, et al. The image processing handbook. Computers in Physics, 1994, 8(2): 177-178.

[11] Du S, Wang M, Chen X, et al. A high-accuracy extraction algorithm of planet centroid image in deep-space autonomous optical navigation. The Journal of Navigation, 2016, 69(4): 828-844.

[12] Gu K, Li L, Lu H, et al. A fast reliable image quality predictor by fusing micro- and macro-structures. IEEE Transactions on Industrial Electronics, 2017, 64(5): 3903-3912.

[13] Lowe D G. Object recognition from local scale-invariant features. ICCV, 1999, 99(2): 1150-1157.

[14] Tran D, Bourdev L, Fergus R, et al. Learning spatiotemporal features with 3d convolutional networks. Proceedings of the IEEE International Conference on Computer Vision, 2015: 4489-4497.

[15] Ruder S. An overview of gradient descent optimization algorithms. arXiv preprint, arXiv:1609.04747, 2016.

[16] Matthew D Z. ADADELTA: an adaptive learning rate method. arXiv preprint, arXiv: 1212.5701, 2012.

[17] Kingma D P, Ba J. Adam: a method for stochastic optimization, arXiv preprint, arXiv:1412.6980, 2014.

[18] Hong S, You T, Kwak S, et al. Online tracking by learning discriminative saliency map with convolutional neural network. International Conference on Machine Learning, 2015: 597-606.

[19] Danelljan M, Hager G, Shahbaz K F, et al. Convolutional features for correlation filter based visual tracking. Proceedings of the IEEE International Conference on Computer Vision Workshops, 2015: 58-66.

第 3 章　通道注意力形变算法跟踪器

在前面一章中, 我们介绍了 DCT 算法跟踪器, 一定程度解决了视频中目标形变、尺度变化太大导致跟踪失败的问题. 但是在跟踪过程中, 背景中相似物体难以区分仍是一个巨大的挑战, 针对这个问题, 本章介绍通道注意力形变算法跟踪器. 由于通道主要传递 "是什么" 的识别信息, 通道注意力形变算法跟踪器使模型更加关注模型的通道信息, 弱化背景突出前景目标, 使得跟踪器在相似物体分类更鲁棒. 而组批量归一化, 减小训练和测试时数据量差异带来的误差. 最后进行对比实验, 并跟现有主流跟踪器在三个数据集上进行性能测试.

3.1　注意力基础知识

注意力机制　众所周知, 注意力在人类感知中起着重要作用[6]. 人类视觉系统的一个重要特性是人类不会尝试一次处理整个场景. 相反, 人类利用一系列局部瞥见并选择性地聚焦于显著部分, 以便更好地识别视觉环境. 注意力使得人类可以从大量的信息中筛选出有价值的信息. 注意力机制最早用于深度学习是在自然语言处理的机器翻译中, 将源语言翻译成目标语言时, 源语言中不同词汇的重要性通常不是一样的, 是个别关键字起着决定性的作用.

计算机视觉中的注意力机制主要分为两类: 自注意力机制[7] 和尺度注意力机制[8], 两类对应着不同的任务. 自注意力在视觉任务中, 如语义分割[9], 取得了巨大的成功, 在 transformer (深度自注意力变换网络) 上提高了翻译模型的精度和并行性. 它解决了局部网络局部视野的问题, 但是在视觉任务中, 像素太多, 利用每个位置的自注意力会耗费巨大的计算和显存. 另外, 它将图片简单地看成一个序列来处理, 没有考虑到不同像素之间的位置结构信息, 得到的注意力丢失图片的结构信息. 将注意力机制引入计算机视觉中, 可以使网络有效地捕捉到有效信息, 从而提高整个算法的性能. 最近, 研究者已经进行了多次尝试[6] 以结合注意力处理改善 CNN 在大规模分类任务中的性能. 除了自注意力, 视觉任务中的另一类注意力机制是尺度注意力机制. 与自注意力不同, 尺度注意力基于每个位置本身的响应. 就分类任务而言, 每个位置的响应越大, 则其对于最终的分类结果影响越大, 那么这个位置本身的重要性就越大. 根据响应大小有选择地对特征图进行强化或抑制, 就可以在空间上达到分配注意力的目的. 用于 3D 特征映射单独的注意力生成过程具有更少的计算和参数开销, 因此可以用作预先存在的基本 CNN

架构的即插即用模块. 他们使用全局平均池化特征来计算通道注意力. 这一类注意力机制仅仅基于图像中每个位置本身, 对关键区域进行增强, 非关键区域进行抑制, 比自注意力机制更接近人类视觉系统中的注意力机制.

3.2   通道注意力形变网络设计

卷积神经网络的中心模块卷积算子, 使得网络能够通过每层的滤波器融合空间和通道方式信息来构建特征图, 共享参数降低计算量. 深度学习卷积神经网络因其丰富的表征能力, 极大地推动着计算机视觉各项任务的发展, 近来研究主要往三个方向推进: 增加网络的深度、拓展网络的宽度以及基数. 它们的共同点是基于现有卷积神经网络进行学习, 不同点在于学习的维度不同, 可变形网络跟踪器主要是采样点位置偏置的学习, 而注意力机制则是像素通道权重形变的学习. 与此同时, 在训练和测试时数据量不一致也会带来偏差, 在这里首先介绍组归一化[10].

3.2.1   CDCT 的组归一化

组归一化   针对局部归一化未能解决训练和测试验证时数据量不一致带来的偏差, 本书引入了组归一化来解决这个问题, 并设计了完整的网络结构. 组归一化将通道分成组, 并且实现简单. 我们首先描述一般规划的通常公式, 然后引入组归一化. 一系列的归一化包括批量归一化 (Batch Norm, BN)、层归一化 (Layer Norm, LN)、实例归一化 (Instance Norm, IN) 以及组归一化 (Group Norm, GN):

$$x_{1i} = \frac{1}{\sigma_i}(x_i - \mu_i) \tag{3-1}$$

在这里 x 表示的是层计算的特征, i 是索引. 例如, 在二维图片里面, $i = (i_N, i_C, i_H, i_W)$ 是对四维的特征 (N, C, H, W) 的一个索引, 在这里 N 代表的是批次的轴, C 代表的是通道的维度, H 和 W 分别是空间的高和宽的维度. 式 (3-1) 中的 μ 和 σ 分别是均值和均方误差, 通过以下式子计算得到

$$\mu_i = \frac{1}{m}\sum_{k \in S_i} x_k, \quad \sigma_i = \sqrt{\frac{1}{m}\sum_{k \in S_i}(x_k - \mu_i)^2 + \varepsilon} \tag{3-2}$$

其中 ε 是极小项, 避免该项为零. S_i 是求均值和方差的一个像素集合, m 是这个集合的总量. 不同归一化的方法的区别主要在于 S_i 的定义不同. 在层归一化中, 集合定义为

$$S_i = \{k | k_N = i_N\} \tag{3-3}$$

意思是 LN 是 (C, H, W) 轴的像素作为一个集合. 而在 IN 中, 这个集合设为

$$S_i = \{k | k_N = i_N, k_C = i_C\} \tag{3-4}$$

意味着 IN 的均值和方差是沿着 (H, W) 轴来计算, 所有的方法中, BN, LN, IN 通过学习一个通道的线性变换来补偿表征的缺失:

$$y_i = \gamma \hat{x}_i + \beta \tag{3-5}$$

其中 γ 和 β 是可学习的尺度变换和偏移. GN 计算的集合可以通过以下式子定义:

$$S_i = \left\{ k \,\middle|\, k_N = i_N, \left\langle \frac{k_C}{C/G} \right\rangle = \left\langle \frac{i_C}{C/G} \right\rangle \right\} \tag{3-6}$$

式中, G 为分组的组数, 默认设置为 32. C/G 是每组的通道的数量, GN 是介于 LN 和 IN 之间的操作, 沿着 $(C/G, W, H)$ 计算均值和方差.

3.2.2 通道注意力形变模块设计

在这之前, 已经有很多研究人员做了视觉注意力的研究工作, 如 CBAM[8] (Convolutional Block Attention Module, 卷积块注意模块) 中, 同时采用的是空间注意力和通道注意力. 我们设计的网络是通道注意力模块, 更加适用于跟踪. 我们介绍一个新的基于通道注意力形变模块的网络模块. 这是一种用于前馈卷积神经网络的简单而有效的注意模块. 为了实现这一点, 我们通过学习每个通道参数来学习 "是什么". 因此, 我们的模块通过要强调或抑制的信息, 有效地帮助信息在网络中流动. 我们精心设计的模块, 在大多数情况下, 参数和计算的开销没有影响到跟踪的性能.

我们利用特征的通道间关系来产生通道注意力图. 由于每个特征图的通道被视作 "是什么" 的特征检测器. 为了有效地计算通道注意力, 我们压缩输入特征图的空间维度. 为了感受到空间信息, 到目前为止普遍采用平均池化. 除了以前的工作, 我认为最大池化收集了关于独特对象特征的另一个重要线索, 以推断更精细的通道注意力. 并且由于这个网络的层数比较浅, 只需要在高层语义上进行通道形变变换. 因此, 我们同时使用平均池化和最大池化总特征, 并且只针对一层添加该操作. 由于通道块注意力形变模块是一个轻量级的通用模块, 它可以无缝地集成到任何 CNN 架构中, 计算和参数开销可以小到忽略不计, 并且可以与 CNN 一起进行端到端的训练. 如图 3-1 所示, 左边输入特征图, 并行地输入极大池化和均值池化, 并行经过共享网络后再融合, 获得的数据再延展成特征图的维度, 最后汇合.

对比图 2-9, 上面一行是通道维度的权重信息, 而图 2-9 学习到的是位置信息, 而在数学的结构上是相似的. 而图 3-1 表示通道注意力模块的各层网络参数结构. 其中第一层的平均池化和最大池化是并行的, 全连接层 1、激活层 1 及全连接层 2 是共享层, 激活层 1 是 ReLU 函数, 而激活层 2 是 sigmoid 函数.

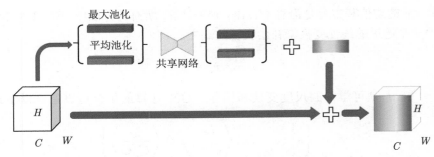

图 3-1　通道注意力网络结构图

表 3-1　通道注意力层

层数	输入	输出
第一层		
平均池化	512×3×3	512×1
最大池化	512×3×3	512×1
第二层		
全连接层 1	512×1	32×1
激活层 1		
全连接层 2	32×1	512×1
激活层 2	512×1	512×1

给定中间特征图 $F \in R^{C \times H \times W}$ 作为输入, 通道注意力模块计算出一维的通道注意力图 $M_c \in R^{C \times 1 \times 1}$ 和. 总的来说, 整个通道注意力模块可以如下:

$$F^* = M_c(F) \otimes F \tag{3-7}$$

其中 $\otimes$ 表示逐元素点乘, 拓展对应的注意力值: 沿通道维度广播频道关注值, 反之亦然. F^{**} 是最终的计算的输出. 我们首先使用平均池化和最大池化操作来聚合特征图的空间信息, 生成两个不同的空间上下文描述符; 然后将两个描述符转发到共享网络以产生我们的通道注意力图 $M_c \in R^{C \times 1 \times 1}$. 共享网络由具有一个隐藏层的多层感知器 (MLP) 组成, 维度由输入特征的通道决定. 为了减少参数开销, 隐藏的激活大小设置为 $R^{C/r \times 1 \times 1}$, 其中 r 是缩减比率, 在这里设置为 16. 在将共享网络应用于每个描述符之后, 我们使用逐元素求和来合并输出特征向量. 总之, 通道注意力被计算为

$$M_c(F) = \sigma(\text{MLP}(\text{AvgPool}(F)) + \text{MLP}(\text{MaxPool}(F))) \tag{3-8}$$

$$= \sigma(W_1(W_0(F^c_{\text{Avg}})) + W_1(W_0(F^c_{\text{max}}))) \tag{3-9}$$

其中 σ 是 sigmoid 函数, $W_0 \in R^{C/r \times C}$, 而 $W_1 \in R^{C \times C/r}$. 注意到两个输入共享 MLP 的权重, 即 $W_0 \in R^{C/r \times C}$ 和 $W_1 \in R^{C \times C/r}$, 并且激活函数紧跟 W_0. 如

图 3-1 所示, 左边三维的中间特征图输进来, 同时分为两支, 平均池化和最大池化, 然后共享 $W_0 \in R^{C/r \times C}$ 和 $W_1 \in R^{C \times C/r}$ 输出两支, 上面的加号就是公式第二个等号的加号, 通道注意力图, 拓展成输入特征图的形状, 生成注意力特征图. 以上是通道注意力形变网络的设计, 但是我们在训练和测试的过程中, 发现训练和测试验证的差异比较大, 所以一同设计了组归一化网络结构, 解决训练和验证是数据量不一致带来的偏差.

由前面的组归一化及注意力模块设计, 我们可以得到 CDCT(Channel Deformable Convolution Tracker, 通道可变形卷积神经网络跟踪器) 的网络如表 3-2 所示.

表 3-2　CDCT 各层网络示意

层数	滤波器核大小	通道数变换	步长	通道数	输入	输出
初始				3	107×107×3	107×107×3
第一层						
卷积层 1	7×7	3×96	2		107×107×3	
激活层 1						
组归一化 1						
最大池化 1	3×3		2	96		51×51×96
第二层						
卷积层 2	5×5	96×256	2		51×51×96	
激活层 2						
组归一化 2						
最大池化 2			2	256		11×11×256
第三层						
卷积层 3	3×3	256×512	1	256	11×11×256	
激活层 3		512×1			3×3×512	
通道注意力层					3×3×512	4608×1
第四层						
全连接层 1		1×1			4608×1	512×1
激活层 4						
第五层						
随机失活 (0.5)						
全连接层 2		1×1			512×1	512×1
激活层 5						
第六层						
二分类 softmax (逻辑回归)					512×1	2×1

CDCT 中的网络剪切自 VGG -M, 网络具体的参数如表 3-2. 其中前三层是 VGG 本来训练好的, 每一层开始都有一个卷积层, 紧接着是激活层, 激活函数是 ReLU 函数. 第一层和第二层接着是组归一化, 然后是最大池化层. 第三层没有归一化层及池化层, 考虑到网络比较小, 比较容易训练, 所以第三层网络并不继续加归一化层. 第三层末尾是通道注意力层, 其中第三层的输出是一维向量. 第四层是

全连接层及一个激活层. 维度由 4608 变换成 512, 第五层是随机丢弃层, 防止过拟合. 最后一层降到 2 维, 是二分类器.

3.2.3　CDCT 跟踪算法设计

跟踪算法是对第 2 章的改进, 前五层作为共享层, 保留参数, 第六层随机初始化训练. 算法实现的详细步骤列在表 3-3 当中. 跟踪网络中第 j 层的滤波器的权重标定为 w_j, $w_{1:5}$ 加载预训练好的参数, w_6 通过随机初始化得到网络的权重. 在线跟踪的整个过程中, 卷积层 $w_{1:3}$ 中卷积核参数和注意力形变层的参数固定不变, 而全连接层 $w_{4:6}$ 进行在线更新. 这样的更新策略不仅使得跟踪网络计算更具效率, 而且也避免了预训练带来的过拟合问题. 下面描述更详细的实现细节.

表 3-3　CDCT 在线跟踪算法

算法名称: CDCT 在线跟踪算法
输入: 预训练滤波器参数, 注意力层 mlp1 和 mlp2、卷积层、全连接层 $\{w_1, \cdots, w_5\}$, 初始目标状态 x_1.
输出: 估计目标输出 x_t.
1: 随机初始化最后一层全连接层网络 w_6.
2: 训练边框回归模型.
3: 提取正样本 S^+ 和负样本 S^-.
4: 用样本 S^+ 和 S^- 更新 $\{w_4, w_5, w_6\}$;
5: $T_s \leftarrow \{1\}$ 和 $T_1 \leftarrow \{1\}$.
6: 循环.
7: 画出候选帧样本 x_t^i.
8: 通过式 (2-22) 找到最优的候选帧 x_t^*
9: 如果 $f^+\left(x_t^*\right) > 0$, 然后
10: 提取样本正样本 S^+ 和负样本 S^-.
11: $T_s \leftarrow T_s \cup \{t\}, T_1 \leftarrow T_1 \cup \{t\}$.
12: 如果 $|T_s| > t_s$ 然后 $T_s \leftarrow T_s \backslash \left\{ \min\limits_{v \in T_s} v \right\}$.
13: 如果 $|T_1| > t_1$ 然后 $T_1 \leftarrow T_1 \backslash \left\{ \min\limits_{v \in T_1} v \right\}$.
14: 通过边框回归模型调整 x_t^*.
15: 如果 $f^+\left(x_t^*\right) < 0$ 然后
16: 用样本 $S_{v \in T_s}^+$ 和 $S_{v \in T_s}^-$ 更新全连接层 $\{w_4, w_5, w_6\}$.
17: 或者是 $t \bmod (10) = 0$, 然后
18: 用样本 $S_{v \in T_s}^+$ 和 $S_{v \in T_s}^-$ 更新全连接层 $\{w_4, w_5, w_6\}$.
19: 遍历整个序列.

模型更新器　我们采用长周期更新和短周期更新应对鲁棒性和适应性. 当模型对目标的评分 $f^+\left(x_t^*\right) > 0$ 时, 更新数据, 不更新模型. 在跟踪成功时, 也就是模型评分高于 0 时, 对模型进行长周期更新. 当检测到跟踪失败时, 也就是模型评分低于 0 时, 执行短周期更新, 短周期更新时, 用的是在跟踪成功时收集到的样本. 短周期更新时间 T_s 和长周期更新时间 T_1 代表的是视频的帧数索引, 其中 $T_s = 20$

而 $T_l = 100$. 在两种更新的方案中, 我们都是用短期更新对观察到的负样本进行更新, 因为前几帧的负样本相对当前帧目标通常是冗余的或者是无关的. 我们在跟踪过程中只是用了一个网络, 长周期更新和短周期更新的执行取决于跟踪目标外观变化的快慢.

观察模型 参考第 2 章观察模型. 同样使用边框回归模型, 我们用和文献 [2] 一样的参数进行训练.

运动模型 沿用前面的基础上, 添加 16 个根据前面物体在图像空间运动惯性的候选框. 统计前面 5 帧目标移动的平均速度, 为当前候选区域扩容.

训练数据及参数 离线训练用的是 ImageNet 2015-VID 数据集, 我们根据目标框占图片的总面积小于 0.5 的原则以及视频完整性的原则, 挑选出 3684 个序列. 也就是迭代一次有 3684 个序列, 迭代 40 次, 耗时约 8.96 小时. 我们从 3684 个序列中的每个序列随机选出 8 帧, 在每一帧中, 每一小批量包括正样本 $M^+ (= 32)$ 和负样本 $M_h^- (= 96)$. 对于在线更新, 我们训练全连接层 10 次迭代, 学习率是初始帧学习率的三倍, 即 0.03. 普通卷积层的参数设置为 0.0001, 通道注意力层的全连接参数学习率为 0.004, 迭代 40 次. 优化器的冲量和权重衰减分别设定为 0.9 和 0.0005. 在训练过程中, 采用的是梯度累积策略. 我们从每个视频中随机选取 8 帧, 每个帧收集 50 个正样本和 200 个负样本, 然后每一次迭代在这些正样本和负样本数据集中用难分样本挖掘找出 96 个负样本和 32 个正样本, 组成 128 个样本数据的小批量. 即一次迭代每个视频只训练一个小批量. 其中正样本和负样本与标定框分别具有 $\geqslant 0.7$ 和 $\leqslant 0.5$ 的重叠率. 和离线更新类似, 在线更新时, 我们收集 $S_t^- (= 200)$ 个负样本和 $S_t^+ (= 50)$ 个正样本, 其中正负样本与真实框的重叠率分别为 $\geqslant 0.7$ 和 $\leqslant 0.3$, 来更新模型. 因为第一帧是标定的, 第一帧的初始化时, 正样本 $S_1^+ = 500$ 而负样本 $S_1^+ = 5000$. 对于边框回归模型的数据, 我们用 1000 个训练样本, 采用和文献 [3] 一样的参数设置进行训练.

3.3 跟踪器性能比较

本章选择基于 ubuntu16.04 的 pytorch1.1 深度学习框架及其依赖库、opencv3.3.0, python3.6 搭建可变形卷积跟踪器, 调试环境是 pycharm 开发平台.

3.3.1 CDCT 性能对比

训练数据集 在训练过程中, 以 ImageNet 2018-VID 作为训练数据来进行模型训练, 在跟踪器后面带有 (imagnet) 以作区分. 本节在 ImageNet 2015-VID 数据库上验证了所提算法的可行性. 表 3-4 显示的是 CDCT 跟踪器数据集的测试结果. 结果显示, 无论是在准确率还是成功率的评价标准上, 对于 MDNet 还是 Dsi-

amm 孪生网络为基础的跟踪器, 都全面地取得了改进. 并且相对于 MDNet 的参
数仅增加 0.2MB. 测试的跟踪器有 TADT[3](2019CVPR), Dsiamm[4](2018ECCV),
CCOT[1](2016ECCV), HDT[11](2016CVPR), CF2[12](2015ICCV), SRDCFdecon[13]
(2016CVPR), SRDCF[14](2016CVPR), SAMF[15](2014ECCV), Staple[16]
(2016CVPR), DSST[17](2014BMVC), KCF[5](2015TPAMI), LCT[18](2015CVPR),
CNN-SVM[19](2015ICML), DeepSRDCF[20](2015ICCV) 等.

表 3-4 各个跟踪器在 OTB100 的总性能表现

跟踪器	成功率			准确率		
	TB100	TB50	CVPR13	TB100	TB50	CVPR13
CDCT(imagenet)	68.58	65.04	70.09	92.36	90.47	95.53
MDNet(2016CVPR)	67.61	64.58	69.87	91.24	89.79	93.77
CCOT(2016ECCV)	66.62	61.43	61.93	88.92	84.43	84.34
TADT(2019CVPR)	65.54	83.67	67.61	85.8	62.18	88.07
DeepSRDCF(2015 ICCV)	63.03	55.95	63.09	84.25	77.23	83.16
SRDCFdecon(2016CVPR)	62.20	56.04	64.36	81.71	76.35	85.33
Dsiamm(2018ECCV)	60.18	56.09	64.93	80.85	77.55	87.76
SRDCF(2016CVPR)	59.32	53.87	61.68	78.11	73.21	82.15
Staple(2016CVPR)	57.64	50.95	58.98	77.53	68.06	77.55
HDT(2016CVPR)	56.00	51.54	59.43	83.97	80.44	87.29
CF2(2015ICCV)	55.79	51.30	59.70	83.02	80.26	87.71
LCT(2015CVPR)	55.73	49.16	61.93	75.44	69.05	83.34
CNN-SVM(2015ICML)	55.09	51.16	59.00	80.89	76.86	84.24
SAMF(2014ECCV)	54.92	46.92	58.98	74.46	65.01	77.17
MEEM(2014ECCV)	52.54	47.33	57.17	77.40	71.22	81.58
DSST(2014BMVC)	51.02	45.18	54.91	67.49	60.37	73.05
KCF(2015TPAMI)	47.30	40.30	50.57	68.84	61.06	72.57

3.3.2 对比实验

本章针对背景物体相似难以区分导致的跟踪失败, 介绍了通道注意力形变跟
踪算法. 通道主要包含 "是什么" 的信息, 同时引入跟踪组归一化, 降低验证和训
练数据量的差异带来的误差. 弱化背景增强前景使得跟踪器在相似背景下更具鲁
棒性. 网络的参数内存增加了 0.2MB, 内存增加相对较小, 不会直接影响跟踪的性
能. 但离线训练时间则是原来的 40%, 缩短了 13.44 小时.

本章还对各个模块进行了对比实验, 实验采用的是 ImageNet 2015-VID 目标
检测中用来训练的视频序列. 如表 3-5 所示, 第一排是本章最终的结果, 而通道注
意力形变模块对最终的效果贡献最大. 而组归一化, 则是有较小的贡献. 组归一化
是在训练批次数量和测试批次数量大到一定的数量级时, 效果才明显. 本实验中,
训练时为 128, 验证时为 256, 训练和测试的过程差别并没有超过一个数量级. 对
最终贡献较大的是通道注意力形变模块, 它抑制了背景强化了前景, 使得相似背景

得以区分, 而且这个操作的计算量也不大. 综上所述, 通道注意力形变算法跟踪器效果有明显提高.

表 3-5 CDCT 对照试验

对照模型	成功率			准确率		
	TB100	TB50	CVPR13	TB100	TB50	CVPR13
CDCT	68.58	65.04	70.91	92.36	90.04	95.53
MDNet+CHANNAL	68.23	64.94	70.38	91.68	89.97	94.04
MDNet+GN	67.82	64.78	69.96	90.35	88.01	94.33
MDNet	67.61	64.58	69.87	91.24	89.79	93.77

3.4 本章小结

本章分为三部分: ①提出了跟踪组归一化解决由于跟踪中训练和测试数据量不一致带来的偏差; ②提出了通道注意力形变算法跟踪器, 使得跟踪器在背景中有类内相似物体时更鲁棒, 背景中相似物体更容易区分. 其次, 由于跟踪器更具表征能力, 离线训练收敛更快, 训练时间更短. ③在 OTB100、OTB50 以及 cvpr2013这三个数据集上和 16 个现有主流跟踪器进行性能对比, 在成功率和准确率这两个评价标准上, 都取得了先进水平. 本章还进行了对照实验, 验证了通道注意力形变模块的有效性.

参 考 文 献

[1] Danelljan M, Robinson A, Khan F S, et al. Beyond correlation filters: learning continuous convolution operators for visual tracking. European Conference on Computer Vision, Springer, Cham, 2016: 472-488.

[2] Girshick R, Donahue J, Darrell T, et al. Rich feature hierarchies for accurate object detection and semantic segmentation. Proceedings of the IEEE Conference on Computer Vision and Pattern Recognition, 2014: 580-587.

[3] Li X, Ma C, Wu B, et al. Target-aware deep tracking. Proceedings of the IEEE Conference on Computer Vision and Pattern Recognition, 2019: 1369-1378.

[4] Zhu Z, Wang Q, Li B, et al. Distractor-aware siamese networks for visual object tracking. Proceedings of the European Conference on Computer Vision (ECCV), 2018: 101-117.

[5] Henriques J F, Caseiro R, Martins P, et al. High-speed tracking with kernelized correlation filters. IEEE Transactions on Pattern Analysis and Machine Intelligence, 2014, 37(3): 583-596.

[6] Wang F, Jiang M, Qian C, et al. Residual attention network for image classification. Proceedings of the IEEE Conference on Computer Vision and Pattern Recognition, 2017: 3156-3164.

[7]   Vaswani A, Shazeer N, Parmar N, et al. Attention is all you need. Advances in Neural Information Processing Systems, 2017: 5998-6008.

[8]   Woo S, Park J, Lee J Y, et al. Cbam: Convolutional block attention module. Proceedings of the European Conference on Computer Vision (ECCV), 2018: 3-19.

[9]   Yuan Y, Wang J, Guo J, et al. Ocnet: object context network for scene parsing. arXiv preprint, arXiv: 1809.00916, 2018.

[10] Wu Y, He K. Group Normalization. International Journal of Computer Vision, 2018: 1-14.

[11] Qi Y, Zhang S, Qin L, et al. Hedged deep tracking. Proceedings of the IEEE Conference on Computer Vision and Pattern Recognition, 2016: 4303-4311.

[12] Ma C, Huang J B, Yang X, et al. Hierarchical convolutional features for visual tracking. Proceedings of the IEEE International Conference on Computer Vision, 2015: 3074-3082.

[13] Danelljan M, Hager G, Shahbaz Khan F, et al. Adaptive decontamination of the training set: A unified formulation for discriminative visual tracking. Proceedings of the IEEE Conference on Computer Vision and Pattern Recognition, 2016: 1430-1438.

[14] Danelljan M, Hager G, Shahbaz Khan F, et al. Learning spatially regularized correlation filters for visual tracking. Proceedings of the IEEE International Conference on Computer Vision, 2015: 4310-4318.

[15] Li Y, Zhu J. A scale adaptive kernel correlation filter tracker with feature integration. European conference on computer vision. Springer, Cham, 2014: 254-265.

[16] Bertinetto L, Valmadre J, Golodetz S, et al. Staple: complementary learners for real-time tracking. Proceedings of the IEEE Conference on Computer Vision and Pattern Recognition, 2016: 1401-1409.

[17] Danelljan M, Häger G, Khan F, et al. Accurate scale estimation for robust visual tracking. British Machine Vision Conference, Nottingham, September 1-5, 2014.

[18] Ma C, Yang X, Zhang C, et al. Long-term correlation tracking. Proceedings of the IEEE Conference on Computer Vision and Pattern Recognition, 2015: 5388-5396.

[19] Hong S, You T, Kwak S, et al. Online tracking by learning discriminative saliency map with convolutional neural network. International Conference on Machine Learning, 2015: 597-606.

[20] Danelljan M, Hager G, Shahbaz Khan F, et al. Convolutional features for correlation filter based visual tracking. Proceedings of the IEEE International Conference on Computer Vision Workshops, 2015: 58-66.

第 4 章 3D 骨架朝向数据的几何代数表示与集成方法研究

4.1 3D 骨架朝向数据应用

在过去的几十年里, 时空中的人体表征是在计算机视觉和机器智能中广泛研究的基础研究问题. 构建人体表征的目标是在开发智能识别或其他机器推理系统时, 从感知到的各种类型的数据中提取紧凑的描述性信息 (特征), 以编码和表征人体的特征及属性. 人体表征作为智能识别和机器推理等系统的一个重要组成部分, 现已有诸多新颖有效的人体表征方法被提出, 且这些表征方法被广泛用于现实世界中的各种应用, 包括视频分析[1-2]、行为监测[3-4]、机器人控制[5-6]、人机交互[7-8]、虚拟[9] 和增强[10] 现实、游戏娱乐[9,11]、身体机能评估[12-13]、智能家居[14-15]、教育[16] 及许多其他的应用[17-18]. 这些应用与人们日常生活的方方面面息息相关, 极大地提高了人民的生活水平、社会的生产效率, 是社会智能化进程的重要组成部分.

近年来, 基于 3D 感知数据的人体表征吸引了越来越多人的关注[19-20]. 与 2D 视觉数据相比, 额外的深度信息提供了丰富的人体运动相关的信息. 深度图像提供了在 3D 空间中编码的场景外表面的几何信息, 从获取的深度图像或 3D 点云数据中提取的人体表征相对于光照、比例和旋转的变化是不变的[21-22]. 由于出现价格可负担的结构光、飞行时间 (Time of Flight, ToF) 等的深度传感器技术, 获取深度数据更便利, 成本也更低, 这些强大的深度传感器使我们能够实时获取 3D 人体骨骼信息, 这在过去只有在使用昂贵而复杂的视觉系统时才有可能, 这大大推广了基于 3D 骨架数据的人体表征方法的发展, 也使得获取 3D 人体姿态或运动的大数据成为可能. 另外, 近年来硬件设备计算能力的大幅提升允许研究人员开发及应用诸如机器学习 (Machine Learning, ML)(例如, 支持向量机[23-24]、随机森林[25]) 和深度学习 (Deep Learning, DL)(例如, CNN[9,26-28], RNN[29-30], LSTM[31-32], 注意力模型[33]) 等[34] 先进强大的动作分类算法并以可接受的速度处理所感知的 3D 数据. 这些发展进步促使大量研究人员利用 3D 感知数据在计算机视觉和机器学习社区中构建智能识别和推理系统.

由于机器学习和机器推理方法的性能表现在很大程度上依赖于数据表征的设计[35], 因此人体表征被深入地研究以解决以人为中心的诸如人体检测、跟踪、姿势估计和动作分类等研究问题. 在众多人体表征方法中[36-37], 大多数现有的基于 3D 数据的人体表征方法可以大致分为基于时空局部特征的表征[38] 和基于 3D 人体骨架数据的表征[39-40] 这两类. 基于时空局部特征的方法通过检测时空中的关键点, 并将以 3D 关键点为中心的区域描述为特征, 并将它们编码为人体表征, 其可以探测人体的关键部位并且是相对性的表征, 同时对部分遮挡有效; 但是, 基于时空局部特征的方法忽略了特征之间的空间隶属关系, 因此这些方法通常不能在同一场景中同时表征多个不同的个体. 另外, 由于关键点检测、特征描述、词袋 (Bag of Word, BoW) 构造等在内的程序的复杂性, 这些方法在计算代价上是昂贵的. 另一方面, 基于 3D 人体骨架数据的人体表征提供了非常有前景的替代方案, 基于骨架表征的概念可以追溯到 Johansson 的早期开创性研究, 该研究表明少数关节位置可以有效地代表人体行为. 基于 3D 骨架数据的表征还在包括基于 Kinect 的体感游戏以及计算机视觉研究[41-42] 等实际应用中展现出有前景的表现. 基于 3D 骨架数据的表征能够模拟人体关节的关系并编码整个人体, 其对于比例和光照变化也很稳健, 并且具有相对摄像机视角以及人体旋转和运动速度的不变性, 此外, 这类方法能以较高的帧速率计算许多额外的基于骨架数据的人体表征, 可以显著地促进在线实时应用的开发. 鉴于基于 3D 骨架数据的人体表征的优势和先前研究、应用的成功, 近年来构建此类人体表征的新技术有显著增加. 但由于人体四肢是多自由度的运动系统, 人体这个运动系统的运动存在天然的复杂多变性, 不同的运动之间通常会有一定程度的重叠 (即相似性), 这些使得人体表征的设计具有很大的挑战性.

4.2　骨架数据获取方法

构建基于 3D 骨架数据的人体表征的目的是提取紧凑、有辨别力的人体姿态或动作特征描述符来表征人体姿态或动作. 3D 骨架数据将人体编码为由关节连接的刚体铰接系统, 随着硬件设备及视觉算法的发展, 获取所需的 3D 人体骨架数据的方法主要分为直接获取 3D 骨骼数据和从视觉图像中估计提取这两种.

4.2.1　直接获取 3D 骨架数据

市场上现有包括动作捕捉系统、结构光照相机和 ToF 传感器等商业传感设备, 允许直接提取其感受区域内的人体 3D 骨架数据. 由常见设备提供的 3D 人体骨骼模型如图 4-1 所示. 这些动作捕捉设备主要分为穿戴设备和视觉传感设备两种.

4.2.1.1　动作捕捉系统

动作捕捉 (Motion Capture, MoCap) 系统识别和跟踪附着于人体上的关节或特定身体部位的标记, 以获得 3D 骨架信息, 广泛应用于军事、娱乐、体育、医疗、计算机视觉以及机器人技术等诸多领域.

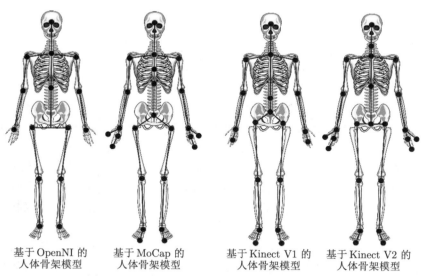

基于 OpenNI 的   基于 MoCap 的   基于 Kinect V1 的   基于 Kinect V2 的
人体骨架模型   人体骨架模型   人体骨架模型   人体骨架模型

图 4-1   4 种不同动作捕捉获得的人体骨架模型

MoCap 系统分基于惯性传感器和基于光学系统两大类. 在基于惯性传感器的 MoCap 系统中, 附着于人体特定部位的每个惯性传感器都包括陀螺仪、加速度计和磁力计, 它们通过复杂的算法能计算出惯性传感器在空间中相应的横滚、俯仰和航向数据, 即可以感应人体部位围绕空间 3 轴的旋转; MoCap 系统的通信设备根据传感器输出的数据, 计算四肢相对于 "主心骨" 的位置, 同时运用特别的算法来帮助计算出 "主心骨" 相对于地面的位置, 从而可以估计身体部位相对于固定点的旋转; 其具有不受环境干扰、不怕遮挡、捕捉精确度高、采样速率高等诸多优点. 基于光学系统的方法采用围绕对象的多个摄像机, 在 3D 空间中跟踪附着在人体特定部位的反射标记, 从而完成动作捕捉的任务; 其具有表演者活动范围大、没有电缆和没有机械装置等限制的优点, 表演者可以自由地表演, 使用很方便, 这种方法能以非常高的速率提供非常准确的 3D 人体骨架信息, 但 MoCap 系统通常很昂贵且后期的数据处理工作量较大, 并且只能用于控制良好的室内环境.

早期的 3D 人体骨骼数据集通常由 MoCap 系统收集, 系统通过跟踪附着在人体上的标记 (通常在室内环境中) 来提供人体关节在空间中的准确位置. CMU MoCap 数据集 (CMU 图形实验室运动捕获数据库) 是最早的资源之一, 其含有丰富的各种人体活动, 包括两个不同个体之间的相互交互、与环境的相互交互、体育运动、人体日常活动和其他类型的人体动作. Human3.6M[43] 数据集是最大的 MoCap 数据集之一, 其由 360 万个人体姿势和由高速 MoCap 系统捕获的相应图像组成, 它包含 11 个专业演员在 17 个场景中的人体活动, 包括交谈、吸烟、拍照、打电话等, Human3.6M 数据集提供了准确的 3D 关节位置、关节角度等数据. PosePrior[44] 数据集是最新的 MoCap 数据集, 提供由训练有素的运动员和体操运动员进行的各种人体极限伸展姿势在空间中的 3D 骨骼数据.

4.2.1.2 结构光照相机

结构光彩色–深度传感器是一种使用红外光捕获场景深度信息的相机, 例如 Microsoft Kinect V1, ASUS Xtion PRO LIVE 和 PrimeSense 等. 结构光传感器由红外光投射器和红外光接收器组成. 光投射器发出结构化的光, 投射到待测物表面后被待测物的表面高度调制, 被调制的结构光经接收器采集, 传送至计算机内分析计算后可得出被测物的三维面形数据[45], 在经过特定算法便可解析出物体的深度信息. 此外, 彩色–深度传感器上还可以使用彩色摄像头来获取与深度数据帧对应的彩色图像帧, 从而可以同时提供 RGB-D 信息. Microsoft Kinect V1 SDK, OpenKinect, OpenNI 等驱动程序可用来访问传感器获取的 RGB-D 数据. Microsoft Kinect V1 SDK 还使用 Shotton 等[46] 描述的方法提供 3D 人体骨骼数据, 其包含人体 20 个关节在 3 维空间以传感器为坐标原点的空间坐标数据. 结构光传感器不需要标记, 它们也很便宜, 可以实时提供 3D 骨架信息; 但由于结构光相机基于红外光, 因此它们只能在室内环境中工作, 且数据帧速率和深度图像的分辨率也相对较低. Kinect V1 的具体的设备参数见表 4-1.

经济实惠的结构光照相机, 尤其是 Kinect V1 被广泛用于 3D 人体骨骼数据采集. 当前存有在不同场景中使用 Kinect V1 相机收集的大量公用数据集. MSR Action3D 数据集 [47] 是使用 Microsoft Kinect V1 摄像头收集的, 该数据集提供 Kinect V1 相机为每个动作序列生成的 RGB、深度和骨架关节空间坐标信息, 共包含由 7 个人面向传感器做的 20 个不同的动作, 每个动作做三遍, 有大量基于 3D 骨架数据的动作分类识别方法使用该数据集进行评估和验证. MSRC-12 Kinect 手势数据集 [48] 是可用的最大手势数据库之一, 它由近七个小时的数据和超过 700000 帧的各种受试者做的不同的手势组成. 康奈尔动作数据集分为 CAD-60[49] 和 CAD-120 [50] 两个数据集, 其分别包含人类日常活动的 60 和 120 个 RGB-D 视频数据; 数据集由 Kinect V1 在不同的环境中记录, 例如办公室、卧室、厨房等. 使用 Kinect V1 相机拍摄的许多其他数据集也向公众发布, 包括 UTKinect-Action [51], Florence 3D-Action [52], SYSU 3D Human Object Interaction[53](SYSU-3D-HIO) 等其他大量可用的公用数据集. 这些数据集都是用 Kinect V1 结构光–深度传感器在室内采集得到, 活动类型基本是人体的日常生活活动或人体相互交互的活动. 表 4-1 中展示了 Kinect V1 提供的 20 个人体关节的配置情况.

表 4-1 两代 Kinect 设备的具体参数

参数		Kinect V1	Kinect V2	参数说明
外观				产品外观
深度原理		结构光	飞行时间	深度数据获取原理
颜色	分辨率	640×480	1920×1080	彩色数据帧的分辨率及帧率
	帧率	30fps	15/30fps	
深度	分辨率	320×240	512×424	深度数据帧的分辨率及帧率
	帧率	30fps		
人体数量		6 人		同时跟踪的人体数量
人体骨架数量		2 人	6 人	提供的人体骨架数据的数量
关节数量		20/人	25/人	人体骨架的关节个数
跟踪范围		0.8~4.0 m	0.5~4.5 m	设备可以跟踪的距离
视域	水平	57°	70°	设备的视域
	垂直	43°	60°	
垂直视域控制电机		有 (可自动)	无 (手动)	有无垂直视域控制电机
复数的应用		单一应用	复数应用	能否支持同时运行多个应用
支持的开发语言		C++、C#		设备支持的编程开发语言
USB 端口		USB2.0	USB3.0	
运行环境	CPU	Dual-Core 2.66GHz		设备运行所需的最低硬件运行环境
	GPU	Directx 9	Directx 11	
	RAM	2.0 GBytes		

4.2.1.3 飞行时间 (ToF) 传感器

ToF 传感器能够以较高的帧速率获取比结构光更精确的深度数据, 类似于激光雷达的深度传感技术, ToF 传感器通过投射红外光到被测物体上并测量光返回所需的时间, 从而解算出物体的深度信息. 与其他 ToF 传感器相比, Microsoft Kinect V2 相机提供了使用该技术获取深度数据的经济实惠的解决方案. 此外, 与 Microsoft Kinect V1 一样, 彩色摄像头集成在传感器中提供与深度数据相对应的 RGB 数据. 可以通过 Kinect SDK 2.0 或 OpenKinect 访问其提供的 RGB-D 数据. 相对于 Kinect V1, Kinect V2 相机在 30Hz 时提供更高分辨率的深度图像 (512×424), 提供的骨架坐标数据的准确度也更高, Kinect V2 相机能够同时跟踪 6 人的 25 个人体关节的位置并提供各自对应 3D 骨架数据和关节朝向数据, 具有比 Kinect V1 传感器更好的跟踪精度. 图 4-1 中展示了 Kinect V2 提供的 25 个人体关节的配置情况. 与 Kinect V2 类似, Kinect V2 的工作范围为 0.5~4.5m. Kinect V2 相机的具体的设备参数见表 4-1.

由于 Kinect V2 相机的低价格和改进的性能, 它开始被用于收集 3D 骨架数据集. 电信系统团队 (TST) 使用 Kinect V2 深度传感设备创建了一组数据集, 其中包括用于不同目的的三个数据集: TST 跌倒检测数据集[54] 包含 11 个不同的

受试者在各种情景中演示的跌倒活动和日常生活活动; TST TUG 数据集[55] 包含
20 个不同的人站起来并走动的动作; TST 摄食监测数据集[56] 包含由 35 名受试
者执行的食物摄入动作. 虽然 Kinect V2 可以提供比 Kinect V1 更稳定更精确
的骨骼数据, 提供的数据形式也更丰富, 但主流的公共 3D 骨骼数据集几乎都是由
MoCap 系统或结构光传感器 Kinect V1 采集得到, 现有的 Kinect V2 收集的可用
公用数据集还相对较少, 且由其他设备收集的人体活动类型几乎都是人体的日常
生活活动, 少数是用于游戏和其他目的的数据集, 关于人体康复锻炼的动作类型
几乎没有.

4.2.2　3D 姿态估计和骨架构造

除了手动人体骨骼数据的标注[57] 外, 已经出现许多方法通过姿态识别和关节
估计从感知的彩色图像数据或深度数据中自动提取构建骨架数据. 其中一些方法
基于 RGB 图像, 而另一些则利用 RGB-D 图像. 大多数当前方法基于身体部位的
识别, 然后将人体模型适配到探测到的身体部位上.

4.3　信 息 表 达

基于 3D 骨架数据的人体表征由从原始 3D 骨架数据中计算的各种特征构建
得到, 使用的原始 3D 骨架数据可以从各种传感技术采集获得. 将提取的基于 3D
骨架数据的每种类型的特征定义为信息形态, 从信息形态的角度来看, 基于 3D 骨
架数据的人体姿态/动作表征可以分为基于关节位移、基于关节方向、基于原始位
置和基于组合信息共四类.

4.3.1　关于关节位移的表征

由于基于关节位移的人体表征结构简单且易于实现, 从骨骼的关节位移中提
取的特征被广泛应用于许多基于 3D 骨架数据的人体表征中. 使用的骨骼关节位
移信息可以是同一帧内不同人体关节之间的空间位移, 也可以是不同时间段内同
一关节的时空位移.

4.3.1.1　关节间的空间位移

人体骨骼关节的成对相对位置是人体表征中最广泛研究的位移特征, 基于成
对关节相对空间位移的表征方法计算获取的是在 3D 空间中同一帧中的人体骨骼
关节坐标的相对空间位移. 在同一时间点获得的骨架模型内, 对于 3D 空间中的
每个关节 $p = (x, y, z)$, 关节 i 和关节 j 的位置之间的差由 $p_{ij} = p_i - p_j$ 计算, 其
中 $i \neq j$. 关节位置 p 通常被标准化, 因此该特征相对于绝对身体位置、初始身体
取向和身体尺度是不变的. 从同一帧中提取的基于骨架的表征所构造的另一种关

节位移特征是基于与选定的固定参考关节的相对空间位移, 在这些特征中, 通过计算所有关节相对于手动选择的参考关节的坐标差来获得位移. 给定坐标系中的关节 (x, y, z) 和选定的参考关节 (x_c, y_c, z_c) 的位置, 这种空间关节位移被定义为 $(\Delta x, \Delta y, \Delta z) = (x, y, z) - (x_c, y_c, z_c)$, 其中参考关节可以是骨架质心或手动选择的固定关节. 对于表征人体活动的每个人体骨骼序列, 采用各种方式计算的空间位移被用作人体的表征. 由于髋关节中心对于大多数动作具有相对较小的运动, 因此通常使用该关节作为参考的固定关节.

4.3.1.2 关节的时空位移

基于时间的关节位移人体表征计算在不同时间点获取的帧序列之间的同一关节位置的差异. 通常使用空间和时间信息相结合来表征人体. 通过比较不同时间步长的关节坐标来提取广泛使用的关节时空位移特征, Yang 和 Tian[58] 引入了一种称为 EigenJoints 的基于关节位置差异的特征, 它结合了包括静态姿势、运动和偏移三类特征, 其提取当前姿态与先前姿态、当前姿态与初始姿态在同一骨架数据中关节对应的空间位移, 主成分分析 (PCA) 算法被用来进行维度的减少并得到最终的人体表征. 类似地, Ellis 等[59] 引入了一种算法, 使用基于 3D 骨架数据的表征来减少动作识别的等待时间, 该表征依赖于根据三个不同时间数据帧中的信息计算的时空特征, 分别是当前数据帧、10 个步骤前收集的数据帧, 以及 30 个步骤前收集的数据帧; 然后, 将这三个数据帧之间的时间位移作为特征. 在文献 [53] 中, Hu 等通过使用 3D 骨架数据提取姿势的动力学特征, 引入了关节异构特征学习 (JOULE) 模型, 实时骨架跟踪器用于提取人体关节的时空轨迹, 随后, 使用每个轨迹对的相对位置来构建用于区分不同人体动作的特征.

关节运动体积是人体表征的另一种特征构造方法, 其也使用关节位移信息进行特征提取, 尤其是当关节表现出大范围的运动时[60]. 对于给定的关节, 沿 x, y, z 轴计算所有的关节在运动期间的空间极限位置. 然后通过 $L_i = \max(i_j) - \min(i_j)$ 计算每个关节的每个坐标维度的最大移动范围, 其中 $i = x, y, z$; 关节体积则定义为 $V_j = L_x L_y L_z$. 对于每个关节位置在各轴上的极限值 L_x, L_y, L_z 和对应的关节体积 V_j 被展平成所需的人体动作表征的特征向量.

4.3.2 基于关节方向的表征

通常基于关节方向的表征对于人的位置、身体尺度及相机的朝向来说是不变量, 因此用于人体表征构造的另一种广泛使用的信息形态是基于关节方向的表征. 这类表征根据时间空间要素主要分为成对关节的空间关节方向和时空关节方向. 基于成对关节的空间取向的方法计算在同一时间点获取的一对人体骨骼关节的位移向量的方向, 流行的基于关节方向的人体表征计算每个关节在 3D 空间中相对人体质心的方向. Gu 等[61] 收集了具有十五个关节的骨骼数据, 并且提取了表示相对于人体躯干的关节角度特征. 在文献 [51] 中, Xia 等通过将 3D 关节位置分配到 3D 空间中的锥形区域中, 引入了 3D 关节位置 (HOJ3D) 特征直方图, 选择十二个关键关节并计算它们相对于中心躯干点的方向, 使用线性判别分析 (LDA) 提取所需的关节空间方向特征. 基于时空关节方向的人体表征通常计算跨时间帧序列的相同关节的方向之间的差异. Boubou 和 Suzuki[62] 描述了基于所谓的定向速度向量直方图 (HOVV) 的表征, 其使用从 Kinect V1 相机获取的骨架运动模型中的 19 个人体关节数据来计算速度向量直方图; 当关节从先前位置移动到当前位置时, 每个时空位移向量通过其在 3D 空间中的取向来描述.

4.3.3　基于原始关节位置的表征

除了关节位移和方向, 直接从传感器获得的原始关节位置坐标数据也被许多方法用于构造时空 3D 人体表征. 一类方法是将在同一帧中获取的关节位置展平为列向量, 给定一系列骨架数据帧可以形成一个矩阵. 其可以对骨架数据序列进行自然编码, 其中每列包含在特定时间点获得的展平的关节坐标. 按照这个思路, Hussein 等[63] 计算了 3D 关节的统计协方差 (Cov3DJ) 作为人体动作的表征, 如图 4-2 所示.

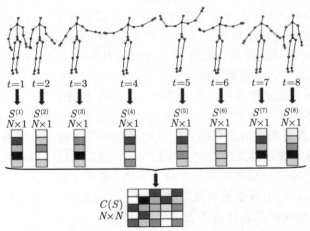

图 4-2　构造人体骨骼数据的协方差矩阵的示意图[63]

具体地, 给定人体的 K 个关节, 每个关节由 $J_i = (x_i, y_i, z_i), i = 1, \cdots, K$ 表示, 形成特征向量以编码在时间 t 获得的骨架: $S^{(t)} = [x_1^{(t)}, \cdots, x_K^{(t)}, y_1^{(t)}, \cdots, y_K^{(t)}, z_1^{(t)}, \cdots, z_K^{(t)}]^{\mathrm{T}}$; 给定 T 个骨架帧的时间序列, Cov3DJ 特征由 $C(S) = \sum_{t=1}^{T} (S^{(t)} - \bar{S}^{(t)}) \left(S^{(t)} - \bar{S}^{(t)}\right)^{\mathrm{T}} / (T-1)$ 计算, 其中 $\bar{S}$ 是所有 S 的均值.

另一类表征构造技术利用原始关节位置信息来形成关节运动轨迹, 然后从该轨迹中提取特征, 这些特征通常被称为基于轨迹的表征. Wei 等[64] 使用一系列 3D 人体骨骼关节构建关节时空轨迹, 并应用小波变换将每个时间关节序列编码成特征, 如图 4-3 所示.

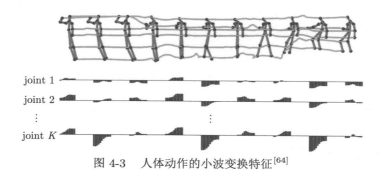

图 4-3　人体动作的小波变换特征[64]

在文献 [23] 中, Guo 等使用双均方根函数 (DSRF) 提取人体关节运动轨迹, 应用动态时间规整 (DTW) 进行运动轨迹的匹配, 最后根据匹配的结果运用最近邻分类器进行动作分类. 此外, 类似于深度学习技术从输入的原始图像中提取特征, 通过深度学习方法构建的基于人体骨架数据的人体表征通常依赖于原始关节位置信息. 例如, 在文献 [41] 中, Du 等提出了基于骨架数据构造的端到端分层递归神经网络 (RNN), 其中人体关节的原始位置直接用作 RNN 的输入.

4.3.4　多模态表征

由于可获取关节位移、关节方向、关节轨迹等多种信息形态, 因此提高人体表征的描述能力的直观方式是整合多个信息类型并构建多模态表征以在 3D 空间中编码人体. 例如, 空间关节位移和方向可以集成在一起以构建人体表征. 同时, 还有研究探索多模态时空人体表征, 其能够整合空间和时间信息, 并且从中提取特征来表征 3D 空间中的人体运动. Yu 等[65] 整合了包括成对关节距离、空间关节坐标和关节位置的时空变化这三种类型的特征共同来构建人体运动的时空表征.

4.3.5　小结

概括地说, 通过计算 3D 空间中骨架关节位置的差异, 基于位移的表征对于人体相对于相机的绝对位置和方向是不变的, 这可以提供相对视角不变的时空人体表征. 类似地, 基于方向的人体表征可以提供相同的视角不变性, 因为它们也是基于人体关节之间的相对信息. 此外, 由于基于方向的表示不依赖于位移幅度, 因此它们通常对人体尺度变化具有不变性. 直接基于原始关节位置的表征, 由于数据是从传感器直接采集而来, 使用很简单, 因而也被广泛使用. 虽然归一化过程可以使人体表征对于观察视角和比例的变化具有不变性, 但是通常需要更复杂的构造技术来开发稳健的有鉴别力人体表征. 不涉及时间信息的表征适合解决诸如姿势和姿势识别之类的问题, 但是, 如果希望提取的表征数据能够编码动态人体运动, 则需要集成时间信息, 动作识别可以受益于同时包含时间和空间信息的时空表征. 在时空人体表征中, 基于关节轨迹的方法可以被设计为对运动速度的不变量. 此外, 多种模态的特征融合通常可以提高性能.

4.4　表征编码

表征编码是表征构造中必不可少的重要组成部分, 其目的在于将所有提取的表征集成到最终特征向量中, 该向量可用作分类器或其他推理系统的输入. 在基于 3D 骨架的表征构造的场景中, 编码方法可以大致分为三类: 基于连接的编码、基于统计的编码、基于词袋的编码.

4.4.1　基于连接的编码

表征连接是在人体表征构造期间将多个特征集成到单个特征向量中的流行方法. 许多方法直接将提取的诸如 3D 人体关节位移和关节方向等基于骨架的特征合并连接成最终的特征向量, 以此来代表人体表征. 例如, Fothergill 等在文献 [48] 中通过将每帧的 35 个骨骼关节角度、35 个关节角速度和 60 个关节速度连接构成 130 维的人体姿态特征向量, 然后动作序列的所有的姿态帧的特征向量进一步连接成大的最终人体动作特征向量, 该动作特征向量可被馈送到用于推理及分类的分类器中. 同样, Gong 等[66] 将 3D 关节位置直接连接成向量作为每帧的人体姿态表征以解决时间序列分割问题.

4.4.2　基于统计的编码

通过统计信息的处理和组织功能, 基于统计的编码将所有特征合并到最终特征向量中, 是常见且有效的表征编码方法. 例如在文献 [63] 中, Hussein 等的 Cov3DJ 表征计算在一系列骨架数据帧上收集的一组 3D 关节位置向量的协方差, 由于协方差矩阵是对称的, 因此作者仅利用上三角值来形成最终特征; 这种基于统计的编码方法的一个优点是最终特征向量的大小与帧数无关. 最广泛使用的基于统计的编码方法是直方图编码, 其使用一维直方图来估计提取基于骨架的特征分布. 在文献 [51] 中, Xia 等使用修改的球面坐标系统将 3D 空间划分为多个箱, 并计算落入每个箱中的关节的数量以形成被称为 3D 关节位置的一维直方图 (HOJ3D). 还有大量使用类似直方图的表征编码方法对基于骨架数据的提取的人体表征进行编码, 包括关节位置差异直方图 (HJPD)、定向速度向量直方图

(HOVV) 和定向位移直方图 (HOD) 等. 且当涉及基于多模态骨架的特征时, 通常采用基于连接的编码方法将多个模态信息合并到单个最终特征向量中.

4.4.3 基于词袋的编码

与基于连接和基于统计的编码方法不同, 基于词袋的编码应用编码操作符, 使用包含所有可能码字的字典, 将每个高维特征向量投影到单个码字中, 该过程也称为特征量化. 给定一个新实例, 该编码方法将码字出现的归一化频率向量作为最终特征向量. 词袋编码被广泛应用于基于骨架的人体表征. 根据如何学习字典, 可以将其大致分为基于聚类和基于稀疏编码两种. K 均值算法是一种流行的无监督学习方法, 通常用于构造词袋字典, 例如, Wang 等 [67] 将人体关节分组为五个身体部位, 并使用 K 均值算法对训练数据进行聚类, 聚类质心的索引用作码字以形成字典, 在测试期间, 使用学习的字典量化查询身体部位姿势. 而稀疏编码从数据本身学习一组独特模式的组合, 是构建数据的有效表征的另一种常见方法; Zhao 等 [68] 引入了基于 $l_{2,1}$ 范数正则化的稀疏编码方法, 提出以结构化流式骨骼 (SSS) 特征构造编码字典.

4.4.4 小结

基于连接的表征编码方法简单和高效, 被广泛应用于实时在线应用程序以减少处理延迟. 该方法还用于将来自多个模态的特征集成到单个向量中, 以进行进一步的编码/处理. 由于不需要特征的量化处理过程, 基于统计的编码 (尤其是基于直方图) 对噪声是相对稳健的. 然而, 基于统计的编码方法不能识别有代表性的模式, 因此其缺乏辨别力. 词袋编码可以自动找到良好的完备字典, 并使用稀疏解决方案对特征向量进行编码, 以最小化逼近误差. 词袋编码也被验证对数据噪声具有鲁棒性, 词袋编码通常可以获得优越的性能, 然而字典构造和特征量化需要额外的计算代价.

4.5 结构和拓扑变换

虽然大多数基于 3D 骨架数据的人体表征可以从欧几里得空间中的骨架坐标数据中提取纯低级特征, 但是一些工作研究了中级特征或将特征变换到其他拓扑空间. 从结构和拓扑变换的角度来看, 现有的人体表征方法可分为三组: 使用在欧几里得空间中的低级特征的表征、使用基于人体部位的中级特征的表征以及基于流形的表征.

4.5.1 基于低级特征的表征

构建基于骨架的表征的最简单直接的框架是使用从欧几里得空间中的 3D 骨架数据计算的低级特征, 而不考虑人体结构或应用空间转换, 大多数现有的方法都属于这一类. 表征可以通过单层方法构建, 也可以通过多层方法构建. 受空间金字塔方法的启发, 许多学者结合多层图像信息, 提出一种用于表征 3D 人体骨架的时间金字塔方法, 这种方法能够有效地捕获时间维度中的多层信息. 例如, Zhang 和 Parker[69] 提出了一种时间金字塔方法来捕获长期依赖关系, 如图 4-4 所示.

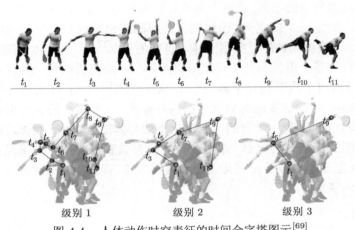

图 4-4　人体动作时空表征的时间金字塔图示[69]

　　在此方法中, 十一帧的时间序列用于表示网球发球运动, 感兴趣的关节是右手腕, 如图 4-4 中的点所示. 当在时间金字塔中使用三个级别时, 级别 1 在所有时间点使用人体骨骼数据 $(t_1, t_2, \cdots, t_{11})$; 级别 2 则选择奇数时间点 $(t_1, t_3, \cdots, t_{11})$ 的关节; 而级别 3 继续该选择过程并保持一半的时间数据点 (t_1, t_5, t_9), 其可以计算长期的关节方向变化.

4.5.2　基于身体部位模型的表征

　　基于身体部位的中级特征也用于构建基于骨架的人体表征. 由于这些中级特征部分地考虑了人体的物理结构, 因此它们通常可以提高人体姿态或动作的辨别能力. 在文献 [67] 中, Wang 等将运动人体模型分解为五个部分, 包括左/右臂/腿和躯干, 每个部分由一组关节组成. 然后, 作者使用数据挖掘技术通过捕获一帧中的身体部位的空间配置以及跨越一系列时间帧的身体部位运动来获得时空人体表征. 通过这种人体表征方法能够同时获得模拟人体关节、身体部位的相关性和运动的分层数据.

4.5.3　基于流行的表征

　　许多方法将 3D 欧几里得空间中的骨架数据变换到另一个拓扑空间, 以便将骨架轨迹处理为新空间内的曲线, 这类方法通常利用基于轨迹的表征. Vemulapalli 等[70] 引入了在李群 SE(3)×···×SE(3) 中创建的曲线流形骨架表征, 使用该表征可以将关节轨迹建模为李群中的曲线. 这种基于流形的表征可以使用 3D 空间中的旋转和平移来模拟关节之间的 3D 几何关系, 由于分析李群中的曲线并不容易, 因此该方法将李群的曲线映射到李代数, 即李向量空间. Slama 等[71] 引入了基于格拉斯曼流形的多阶段方法, 人体关节轨迹表示为流形上的点, 并使用聚类算法找到定义为簇的平均值的 "控制切线", 然后针对切线投影查询人体关节轨迹以形成最终人体表征. 类似地, Azary 和 Savakis[72] 也应用了这种流形方法来构建稀疏的人体表征.

4.5.4 小结

基于低级特征的单层或多层人体表征直接从 3D 骨架数据中提取特征而不考虑人体的物理结构. 基于身体部位模型提取的中级特征粗略地编码运动学身体结构, 其不仅可以捕捉关节而且还可以捕捉身体部位之间的关系. 基于流形的表征将运动关节轨迹映射到新的拓扑空间, 以期在新空间中找到更具描述性的表征. 所有这些人体表征方法都有良好性能表现, 然而, 随着活动的复杂性增加, 尤其是长期活动, 由于其有限的表征能力, 低级特征结构可能不是一个好的选择. 在这种情况下, 身体部位模型和基于流形的表征通常可以提高识别性能.

参 考 文 献

[1] Weina G E, Robert T C, Barry R R. Vision-based analysis of small groups in pedestrian crowds. IEEE Transactions on Pattern Analysis and Machine Intelligence, 2012, 34(5):1003-1016.

[2] 丁文文. 基于三维骨架的时空表示与人体行为识别. 西安: 西安电子科技大学, 2017: 23-29.

[3] Lao W, Han J G, Peter H N, et al. Automatic video-based human motion analyzer for consumer surveillance system. IEEE Transactions on Consumer Electronics, 2009, 55(2): 591-598.

[4] Jun B J, Choi I, Kim D. Local Transform features and hybridization for accurate face and human detection. IEEE Transactions on Pattern Analysis and Machine Intelligence, 2013, 35(6): 1423-1436.

[5] Demircan E, Kulic D, Oetomo D, et al. Human movement understanding. IEEE Robotics & Automation Magazine, 2015, 22(3):22-24.

[6] 冉宪宇, 刘凯, 李光, 等. 自适应骨骼中心的人体行为识别算法. 中国图象图形学报, 2018, 23(4): 519-525.

[7] Han F, Reardon C, Parker L E, et al. Minimum uncertainty latent variable models for robot recognition of sequential human activities. 2017 IEEE International Conference on Robotics and Automation (ICRA), 2017:2592-2599.

[8] Haria A, Subramanian A, Asokkumar N, et al. Hand gesture recognition for human computer interaction. 7th International Conference on Advances in Computing and

Communications (ICACC), 2017: 367-374.

[9] Dushyant M, Srinath S, Oleksandr S, et al. VNect: Real-time 3D human pose estimation with a single RGB camera. ACM Transactions on Graphics, 2017, 36(4): 1-14.

[10] Scott A G, Mark B, Xiaoqi C, et al. Human-robot collaboration: a literature review and augmented reality approach in design. International Journal of Advanced Robotic Systems, 2008, 5(1): 1-18.

[11] 庾晶, 葛军, 郭林. 基于骨架特征的人体动作分类研究. 计算机技术与发展, 2017, 27(8): 83-87.

[12] Winfree K N, Dominick G. Modeling clinically validated physical activity assessments using commodity hardware. IEEE Journal of Biomedical & Health Informatics, 2018, 22(2): 335-345.

[13] Carse B, Meadows B, Bowers R, et al. Affordable clinical gait analysis: an assessment of the marker tracking accuracy of a new low-cost optical 3D motion analysis system. Physiotherapy, 2013, 99(4): 347-351.

[14] Oliver B, Matthieu L, Jérôme M, et al. Detecting human behavior models from multimodal observation in a smart home. IEEE Transactions on Automation Science and Engineering, 2009, 6(4): 588-597.

[15] 顾军华, 李硕, 刘洪普, 等. 基于骨骼向量夹角的人体动作识别算法. 传感器与微系统, 2018, 37(2): 120-123.

[16] Mondada1 F, Michae B, Xavier R, et al. The e-puck, a robot designed for education in engineering. Proceedings of the 9th Conference on Autonomous Robot Systems & Competitions. 2009: 59-65.

[17] Ding M, Fan G L. Articulated and generalized Gaussian kernel correlation for human Pose estimation. IEEE Transactions on Image Processing, 2016, 25(2): 776-789.

[18] 战萌伟, 张昊. 基于 Kinect 传感器的人体行为分析算法. 传感器与微系统, 2015, 34(1): 142-144.

[19] Kviatkovsky I, Rivlin E, Shimshoni I. Online action recognition using covariance of shape and motion. Computer Vision and Image Understanding, 2014, 129: 15-26.

[20] Li S, Yu B, Wu W, et al. Feature learning based on SAE–PCA network for human gesture recognition in RGBD images. Neurocomputing, 2015, 151(2): 565-573.

[21] Aggarwal J K, Xia L. Human activity recognition from 3D data: a review. Pattern Recognition Letters, 2014, 48: 70-80.

[22] Han J, Shao L, Xu D, et al. Enhanced computer vision with Microsoft Kinect Sensor: a review. IEEE Transactions on Cybernetics, 2013, 43(5): 1318-1334.

[23] Guo Y, Li Y, Shao Z P. DSRF: a flexible trajectory descriptor for articulated human action recognition. Pattern Recognition, 2018, 76: 137-148.

[24] Ling J, Tian L, Li C. 3D Human activity recognition using skeletal data from RGBD sensors. Advances in Visual Computing 12th International Symposium(ISVC), 2016: 133-142.

[25] Huang M, Cai G R, Zhang H B, et al. Discriminative parts learning for 3D human

action recognition. Neurocomputing, 2018, 291: 84-96.

[26] Du Y, Fu Y, Wang L. Skeleton based action recognition with convolutional neural network. 3rd IAPR Asian Conference on Pattern Recognition (ACPR), 2015: 579-583.

[27] Li B, Chen H, Chen Y, et al. Skeleton boxes: solving skeleton based action detection with a single deep convolutional neural network. 2017 IEEE International Conference on Multimedia & Expo Workshops (ICMEW), 2017: 613-616.

[28] Li C, Zhong Q Y, Xie D, et al. Skeleton-based action recognition with convolutional neural networks. 2017 IEEE International Conference on Multimedia & Expo Workshops (ICMEW). 2017: 597-600.

[29] Zhang P, Lan C L, Xing J L, et al. View adaptive recurrent neural networks for high performance human action recognition from skeleton data. 16th IEEE International Conference on Computer Vision (ICCV), 2017: 2136-2145.

[30] Li Y, Lan C, Xing J, et al. Online human action detection using joint classification-regression recurrent neural networks . 14th European Conference on Computer Vision (ECCV), 2016: 203-220.

[31] Liu J, Shahroudy A, Xu D, et al. Spatio-temporal lstm with trust gates for 3d human action recognition. 14th European Conference on Computer Vision (ECCV), 2016: 816-833.

[32] 常津津, 罗兵, 杨锐, 等. 基于深度学习的交警指挥手势识别. 五邑大学学报 (自然科学版), 2018, 32(132(02)): 42-48+70.

[33] Song S, Lan C, Xing J, et al. An end-to-end spatio-temporal attention model for human action recognition from skeleton data. AAAI, 2017: 4263-4270.

[34] 尹坤阳, 潘伟, 谢立东, 等. 一种基于深度学习的人体交互行为分层识别方法. 厦门大学学报 (自然科学版), 2016, 55(3): 413-419.

[35] Bengio Y, Courville A, Vincent P. Representation learning: a review and new perspectives. IEEE Transactions on Pattern Analysis and machine Intelligence, 2013, 35(8):1798-1828.

[36] Rahmani H, Mahmood A, Huynh D Q, et al. HOPC: histogram of oriented principal Components of 3D point clouds for action recognition. 13th European Conference on Computer Vision (ECCV), 2014: 742-757.

[37] Wang J, Liu Z, Chorowski J, et al. Robust 3D action recognition with random occupancy patterns. 12th European Conference on Computer Vision (ECCV), 2012: 872-885.

[38] Quoc V LE, Will Y Z, Serena Y, et al. Learning hierarchical invariant spatio-temporal features for action recognition with independent subspace analysis. 2011 IEEE Conference on Computer Vision and Pattern Recognition (CVPR), 2011: 3361-3368.

[39] Han F, Yang X, Reardon C, et al. Simultaneous feature and body-part learning for real-time robot awareness of human behaviors. 2017 IEEE International Conference on Robotics and Automation (ICRA), 2017: 2621-2628.

[40] Sun X, Wei Y, Liang S. Cascaded hand pose regression. IEEE Conference on Computer

Vision and Pattern Recognition (CVPR), 2015: 824-832.

[41] Du Y, Wang W, Wang L. Hierarchical recurrent neural network for skeleton based Action recognition. IEEE Conference on Computer Vision and Pattern Recognition (CVPR). 2015: 1110-1118.

[42] 陈万军, 张二虎. 基于深度信息的人体动作识别研究综述. 西安理工大学学报, 2015, 3: 253-264.

[43] Ionescu C, Papava D, Olaru V, et al. Human3.6M: large scale datasets and predictive methods for 3D human sensing in natural environments. IEEE Transactions on Pattern Analysis and Machine Intelligence, 2014, 36(7): 1325-1339.

[44] Akhter I, Black M. Pose-conditioned joint angle limits for 3D human pose reconstruction. IEEE Conference on Computer Vision and Pattern Recognition (CVPR), 2015: 1446-1455.

[45] 宋倩. 相移条纹投影法的关键技术研究. 南京: 南京理工大学, 2014.

[46] Shotton J, Fitzgibbon A, Cook M, et al. Real-time human pose recognition in parts from single depth images. IEEE Conference on Computer Vision and Pattern Recognition (CVPR) , 2011: 1297-1304.

[47] Li W, Zhang Z, Liu Z. Action recognition based on a bag of 3D points. 2010 IEEE Computer Society Conference on Computer Vision and Pattern Recognition Workshops (CVPR Workshops), 2010: 6pp.

[48] Fothergill S, Mentis H, Nowozin S, et al. Instructing people for training gestural interactive systems. Proceedings of the SIGCHI Conference on Human Factors in Computing Systems, 2012:1737-1746.

[49] Sung J, Ponce C, Selman B, et al. Unstructured human activity detection from RGBD images. IEEE International Conference on Robotics and Automation (ICRA), 2012:842-849.

[50] Koppula H S, Saxena A. Learning spatio-temporal structure from RGB-D videos for human activity detection and anticipation. PMLR, 2013, 28(3): 792-800.

[51] Xia L, Chen C C, Aggarwal J K. View invariant human action recognition using histograms of 3D joints. 2012 IEEE Computer Society Conference on Computer Vision and Pattern Recognition Workshops (CVPRW), 2012: 20-27.

[52] Seidenari L, Varano V, Berretti S, et al. Recognizing actions from depth cameras as weakly aligned multi-part bag-of-poses. 2013 IEEE Conference on Computer Vision and Pattern Recognition Workshops (CVPRW), 2013: 479-485.

[53] Hu J F, Zheng W S, Lai J, et al. Jointly Learning Heterogeneous Features for RGB-D Activity Recognition. IEEE Transactions on Pattern Analysis and Machine Intelligence, 2017, 39(11):2186-2200.

[54] Gasparrini S, Cippitelli E, Gambi S S E. A Depth-based fall detection system using a Kinect® sensor. Sensors, 2014, 14(2): 2756-2775.

[55] Cippitelli E, Gasparrini S, Gambi E, et al. Time synchronization and data fusion for RGB-depth cameras and inertial sensors in AAL applications. IEEE International

Conference on Communications (ICC), 2015: 265-270.

[56] Cippitelli E, Gasparrini S, Santis A D E, et al. Comparison of RGB-D mapping solutions for application to food intake monitoring. 5th Italian Forum on Ambient Assisted Living (ForItAAL), 2015, 295-305.

[57] Holt B, Ong E, Cooper H, et al. Putting the pieces together: connected poselets for human pose estimation. 2011 IEEE International Conference on Computer Vision Workshops (ICCV Workshops), 2011: 1196-1201.

[58] Yang X, Tian Y. EigenJoints-based action recognition using naïve-Bayes-nearest-neighbor. 2012 IEEE Computer Society Conference on Computer Vision and Pattern Recognition Workshops (CVPRW), 2012: 14-19.

[59] Ellis C, Masood S Z, Sukthankar R. Exploring the trade-off between accuracy and observational latency in action recognition. International Journal of Computer Vision, 2013, 101(3): 420-436.

[60] Rahmani H, Mahmood A, Mian A S. Real time action recognition using histograms of depth gradients and random decision forests. IEEE Winter Conference on Applications of Computer Vision (WACV), 2014: 626-633.

[61] Gu Y, Do H, Ouyang, et al. Human gesture recognition through a Kinect sensor. 2012 IEEE International Conference on Robotics and Biomimetics (ROBIO), 2012: 1379-1384.

[62] Boubou S, Suzuki E. Classifying actions based on histogram of oriented velocity vectors. Journal of Intelligent Information Systems, 2015, 44(1): 49-65.

[63] Hussein M E, Torki M, Mohammad A, et al. Human action recognition using a temporal hierarchy of covariance descriptors on 3D joint locations. Proceedings of the Twenty-Third International Joint Conference on Artificial Intelligence, 2013: 2566-2472.

[64] Wei P, Zheng N, Zhao Y, et al. Concurrent action detection with structural prediction. IEEE International Conference on Computer Vision (ICCV), 2013: 3136-3143.

[65] Yu G, Liu Z, Yuan J. Discriminative orderlet mining for real-time recognition of human-object interaction. 12th Asian Conference on Computer Vision (ACCV), 2014: 50-65.

[66] Gong D, Medioni G, Zhao X. Structured time series analysis for human action segmentation and recognition. IEEE Transactions on Pattern Analysis and Machine Intelligence, 2014, 36(7): 1414-1427.

[67] Wang C, Wang Y, Yuille A L. An Approach to pose-based action recognition. 26th IEEE Conference on Computer Vision and Pattern Recognition (CVPR), 2013: 915-922.

[68] Zhao X, Li X, Pang C, et al. Online human gesture recognition from motion data streams. Proceedings of the 21st ACM International Conference on Multimedia, 2013: 23-32.

[69] Zhang H, Parker L E. Bio-inspired predictive orientation decomposition of skeleton trajectories for real-time human activity prediction. 2015 IEEE International Conference on Robotics and Automation (ICRA), 2015: 3053-3060.

[70] Vemulapalli R, Arrate F, Chellappa R. Human action recognition by representing 3D

skeletons as points in a Lie group. 27th IEEE Conference on Computer Vision and Pattern Recognition (CVPR), 2014: 588-595.

[71] Slama R, Wannous H, Daoudi M, et al. Accurate 3D action recognition using learning on the Grassmann manifold. Pattern Recognition, 2015, 48(2): 556-567.

[72] Azary S, Savakis A E. Grassmannian sparse representations and motion depth surfaces for 3D action recognition. 26th IEEE Conference on Computer Vision and Pattern Recognition (CVPR), 2013: 492-499.

第 5 章　几何代数基础

5.1　几 何 代 数

几何代数 (Geometric Algebra, GA) 又称克利福德代数 (Clifford Algebra), 是 W. K. Clifford 于 1878 年结合了 H. Grassmann (格拉斯曼) 的外代数 (Exterior Algebra, 又称 Grassmann Algebra) 和 W. R. Hamilton (哈密顿) 的四元数代数 (Quaternion Algebra, 又称 Hamilton Algebras) 所构建的一种对复数、四元数和外代数进行推广的在几何和物理等领域有很广泛应用的数学学科. 几何代数将几何和代数结合到一起, 将几何对象及其可行的运算/操作结合到一个代数中, 其代数公式具有简洁、紧凑、坐标自由和维度扩展性好的特性, 因而几何代数具有很好的几何直观性, 在处理含有几何属性的学科领域 (例如计算机图形学、机器人学、刚体动力学等) 可以提供新的思路及方法. 几何代数理论基础中最重要的运算是 W. K. Clifford 提出的几何积 (Geometry Product), 几何积融合了欧几里得空间具有运算对称性的内积 (Inner Product) 运算与外代数中具有运算反对称性的外积 (Outer Product, 又称 Exterior Product) 运算, 其能够将四元数、向量代数、复数 (包含实数)、外代数等数学体系包含起来以统一的数学语言进行描述. 几何与代数的紧密融合使得我们能以简单直观的几何方式来描述和处理多维空间中的几何问题, 强大的几何代数这一数学语言在基础理论研究、计算机图形学、计算机视觉、机器学习、深度学习、机器人、刚体动力学及反向动力学等诸多领域有广泛应用. 下面将从外积、内积及几何积等开始介绍几何代数的基本理论[1-4], 同时介绍逆运算和倒运算等常用的运算, 最后着重介绍几何代数对几何对象的反射与旋转的描述.

5.2　外　　积

外积是几何积中重要的组成部分, 又称为楔积 (Wedge Product), 外积在数学领域的数学记号通常记为 $\wedge$. 记 n 维实数空间 $\mathbf{R}^n$ 里的几何代数空间为 $\mathcal{G}_n$, n 维实数空间 $\mathbf{R}^n$ 里的欧几里得空间为 $\mathbf{E}^n$. 令 $a, b, c \in \mathbf{E}^n$, 则向量 a 和 b 的外积是 a 和 b 在空间中张成的有方向、边界、大小的平面区域, 记为 $a \wedge b$, 且平面区域的大小为

$$|a \wedge b| = \|a\| \|b\| \sin \theta \tag{5-1}$$

式 (5-1) 表示所张成的平面区域的面积, 其中 θ 为向量 a 和 b 之间的夹角. 外积有如下的数学运算特性:

$$a \wedge b = -b \wedge a \tag{5-2}$$

$$(a \wedge b) \wedge c = a \wedge (b \wedge c) \tag{5-3}$$

$$a \wedge (b + c) = a \wedge b + a \wedge c \tag{5-4}$$

$$(\lambda a) \wedge b = \lambda(a \wedge b) \tag{5-5}$$

$$\lambda(a \wedge b) = (a \wedge b)\lambda \tag{5-6}$$

其中式 (5-2)、(5-3)、(5-4) 分别描述的是外积的反对称性、结合律及分配律, 式 (5-5)、(5-6) 中的 $\lambda \in \mathbf{R}$, 表示外积具有线性缩放性质. 特殊地, 如果两个向量 a, b 平行或线性相关, 即 $a \parallel b$, 则向量 a, b 对应的外积为

$$a \wedge b = 0 \tag{5-7}$$

同理, 则有 $a \wedge a = 0$, 几何上, 这是非常合理的, 因为向量 a 不会和自身张成平面元素, 可以将其视为系数是零的平面元素. 更进一步地, 令 $\{a_1, a_2, \cdots, a_k\} \in \mathbf{E}^n, k \leqslant n$ 是一组线性独立的向量, 若

$$(a_1 \wedge a_2 \wedge \cdots \wedge a_k) \wedge b = 0 \tag{5-8}$$

当且仅当 b 与 $\{a_1, a_2, \cdots, a_k\}$ 线性相关时式 (5-8) 成立.

外积具有从向量中产生子空间的建设性作用, 在几何代数空间 $\mathcal{G}_n$ 中, 外积运算可使用线性无关的向量来生成几何代数空间中的几何实体, 如二重向量 (Bi-vector)/2 片积 (2-blade)、三重向量 (Tri-vector)/3 片积 (3-blade), $\cdots$, k 重向量 (k-vector)/k 片积 (k-blade) 及 n 重向量 (n-vector)/n 片积 (n-blade). 具体地, 两个线性无关的向量经过外积运算可得到一个二重向量; 三个线性无关的向量经过外积运算可得到一个三重向量; 以此类推, n 个线性无关的向量经过外积运算可得到一个 n 重向量. 也就是说, 在几何代数空间中, 除了标量和向量外, 还有二重向量、三重向量等更一般的几何对象, 并且这些对象都具有很好的几何解释, 图 5-1 是标量和向量以及二重向量、三重向量的示意图. 一个标量就是在空间内的一个点; 一个向量则是一条有长度和方向的线段; 而二重向量则被看作是具有面积和方向的平面量, 如图 5-1(c) 所示, 可以将二重向量看作是一个向量 u 沿着另一个向量 ν 的延伸, 其方向为沿着 u 和 v 弧线, 面积大小为向量 u 和 v 所形成的平行四边形的面积; 类似于二重向量, 三重向量则是空间内具有体积和方向的有向体积元, 三重向量则可看作是一个平面量沿着另一个向量的延伸.

几何代数空间中标量与标量之间、向量与向量之间、二重向量与二重向量之间等同级的几何实体之间的算术运算与我们所熟知的欧几里得空间类似. 对于标

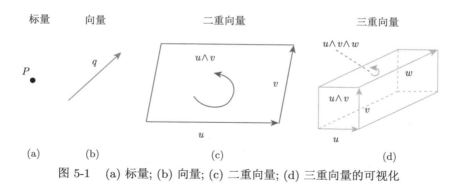

图 5-1   (a) 标量; (b) 向量; (c) 二重向量; (d) 三重向量的可视化

量来说, 几何代数中的标量与实数中的标量是相似的, 标量之间的算术运算遵循熟悉的加法、减法、乘法等的运算法则, 标量的加法和乘法都满足交换律和结合律. 向量之间也可以相加, 并且可以通过常规方式乘以标量, 向量的加法也是满足结合律和交换律的. 图 5-2 是向量与向量之间、二重向量与二重向量之间的加法操作示意图.

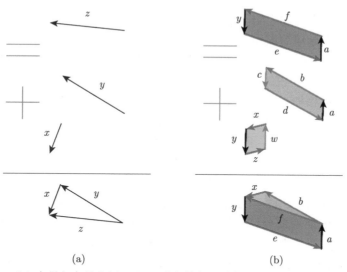

图 5-2   (a) 向量与向量之间; (b) 二重向量与二重向量之间的加法操作示意图

图 5-2(a) 是几何代数空间的向量之间的加法操作示意图, 这与我们所熟知的欧氏空间里的向量加法操作一样, 将待进行加法操作的向量 y 的箭头与向量 x 的箭尾相接得到的和向量是以向量 x 的箭头为箭头, 向量 y 的箭尾为箭尾的向量; 图 5-2(b) 是两个二重向量之间的加法, 类似于向量之间的加法, 向量 b, x 的和向量构成了和二重向量中的向量 f, 向量 z, d 的和向量构成了和二重向量中的向量

e, 而向量 c,w 由于大小相等、方向相反被相互抵消, 剩余的向量 y,a 则保持不变成为和二重向量的垂直边. 为了更好地理解二重向量的加法操作, 设想一个陀螺进动场景, 由向量 a,b,c,d 所围成的二重向量是系统的初始角动量, 而由向量 z,w,x,y 所围成的二重向量是扭矩 $\wedge$ 时间, 向量 a,f,y,e 所围成的二重向量是新的角动量, 即陀螺由于进动而具有新的方向.

几何代数空间中的所有几何实体都有一个级 (Grade) 数与之对应, 级的大小由参与进行外积运算的线性无关的向量个数来确定, 即 k 个线性无关的向量的外积将得到一个级数为 k 的片积, 因此, 几何代数也常被看作级代数. 由上可知, 标量的级为 0、向量的级为 1、二重向量的级为 2、三重向量的级为 3, 以此类推, $\mathcal{G}_n$ 空间的 n 重向量的级为 n, n 维几何代数空间内的级的范围在 $[0,n]$ 内. 令 $\{a_1,a_2,\cdots,a_k\} \in \mathbf{E}^n, k \leqslant n$ 其中 a_i 与 a_j 两两正交且 $i \neq j$, 则级数为 k 的 k 重向量可以表示为

$$A_{\langle k \rangle} = a_1 \wedge a_2 \wedge \cdots \wedge a_k = \bigwedge_{i=1}^{k} a_i \tag{5-9}$$

$A_{\langle k \rangle}$ 通过 k 个线性无关向量的外积运算来形成, 可以视其为在 $\{a_1,a_2,\cdots,a_k\}$ 上的 k 维子空间, 这样构成的子空间也称为齐次 (Homogeneous) 空间, 可以将外积看作是一个能提升级的操作.

另外, 与欧氏空间不同的是, 几何代数空间中的各种几何实体除了级数相等的元素之间可以进行相加操作外, 不同级的几何实体之间的加法也可以进行, 如向量与二重向量相加、二重向量与三重向量相加等. 这种不同级几何实体之间的线性组合产生了几何代数空间最通用的多重向量 (Multi-vector/clif). 例如考虑一个多重向量 M 由标量 s、向量 V 和二重向量 B 相加组合构成, 则多重向量 M 可以表示为

$$M = s + V + B \tag{5-10}$$

在复数中, 可以使用 $\mathfrak{R}()$ 和 $\mathfrak{I}()$ 分别提取出复数的实部与虚部, 类似于一个复数可分为实部与虚部两部分, 一个多重向量 M 可以看作是由各种不同级的几何元素构成的. 在几何代数中, 对于一个多重向量 M 可使用运算符 $\langle M \rangle_N$ 提取出其级数为 N 的组成部分, 例如, 式 (5-10) 中多重向量 M 的级为 0 的标量部分 s 可以使用 $\langle M \rangle_0$ 来表示, 级为 1 的向量部分 V 则可以表示为 $\langle M \rangle_1$, 同理使用 $\langle M \rangle_2$ 表示级为 2 的组成部分.

5.3　内　　积

内积是几何积的运算对称性部分, 也常被称为点积 (Dot Product) 或数量积 (Scalar Product), 内积在数学领域的记号通常为 ·. 内积接受 $\mathbf{R}^n$ 空间里的两个向

量并产生一个标量. 令 $a, b \in \mathbf{R}^n$, 其中 $a = (x_1, x_2, \cdots, x_n)$, $b = (y_1, y_2, \cdots, y_n)$, 则对于向量 a, b 的内积而言, 其可被定义为

$$a \cdot b = x_1 y_1 + x_2 y_2 + \cdots + x_n y_n = \sum_{i=1}^{n} x_i y_i = \|a\| \|b\| \cos\theta \tag{5-11}$$

即两个向量的内积的结果为一个标量, 这可以称为内积的 "度量" 属性. 然而, 内积对于处于几何代数空间的元素也具有一些纯代数性质. 令 $a, b, c \in \mathbf{R}^n$, 二重向量 $b \wedge c \in \mathcal{G}_n$, 则向量 a 与二重向量 $b \wedge c$ 的内积为

$$a \cdot (b \wedge c) = (a \cdot b) c - (a \cdot c) b \tag{5-12}$$

由式 (5-11) 可知, 在式 (5-12) 中的 $a \cdot b$ 和 $a \cdot c$ 为标量, 因此向量 a 与二重向量 $b \wedge c$ 的内积结果是一个向量. 需要注意的是, 两个向量的内积的运算结果为标量, 故其运算是对称的, 但向量与二重向量之间的内积的结果非标量, 故不具有对称性而具有反对称性, 即

$$(b \wedge c) \cdot a = -a \cdot (b \wedge c) = (a \cdot c) b - (a \cdot b) c \tag{5-13}$$

设想有 $\mathcal{G}_n$ 空间里相互正交单位向量 x, y, z, 由式 (5-13) 可推导出下列结论:

$$(x \wedge y) \cdot z = (z \cdot y) x - (z \cdot x) y = 0x - 0y = 0 \tag{5-14}$$

$$(x \wedge y) \cdot x = (x \cdot y) x - (x \cdot x) y = 0x - 1y = -y \tag{5-15}$$

$$(x \wedge y) \cdot y = (y \cdot y) x - (y \cdot x) y = 1x - 0y = x \tag{5-16}$$

可以认为 $(b \wedge c) \cdot a$ 是作用于向量 a 的算子, 它部分是投影算子、部分是旋转算子、部分是比例因子, 即向量 a 垂直于 $b \wedge c$ 平面向量的部分被丢弃, 而平行于 $b \wedge c$ 平面向量的部分被旋转 90°, 得到的结果向量是向量 a 被大小为 $b \wedge c$ 平面向量大小的因子缩放. 值得注意的是, 内积与外积之间的混合运算并不满足结合律, 即

$$(b \wedge c) \cdot a \neq b \wedge (c \cdot a) \tag{5-17}$$

此外, 外积不会在内积上进行分配, 反之亦然, 即

$$(b \wedge c) \cdot a \neq (b \cdot a) \wedge (c \cdot a) \tag{5-18}$$

$$b \wedge (c \cdot a) \neq (b \wedge c) \cdot (c \wedge a) \tag{5-19}$$

更进一步地, 由式 (5-12), 向量 x 与片积 $A_{\langle k\rangle}$ 的内积为

$$x \cdot A_{\langle k\rangle} = x \cdot (a_1 \wedge a_2 \wedge a_3 \wedge \cdots \wedge a_k)$$

$$= (x \cdot a_1)(a_2 \wedge a_3 \wedge a_4 \wedge \cdots \wedge a_k)$$

$$- (x \cdot a_2)(a_1 \wedge a_3 \wedge a_4 \wedge \cdots \wedge a_k)$$

$$+ (x \cdot a_3)(a_1 \wedge a_2 \wedge a_4 \wedge \cdots \wedge a_k)$$

$$- \cdots$$

$$+ (x \cdot a_k)(a_1 \wedge a_2 \wedge a_3 \wedge \cdots \wedge a_{k-1})$$

$$= \sum_{i=1}^{k} (-1)^{i+1}(x \cdot a_i)(A_{\langle k\rangle} \backslash a_i) \tag{5-20}$$

其中 $k \geqslant 1$, $A_{\langle k\rangle} \backslash a_i$ 表示构成片积 $A_{\langle k\rangle}$ 的 k 个正交的向量组 $\{a_1, a_2, \cdots, a_k\} \in \mathbf{E}^n$ 中不包含 a_i 的剩余正交向量进行外积运算所构成的片积, 由此可知, 向量与 k 重向量的内积的结果是一个 $k-1$ 重向量/片积. 内积运算的另一个重要的性质是

$$(a \wedge b) \cdot A_{\langle k\rangle} = a \cdot \left(b \cdot A_{\langle k\rangle}\right), \quad k \geqslant 2 \tag{5-21}$$

更一般地, 令 $A_{\langle k\rangle}, B_{\langle l\rangle} \in \mathcal{G}_n, 0 \leqslant k \leqslant l \leqslant n$, 则片积 $A_{\langle k\rangle}$ 与 $B_{\langle l\rangle}$ 的内积为

$$A_{\langle k\rangle} \cdot B_{\langle l\rangle} = a_1 \cdot (a_2 \cdot (\cdots \cdot (a_k \cdot B_{\langle l\rangle}))) \tag{5-22}$$

由式 (5-22) 可以看出, 片积 $A_{\langle k\rangle}, B_{\langle l\rangle}$ 的内积的结果是一个 $l-k$ 片积. 即经过内积运算后, 结果片积的级数减小, 与外积运算提升级的作用相反, 可以将内积视为一个能够降级的操作, 例如两个级为 1 的向量进行内积操作结果为一个级为 0 的标量; 级为 1 的向量与级为 2 的二重向量的内积结果为一个级为 1 的向量. 多重向量之间的内积运算也是类似的, 设两个多重向量 $M_1, M_2 \in \mathcal{G}_n$, 且有 $\langle M_1 \rangle_p = P$, $\langle M_2 \rangle_q = Q$, 则 P, Q 之间的内积结果的级为 $|p - q|$.

5.4　几　何　积

几何积将具有运算对称性的内积和具有运算反对称性的外积结合起来, 可以用来对几何代数空间的任意级的几何实体及其线性组合得到的多重向量进行乘法操作. 几何代数空间中的任意元素 A 和 B 的几何乘积用 AB 表示, 只是简单地并置两个被乘数, 而没有使用任何运算符号. 几何积是可逆的, 它允许我们操纵和

求解关于几何量的方程, 它们几乎就像常规的算术表达式一样. 令 $u, v \in \mathcal{G}_n$ 是两个向量, 则向量的几何积可以表示为

$$uv = u \cdot v + u \wedge v \tag{5-23}$$

这两个向量的几何积产生了一个多重向量, 它由一个标量部分 $u \cdot v$ 和一个级为 2 的片积部分组成, 因为不同级的部分不能混合使用, 但它们可以单独被提取出, 这使得几何积可逆. 由于其中的外积运算部分具有反对称性, 因此有

$$vu = v \cdot u + v \wedge u = u \cdot v - u \wedge v \tag{5-24}$$

由式 (5-23) 和式 (5-24) 可以推导出

$$u \cdot v = (uv + vu)/2 \tag{5-25}$$

$$u \wedge v = (uv - vu)/2 \tag{5-26}$$

由式 (5-25) 和式 (5-26) 可知, 向量的内积和外积都可以使用向量的几何积来表示. 此外, 几何积还具有如下的性质:

$$ABC = (AB)\,C = A(BC) \tag{5-27}$$

$$A\,(B+C) = AB + AC \tag{5-28}$$

上式中的 $A, B, C \in \mathcal{G}_n$ 是几何代数空间里的任意多重向量. 即几何积的运算满足结合律和分配律, 通常不满足交换律, 满足交换律的一个特例是与标量有关的乘积. 具体地, 一个标量与另一个标量的乘积是很直观的, 类似于两个实数相乘, 它满足交换律; 一个向量与标量相乘也很直接, 它类似于向量代数, 结果是向量的方向不变, 长度可能会发生改变, 也满足乘法的交换律, 即 $sV = Vs$; 同理, 对于任意的多重向量 M 都有 $sM = Ms$, 这一特性是因为几何积的内积和外积这两部分都满足线性性质, 故几何积也具有线性的性质.

对于相互平行的向量和相互垂直的向量, 几何积也有一些有趣的性质. 在向量代数中, 如果向量 Q 等于向量 P 或者等于向量 P 乘以任何非零标量, 则说 P 和 Q 是平行的, 并将其表示为 $P \| Q$, 令相互平行的向量 $P, Q \in \mathcal{G}_n$, 根据式 (5-7) 和式 (5-23) 可以推导出两个向量的几何积为

$$PQ = QP = P \cdot Q \tag{5-29}$$

由于两个平行向量的内积结果为一个标量, 这一性质可以用来检测两个向量是否是平行的关系, 即若两个向量的几何积的结果为一个标量, 则意味着这两个向量

之间是共线的关系; 在向量代数中, 如果向量 P, Q 的内积 $P \cdot Q = 0$, 则说向量P 和向量 Q 正交或相互垂直, 并可以表示为 $P \perp Q$. 对于正交的两个向量 $P, Q \in \mathcal{G}_n$, 则其几何积可以表示成

$$PQ = -QP = P \wedge Q \tag{5-30}$$

即相互正交的两个向量之间的几何积只有外积部分, 其内积为 0. 从另一个角度来看, 若两个向量不是严格垂直或平行, 则几何积的结果将含有式 (5-23) 中的两个部分. 设想有两个非平行且非正交的向量 P, Q, 将向量 P 分解为垂直于向量 Q 及平行于向量 Q 的两个部分, 分别记为 $P_Q^{\perp}$, $P_Q^{\parallel}$, 则有

$$
\begin{aligned}
P_Q^{\parallel} &= Q \cdot (P \cdot Q)/(Q \cdot Q) \\
&= (P \cdot Q) Q^{-1} \\
&= \operatorname{proj}(P, Q)
\end{aligned}
\tag{5-31}
$$

其中 $\operatorname{proj}(P, Q)$ 表示 P 在 Q 上的射影, 即平行分量, 从而其正交分量可表示为

$$P_Q^{\perp} = P - P_Q^{\parallel} = \operatorname{rej}(P, Q) \tag{5-32}$$

其中 $\operatorname{rej}(P, Q)$ 代表 P 在 Q 上的斥量, 即正交分量, 此时向量 P, Q 的几何积可以进一步表示成

$$PQ = \left(P_Q^{\parallel} + P_Q^{\perp}\right) Q = P_Q^{\parallel}Q + P_Q^{\perp}Q = P_Q^{\parallel} \cdot Q + P_Q^{\perp} \wedge Q \tag{5-33}$$

从式 (5-33) 可以看出, 两个一般关系的向量 P, Q 的几何积 PQ 的标量部分由向量 P 相对 Q 的平行分量与 Q 的内积来确定, 二重向量部分由向量 P 相对 Q 的正交分量与 Q 的外积来确定. 由式 (5-29)、(5-30)、(5-33), 有以下推论

$$P_Q^{\parallel} \cdot Q = P \cdot Q, \quad P_Q^{\perp} \wedge Q = 0, \quad \text{当 } P \parallel Q \tag{5-34}$$

$$P_Q^{\parallel} \cdot Q = 0, \quad P_Q^{\perp} \wedge Q = P \wedge Q, \quad \text{当 } P \perp Q \tag{5-35}$$

类似于欧几里得空间存在空间中的一组单位正交基, 欧氏空间里的任何元素都可以用这组正交基表示. 在几何代数空间也存在一组基底, 几何代数空间里的任何几何实体及其线性组合而成的多重向量都可用这组基底来表示. 记 n 维几何代数空间基底为 $\{e_1, e_2, \cdots, e_n\} \in \mathbf{R}^n$, 基底之间相互正交, 且有如下的性质:

$$e_1^2 = e_2^2 = \cdots = e_n^2 = -1 \tag{5-36}$$

$$e_i \cdot e_j = 0, \quad i \neq j \text{ 且 } i, j \in [1, n] \tag{5-37}$$

$$e_i e_j = e_i \wedge e_j = e_{ij}, \quad i \neq j \text{ 且 } ij \in [1, n] \tag{5-38}$$

$$e_i e_j = -e_j e_i = -e_{ij}, \quad i \neq j \text{ 且 } ij \in [1, n] \tag{5-39}$$

则 n 维几何代数空间 $\mathcal{G}_n$ 中最一般的元素多重向量 M 可以使用 1 个标量、n 个基向量、$n(n-1)/2$ 个基二重向量、$\cdots$、1 个基 n 重向量的线性组合构成. 式 (5-40) 是多重向量 M 在 n 维几何代数空间 $\mathcal{G}_n$ 中的具体定义

$$M = a_0^0 + \sum_{i=1}^{\mathrm{C}_n^1} a_i^1 e_i + \sum_{m=1, i \neq j}^{\mathrm{C}_n^2} a_m^2 e_{ij} + \cdots + a_I^n e_{12\cdots n} \tag{5-40}$$

上式中的 $a_0^0, a_i^1, a_m^2, \cdots, a_I^n \in \mathbf{R}$, C_n^i 是从 n 个不同元素中取出 i 个元素的一个组合. 描述多重向量所需的基本组件的数量取决于所涉及的空间的维数. n 维几何代数空间 $\mathcal{G}_n$ 中用于表示一个多重向量所需的基本组件的总数目为

$$\sum_{k=0}^{n} \mathrm{C}_n^k = 2^n \tag{5-41}$$

例如维度 $n = [1, 2, 3, 4]$ 的几何代数空间的组件详细组成见表 5-1.

表 5-1 几何代数空间的基本组件对照表

组件	$\mathcal{G}_n$	组件数目
1s 1v	$\mathcal{G}_1$	2^1
1s 2v 1b	$\mathcal{G}_2$	2^2
1s 3v 3b 1t	$\mathcal{G}_3$	2^3
1s 4v 6b 4t 1q	$\mathcal{G}_4$	2^4

注: 其中 s 表示标量, v 表示向量, b 表示二重向量, t 表示三重向量, q 表示四重向量.

以一个四维几何代数空间 $\mathcal{G}_4$ 为例, 其基底为 $\{e_1, e_2, e_3, e_4\}$, 则其对应的基本组件如下

$$\{1;$$

$$e_1, e_2, e_3, e_4;$$

$$e_{12}, e_{13}, e_{14}, e_{23}, e_{24}, e_{34};$$

$$e_{123}, e_{124}, e_{134}, e_{234};$$

$$e_{1234}\} \tag{5-42}$$

在 $\mathcal{G}_4$ 中, 任意的元素都可以表示成由式 (5-42) 所示的 16 个基本元素的线性组合, 根据式 (5-40), 多重向量可以表示成

$$M = a_0^0 + \sum_{i=1}^{\mathrm{C}_4^1} a_i^1 e_i + \sum_{m=1}^{\mathrm{C}_4^2} a_m^2 e_{ij} + \sum_{q=1}^{\mathrm{C}_4^3} a_q^3 e_{ijk} + a_I^4 e_{1234}$$

$$= a_0^0$$

$$+ a_1^1 e_1 + a_2^1 e_2 + a_3^1 e_3 + a_4^1 e_4$$

$$+ a_1^2 e_{12} + a_2^2 e_{13} + a_3^2 e_{14} + a_4^2 e_{23} + a_5^2 e_{24} + a_6^2 e_{34}$$

$$+ a_1^3 e_{123} + a_2^3 e_{124} + a_3^3 e_{134} + a_4^3 e_{234}$$

$$+ a_1^4 e_{1234} \tag{5-43}$$

通常, 如果将级为 r 的对象乘以级为 s 的对象, 则两个对象几何积的结果可能包含从 $|r-s|$ 到 $|r+s|$ 的所有级的项. 考虑一个四维几何代数空间 $\mathcal{G}_4$, 其基底为 $\{e_1, e_2, e_3, e_4\}$, 令 $A = e_1 \wedge e_2$, $B = (e_2 + e_3) \wedge (e_4 + e_1)$, 运用几何积的结合律、分配律及线性可加性, 则两个级为 2 的二重向量 A, B 的几何积为

$$AB = (e_1 \wedge e_2)\left((e_2 + e_3) \wedge (e_4 + e_1)\right) = 1 + e_1 e_4 + e_2 e_3 + e_1 e_2 e_3 e_4 \tag{5-44}$$

可以将结果分为不同级的组合, 有

$$A \cdot B = \langle AB \rangle_0 = 1 \tag{5-45}$$

$$\langle AB \rangle_2 = e_1 e_4 + e_2 e_3 \tag{5-46}$$

$$A \wedge B = \langle AB \rangle_4 = e_1 e_2 e_3 e_4 \tag{5-47}$$

两个级为 2 的二重向量 A, B 的几何积中级最低的部分是两者的内积 $A \cdot B$, 为标量 1, 级为 0; 级最高的部分是两者的外积 $A \wedge B$, 级为 4; 另外, 还包含级为 2 的部分, 但没有级为 1 和 3 的部分, 可以看作其对应的系数为 0.

5.5   逆运算和倒运算

在几何代数中, 多重向量的逆元素可以按照以下方式来得到, 首先将多重向量表示为各个级的和的形式, 随后将在多重向量中每个项内的级的组成元素颠倒顺序. 式 (5-48) 是其一般性的定义

$$C^{\sim} = \sum_{i=1}^{k} (-1)^{i(i-1)/2} \langle C \rangle_i \tag{5-48}$$

通常使用符号 $C^{\sim}$ 来表示多重向量 C 的逆. 例如多重向量 $E + N \wedge M + P \wedge Q \wedge R$ 的逆为 $E - M \wedge N + R \wedge Q \wedge P$. 逆运算对于单个标量或向量没有影响, 但对于二重向量和更高级别的对象来说很重要, 逆在旋转描述中起着重要作用, 可以将逆看作复数里的共轭概念的推广.

一般而言, 任何多重向量 C 的模是通过对 C 的逆与 C 的乘积取其标量部分得到的, 即

$$\|C\|^2 = \langle C^\sim C \rangle_0 \tag{5-49}$$

例如, $C = a + be_1 + ce_2 + de_1e_2$, 对应的逆为 $C^\sim = a + be_1 + ce_2 - de_2e_1$, 则其模 $\mathrm{grom}\,(C) = a^2 + b^2 + c^2 + d^2$.

多重向量 C 的倒运算 (除法运算) 得到的对象为

$$C^{-1} = \frac{C^\sim}{\|C\|^2} \tag{5-50}$$

此外, 多重向量 C 与其对应的倒元素 C^{-1} 之间满足 $CC^{-1} = C^{-1}C = 1$.

5.6 叉 积

在欧几里得空间, 叉积只在三维空间存在, 且只能应用于三维空间的向量上, 在数学领域, 使用符号 $\times$ 来表示这种运算. 在几何代数空间, 也存在叉积运算, 同理也只适用于向量之间. 令三维空间基底为 $\{e_1, e_2, e_3\}$, 取伪标量为 $I = e_1e_2e_3$, 则空间中的向量 A, B 的叉积可表示为

$$A \times B = (A \wedge B)^* \tag{5-51}$$

其中 $(\cdot)^*$ 代表多重向量的对偶体 (多重向量的级与其对偶体的级的和为所研究的几何代数空间的维度). 且有

$$|A \times B| = |A \wedge B| = \|A\|\,\|B\|\sin\theta \tag{5-52}$$

值得一提的是, 在几何代数中叉积可使用外积进行替代, 如对于旋转来说, 只需将 "旋转轴" 的概念替换为 "旋转平面" 即可, 例如, 物体不是围绕 Z 轴旋转, 而是考虑在 XY 平面上旋转.

5.7 反射和旋转

5.7.1 反射

前几节介绍了几何代数一些基本概念和基本操作, 比如内积、外积、几何积等, 这些操作都会改变运算对象的级, 比如, 内积可以降低级, 外积可以提升级、在几何代数里, 也存在不改变级的运算, 如反射和旋转等. 像这些不改变级的操作也被称为级保留 (Grade Preserving) 的操作.

令两个向量 $a, n \in \mathcal{G}_n$ 且 $\|n\| = 1$, 将向量 a 分解为 $a^\parallel, a^\perp$ 两个部分, 其中 $a^\parallel$ 表示向量 a 平行于向量 n 的部分, $a^\perp$ 表示向量 a 垂直于向量 n 的部分, 即 $a = a^\parallel + a^\perp$, 有反射操作

$$nan = (na)\, n$$
$$= (n \cdot a + n \wedge a)\, n$$
$$= (n \cdot a)\, n + (n \wedge a)\, n$$
$$= (n \cdot a)\, n + (n \wedge a) \cdot n + (n \wedge a) \wedge n \tag{5-53}$$

根据外积的反对称性, 式 (5-53) 中的 $(n \wedge a) \wedge n = -n \wedge n \wedge a = 0$, 在根据式 (5-13) 有

$$nan = (n \cdot a)\, n + (n \wedge a) \cdot n$$
$$= (n \cdot a)\, n + (a \cdot n)\, n - (n \cdot n)\, a$$
$$= 2\,(n \cdot a)\, n - a \tag{5-54}$$

由于 $a = a^{\parallel} + a^{\perp}$, 则 $n \cdot a = n\left(a^{\parallel} + a^{\perp}\right) = na^{\parallel}$, 且由于 $a^{\parallel}$ 是向量 a 平行于向量 n 的部分, 则有 $a^{\parallel} = \|a^{\parallel}\|\, n$, 式 (5-54) 中的 nan 可进一步化简为

$$nan = 2\,(n \cdot a)\, n - a$$
$$= 2\left(na^{\parallel}\right) n - a$$
$$= 2\,\|a^{\parallel}\|\, n - a$$
$$= 2a^{\parallel} - \left(a^{\parallel} + a^{\perp}\right)$$
$$= a^{\parallel} - a^{\perp} \tag{5-55}$$

也就是说, 与向量 n 垂直的分量取反, 而与向量 n 平行的分量保持不变, 在几何上, 这是向量 a 在通过原点且方向为 n 的单位向量上的反射. 图 5-3(a) 是向量 a 在通过原点且方向为 n 的单位向量上的反射的示意图.

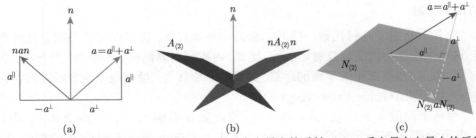

图 5-3   几何代数中反射操作示意图. (a) 向量在向量上的反射; (b) 二重向量在向量上的反射; (c) 向量在二重向量上的反射

反射操作不仅是可以应用于向量之间的反射, 还可以应用于任何片积之间, 例如向量相对于二重向量的反射、二重向量相对于向量的反射等. 考虑在三维几何代数空间, 令 $a_1, a_2 \in \mathcal{G}_3$, $A_{\langle 2 \rangle} = a_1 \wedge a_2$, 二重向量 $A_{\langle 2 \rangle}$ 在单位向量 n 上的反射可以通过计算 $nA_{\langle 2 \rangle}n = (na_1n) \wedge (na_2n)$ 得到, 也就是说, 两个向量的外积的反射是分别对这两个向量反射后进行外积的结果, 图 5-3(b) 是二重向量 $A_{\langle 2 \rangle}$ 在单位向量 n 上的反射的示意图; 同理, 向量 a 相对于二重向量 $N_{\langle 2 \rangle} \in \mathcal{G}_3$ 的反射通过计算 $N_{\langle 2 \rangle}aN_{\langle 2 \rangle} = a^{\parallel} - a^{\perp}$ 得到, 这里, $a^{\parallel}, a^{\perp}$ 分别是向量 a 平行于二重向量的部分和向量 a 垂直于二重向量的部分. 图 5-3(c) 是向量 a 相对于二重向量 $N_{\langle 2 \rangle}$ 的反射的示意图. 反射操作是几何代数中的一种基本操作, 通过组合许多不同的反射将获得所需的任何其他操作, 如旋转.

5.7.2 旋转

空间的几何旋转有旋转矩阵、欧拉角、四元数、旋转轴角等多种表征方式. 旋转操作是非常普遍的几何操作, 如计算机图形学中的几何物体的旋转等. 几何代数是一种很强大的数学语言, 旋转在几何代数中能以很直观的方式进行描述. 在几何代数中, 旋转操作可以通过两个连续的反射操作来实现. 令两个非平行的向量 $m, n \in \mathcal{G}_n$ 且 $\|m\| = \|n\| = 1$, 向量 m, n 之间的夹角为 θ, 则向量 a 依次在向量 n, m 上的反射等价于向量 a 在向量 n, m 的外积所构成的二重向量 $m \wedge n$ 上旋转 2θ 角度. 图 5-4 是三维空间中的向量 a 在向量 n, m 上的依次反射示意图.

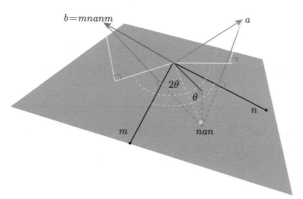

图 5-4 向量 a 在向量 n, m 上的依次反射示意图

在图 5-4 中, 向量 a 在向量 n 上反射得到向量 nan, 得到的向量再到向量 m 上进行反射操作可得到向量 $b = mnanm$, 其中向量 m, n 之间的夹角为 θ, 而向量 a, b 在向量 m, n 的外积构成的平面 $m \wedge n$ 上投影的夹角则为 2θ. 这一操作等价于向量 a 绕平面 $m \wedge n$ 的法线 (对偶体) 进行角度为 2θ 的旋转. 由此可知, 向量 a 在单位向量 n, m 的外积所构成的二重向量 $m \wedge n$ 上旋转 2θ 角度得到向量

$b = mnanm$, 再由 5.4 节介绍的向量的几何积及 5.5 节介绍的逆运算可知

$$mn = m \cdot n + m \wedge n \tag{5-56}$$

$$nm = n \cdot m + n \wedge m = n \cdot m - m \wedge n = n \cdot m + (m \wedge n)^{\sim} \tag{5-57}$$

而标量的逆为其本身, 则有

$$mn = (nm)^{\sim} \tag{5-58}$$

令式 (5-58) 中的 $R = mn$, 则

$$b = RaR^{\sim} \tag{5-59}$$

由于对向量 a 进行式 (5-59) 中的操作实质是进行了一次旋转操作, 故 R 也被称为旋转子 (Rotor), 且满足 $RR^{\sim} = 1$. 根据式 (5-1) 及外积的几何意义, 旋转子 R 可以进一步表示为

$$R = mn = m \cdot n + m \wedge n = \cos\theta + \sin\theta U_{\langle 2 \rangle} \tag{5-60}$$

式 (5-60) 中的 θ 为向量 m, n 之间的夹角, $U_{\langle 2 \rangle}$ 则是归一化的平面向量 $m \wedge n$, 即

$$U_{\langle 2 \rangle} = \frac{m \wedge n}{\|m \wedge n\|} \tag{5-61}$$

且根据式 (5-1), (5-11), (5-22), 可得

$$U_{\langle 2 \rangle} \cdot U_{\langle 2 \rangle} = \frac{m \wedge n}{\|m \wedge n\|} \cdot \frac{m \wedge n}{\|m \wedge n\|} = \frac{(m \cdot n)^2 - m^2}{\|m \wedge n\|^2} = \frac{\cos\theta^2 - 1}{\sin\theta^2} = -1 \tag{5-62}$$

由式 (5-62) 可知, $U_{\langle 2 \rangle}$ 的平方为 -1. 而在复数中, 有 $\mathrm{i}^2 = -1$, 类似于复数里的极坐标表示法可以转换为欧拉指数形式, 进一步将 R 表示为

$$R = \mathrm{e}^{\theta U_{\langle 2 \rangle}} \tag{5-63}$$

R 实际表示的含义是在平面 $U_{\langle 2 \rangle}$ 上顺时针将几何对象旋转 2θ 角度, 也即旋转轴为平面 $U_{\langle 2 \rangle}$ 的对偶体 $U_{\langle 2 \rangle}^*$. 相对地, 若要表示在平面 $U_{\langle 2 \rangle}$ 上逆时针旋转角度 θ, 则可以表示成

$$R = \mathrm{e}^{-\frac{\theta}{2} U_{\langle 2 \rangle}} \tag{5-64}$$

这种表示方法具有很好的几何直观性, 在旋转子中既包含了旋转的角度又包含了旋转的轴或相应的旋转平面及旋转的方向.

　　与反射类似, 旋转子可以表示任何维度空间中的对象的旋转, 且旋转子也可以旋转任何片积, 也就是说, 使用相同的旋转子, 可以对向量进行旋转, 也可以对二重向量等有更高的级的片积进行旋转. 一般来说, 对一个级为 k 的片积 $A_{\langle k \rangle} = \bigwedge_{i=1}^{k} a_i$ 及旋转子 R, 对片积 $A_{\langle k \rangle}$ 进行 R 所表示的旋转, 则有

$$RA_{\langle k \rangle}R^{\sim} = (Ra_1R^{\sim}) \wedge (Ra_2R^{\sim}) \wedge \cdots \wedge (Ra_kR^{\sim}) \tag{5-65}$$

其中, $R^{\sim}$ 为 R 的逆, 即多个向量外积的旋转与多个向量旋转后再进行外积意义相同.

在三维空间中, 有旋转矩阵、欧拉角、旋转轴角、四元数等多种描述三维空间物体的旋转的方法, 如欧拉角方法将物体的旋转使用物体在三个相互正交的坐标轴上的旋转角度来代表, 这种方式具有很好的解释性, 但其有一个叫万向节锁 (Gimbal Lock) 的问题, 当遇到万向节锁的问题后, 物体的三维旋转将失去一个自由度; 旋转矩阵也是很常用的描述方式, 在计算机图形学中, 常用矩阵来描述空间物体位移、旋转、缩放的操作, 这种方式很便利, 但旋转矩阵的表示方法冗余, 因为在 3×3 矩阵的九个元素中只有四个元素是线性独立的, 且矩阵运算的计算量较大; 四元数方法是用四个元素表示三维空间里物体的旋转, 具有诸多优点, 但其只适用于三维空间, 在更高维空间中就不再适用; 旋转轴角方法将物体的空间旋转使用一个旋转轴及绕轴旋转的角度来描述, 此方法也具有很好的解释性, 但不适合进行旋转插值运算. 使用几何代数方法来描述空间中物体旋转具有很好的几何直观性, 其计算量小, 且空间维度的可扩展性也较好, 不仅仅是只适用于三维空间.

下面以三维空间为例, 介绍物体在三维空间旋转的数学描述, 式 (5-64) 描述的是任何片积在一个平面内的旋转, 在三维空间中, 通常有三个平面, 故相应的旋转描述子可扩展如下, 在三维几何代数空间中, 令基底为 $\{e_1, e_2, e_3\}$, 设有向量 q 在平面 $B = e_1 \wedge e_2 = e_{12}$ 上要顺时针旋转 2θ 角度, 根据式 (5-64) 可知, 旋转后得到的向量 $p = RqR^{\sim} = e^{\theta B}qe^{-\theta B}$. 图 5-5 是这一操作的结果示意图.

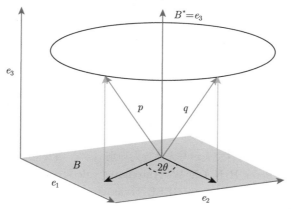

图 5-5 向量 q 在平面 B 上进行 2θ 角度的顺时针旋转

图 5-5 中 $B^* = e_3$ 是 B 的对偶, 旋转操作将向量 q 平行于平面 B 的部分方向顺时针旋转了 2θ 角度, 且这部分的长度保持不变; 而垂直于平面 B 的部分在

空间中保持不变, 旋转后得到的向量 p 的模与初始的向量 q 的模相同, 但方向发生改变, 即相当于绕 $B^* = e_3$ 这个旋转轴顺时针旋转 2θ 角度.

由上可知, 在一个轴上或平面上旋转可以使用式 (5-64) 来描述, 在三维空间里, 物体可以在不止一个平面上旋转, 若同时考虑在三个坐标轴上旋转, 则旋转子可以表示成

$$R = w + x\,(e_2e_3) + y\,(e_3e_1) + z\,(e_1e_2) \tag{5-66}$$

其中 $w, x, y, z \in \mathbf{R}$, 在三维空间里的旋转描述包含四个部分, 即 $(1, e_2e_3, e_3e_1, e_1e_2)$. 对象的旋转变换可以使用下式表示

$$v \longmapsto RvR^\sim = v' \tag{5-67}$$

此外, 若向量须在空间进行连续多次的旋转操作, 如先在空间中进行 R_1 表示的旋转接着再进行 R_2 所表示的旋转操作, 则体现在公式上就是

$$v' = R_2R_1vR_1^\sim R_2^\sim \tag{5-68}$$

5.8　本章小结

本章首先介绍了几何代数相关的基本理论, 包括外积、内积、几何积等这些贯穿几何代数运算的操作及性质; 然后简要阐述了外积和叉积的区别及共同点; 最后介绍了在几何代数中用来直观描述几何对象在空间中旋转的旋转子, 对后续的研究工作的开展打好基础. 相较于线性代数提供了使用矩阵计算基本元素 (向量) 的技术, 几何代数侧重将向量空间的子空间作为计算的元素, 其从向量空间中系统地构造子空间, 并扩展矩阵技术来变换它们, 甚至完全取代正交变换.

参　考　文　献

[1] Weina G E, Robert T C, Barry ruback R. Vision-Based analysis of small groups in pedestrian crowds. IEEE Transactions on Pattern Analysis and Machine Intelligence, 2012, 34(5): 1003-1016.

[2] 丁文文. 基于三维骨架的时空表示与人体行为识别. 西安: 西安电子科技大学, 2017: 23-29.

[3] Lao W, Han J, Peter H N DE W. Automatic video-based human motion analyzer for consumer surveillance system. IEEE Transactions on Consumer Electronics, 2009, 55(2): 591-598.

[4] Jun B, Choi I, Kim D. Local transform features and hybridization for accurate face and human detection. IEEE Transactions on Pattern Analysis and Machine Intelligence, 2013, 35(6): 1423-1436.

第 6 章　基于几何代数的人体姿态朝向描述符及集成动作分类算法介绍

6.1　人体的姿态描述与内在关系

人体是由各种类型的关节将骨骼铰接在一起所形成的运动系统, 在空间中关节的位置及朝向共同组成了人体的姿态, 而随着时间的推进, 一系列的人体姿态则构成了人体在空间的动作, 现有的基于 3D 骨骼坐标数据的人体动作分类识别方法及应用都是基于这一事实. 对于处于空间中的人体, 由于人体关节的结构限制等因素, 人体的各部分骨骼的相对运动自由度是不同的, 原因是人体各部分的关节类型是不同的, 图 6-1 展示的是人体主要关节的结构类型示意图.

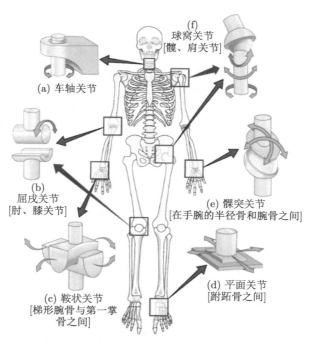

图 6-1　人体主要关节的结构类型示意图

从图 6-1 可知, 人体的关节类型颇多, 如四肢上的球窝关节和屈戌关节等, 且各种类型的关节可以进行的活动也有限制. 以人体的右手臂为例, 肘关节的关节类型为屈戌关节/滑车关节, 这限制了右小臂相对于右上臂的相对活动自由度为 1, 即固定人体的右上臂不动, 由屈戌关节相接的右小臂在神经的控制下由肌肉带动只可以在一个平面内进行屈、伸运动, 这个平面通常是由腕关节、肘关节和肩关节这三个关节点确定的; 人体的右上臂与肩部相铰接, 其关节类型为球窝关节, 其相对自由度也更大, 这意味着右上臂可以做诸如屈、伸、收、展、旋转和环转等这些更为复杂多变的运动.

由上可知, 人体的姿态可由人体的关键关节的状态来确定, 关节的状态变化则体现在关节所连接的骨骼在空间中的旋转及夹角状态上, 给定这些关节的位置及朝向信息, 则可将人体姿态定格下来 (可将其视为一个姿态快照); 而对于一个特定的人体动作来说, 如挥手、运动性高抬腿等, 可以将其视为由一系列的定格的确切的人体姿态组成 (即一系列的姿态快照). 人体的 3D 骨骼数据内在地将人体抽象为人体关键关节在空间中的位置构成, 关节点与关节点之间的骨骼则可视为在空间中的刚体这一几何实体, 人体骨骼在空间中运动, 可视为刚体在空间的运动, 可由旋转及移动来共同表征, 但对于在空间中的人体骨骼来说, 其并不是自由向量, 而是有层级关系的运动的系统, 故骨骼运动存在一定的内在约束, 表征具有层次关系人体的运动非常繁杂, 需从根关节点开始运算直到达到末端的关节点, 运算量大、速度慢, 不利于实时应用, 为了简化运算量及人体表征的方便, 本书将各骨骼视为独立的, 但其相对自由度依旧保持.

现有主流的基于人体骨骼坐标数据的人体动作分类识别方法及应用, 都是手动提取出具有一致性及鉴别力的特征或姿态/动作描述符作为后续的分类器的输入, 从而得出所需的分类结果, 本章将介绍基于几何代数的人体姿态朝向描述符, 并用此对位于空间中的一个特定的人体姿态进行表征, 并介绍一种基于此姿态表征的可在线进行的集成动作分类方法.

6.2　基于几何代数的人体姿态朝向描述符

现有的用各种方式得到的人体关节坐标数据集都处于三维欧氏空间之中, 描述人体的骨骼的空间的状态需要空间也至少是三维的. 几何代数空间的诸多性质不仅在低维度空间适用, 还可以容易地扩展到更高维度的空间中, 将要介绍的基于几何代数的人体关节朝向描述符也将在三维几何代数空间 $\mathcal{G}_3$ 中进行表征. 对于一个特定的人体姿态而言, 用于表征人体姿态的人体姿态朝向描述符由两部分构成, 第一部分是人体信息量最高的部位在空间中的一个旋转状态, 这个状态是相对于一个固定的参考而言, 是一个绝对的空间旋转状态, 不是一个有层级关系的向量的相对于上一级的旋转, 且各部分骨骼的初始旋转状态都是相同的, 这样设定的出发点是为了简化计算的复杂度, 降低特征提取的时间延时; 第二部分是一系列的骨骼相对于躯干骨骼的空间夹角, 考虑到各个关节点由于关节类型的不同而导致的相对活动自由度的不同, 可以根据关节的相对自由度的不同提取相应自由度数量的关节夹角, 这一部分的特征是对第一部分特征舍弃的骨骼层级关系约束的补充. 两部分特征都是旋转、尺度、平移的不变量, 且具有一致性.

6.2.1 基于几何代数的人体关节旋转描述

由 5.4 节中介绍的几何代数空间可知, 在 $\mathcal{G}_3$ 中, 空间的基底为 $\{e_1, e_2, e_3\}$, 且在三维几何代数空间中基本组件为 $\{1; e_1, e_2, e_3; e_1e_2, e_1e_3, e_2e_3; e_1e_2e_3\}$, 也可以简写为 $\{1; e_1, e_2, e_3; e_{12}, e_{13}, e_{23}; e_{123}\}$, 其中 1 为标量, $\{e_1, e_2, e_3\}$ 为一重向量部分, $\{e_{12}, e_{13}, e_{23}\}$ 为二重向量部分, 最后 e_{123} 为三重向量部分, 也可称为伪标量 I. 为了描述某一关节的位置及旋转姿态, 就需要有一个参考坐标系, 另外, 骨骼数据集中的骨骼坐标数据都有一个坐标系与之对应, 以 Kinect 传感器为例, 其定义了一个坐标原点为 Kinect 深度红外摄像头的 3D 空间坐标系, 以人体面对 Kinect 传感器为基准, 欧氏空间中的 xyz 三轴分别为: 水平从左往右的方向为 x 轴, 垂直从下往上的方向为 y 轴, 水平从前往后的方向为 z 轴. 图 6-2 中左边的坐标系是 Kinect 定义的空间坐标系图示. 几何代数是坐标系无关的, 为保持坐标系中数据的一致性, 避免复杂的坐标变换, 采用的 3D 几何代数空间基底 $\{e_1, e_2, e_3\}$ 将分别对应到数据集中的数据所在的坐标轴 $\{x, y, z\}$ 上, 见图 6-2 中右边的坐标系, 即 e_1 对应于 x 轴, e_2 对应 y 轴, e_3 对应 z 轴.

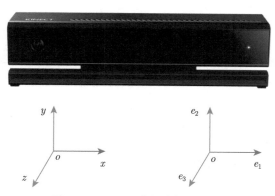

图 6-2 Kinect 空间坐标系图示

在上述坐标系设定下, 在 $\mathcal{G}_3$ 空间中的一般的几何对象多重向量 M 可表示为

$$M = \lambda_0 + \lambda_1 e_1 + \lambda_2 e_2 + \lambda_3 e_3 + \lambda_{12} e_{12} + \lambda_{13} e_{13} + \lambda_{23} e_{23} + \lambda_{123} e_{123} \quad (6\text{-}1)$$

其中 $\{\lambda_0; \lambda_1, \lambda_2, \lambda_3; \lambda_{12}, \lambda_{13}, \lambda_{23}; \lambda_{123}\} \in R$ 为各分量的系数, 对于空间中的除了原

点的点 p, 都可视其为与坐标原点构成的向量 p_o, 其各分量的系数除了 $\lambda_1, \lambda_2, \lambda_3$ 不全为零外, 其余的部分都为零, 即可表示为

$$p_o = \lambda_1 e_1 + \lambda_2 e_2 + \lambda_3 e_3 \tag{6-2}$$

例如, 位于坐标轴 e_1 上的点都是单位向量 e_1 的 λ_1 倍缩放, 即 $p_o = \lambda_1 e_1$, 同理, 在 e_2, e_3 轴上的点也类似. 对于空间中的两个点 p_o^i, p_o^j 构成的几何实体 v^{ij} 应用向量的减法可得

$$v^{ji} = p_o^i - p_o^j = (\lambda_1^i - \lambda_1^j)e_1 + (\lambda_2^i - \lambda_2^j)e_2 + (\lambda_3^i - \lambda_3^j)e_3 \tag{6-3}$$

例如, p_o^i, p_o^j 分别为 $p_o^i = e_1 + 3e_2 + 2e_3$, $p_o^j = 4e_1 + 2e_2 + e_3$, 对应构成的向量 $v^{ji} = -3e_1 + e_2 + e_3$, 如图 6-3 所示.

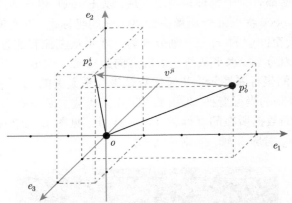

图 6-3　三维几何代数 $\mathcal{G}_3$ 中的点 p_o^i, p_o^j 构成的向量 v^{ji}

　　为了方便介绍人体关节旋转的描述, 下面将使用 Kinect V2 的骨架模型为实例来说明关节旋转描述符, 图 6-4 是 Kinect V2 的骨骼配置及其对应的名称的图示, 其提供了 25 个关节的空间坐标. 将空间中关节视为几何代数空间中的点, 这些点在空间中都有与之对应的位置坐标, 关节之间的骨骼称为骨骼向量, 向量的方向为父关节指向子关节, 这样指定是因为父关节的状态控制着对应的骨骼向量的空间姿态, 如肘关节和腕关节之间的骨骼向量, 其方向为从肘关节指向腕关节, 而骨骼向量的状态由肘关节控制.

　　设空间中骨骼 v^{ij} 的初始位置状态为 $v_o^{ij} = \lambda_2 e_2$, 其中 λ_2 代表骨骼的长度, 即不同骨骼如小臂、小腿等不同的骨骼的长度是不同的, 但其方向都是一致的, 当然, 由于骨骼的长度并不影响关节对相应骨骼状态的控制, 为了表述的一致性, 可对其归一化, 即 $v_o^{ij} = e_2$, 都是沿着基 e_2 的方向, 此外, 其没有在 e_1, e_2, e_3 各轴上的任

何旋转, 即旋转子 $R_0 = 1$ 对应于空间中描述向量旋转的四个分量为 $(1, 0, 0, 0)$, 可视其在空间中任意的旋转轴上的旋转角 $\theta = 0°$. 这里构建初态是人体以传感器的视角将身体各部位的全部骨骼放置到所设定的空间位置及旋转状态. 如图 6-4 中编号为 1、2 的关节之间的躯干骨骼, 令其为 v^{12}, 对其归一化的位置初态 $v_o^{12} = e_2$, 旋转子 $R_0 = 1$, 即人体背对 Kinect V2 传感器, 目视前方直立站立且没有任何的侧身及转身, 而当人体面对 Kinect V2 传感器以同样的姿态站立时, 其位置初态还是 $v_c^{12} = e_2$, 但其旋转状态发生了变化, 此刻为 $R_c = e_3 e_1$, 即对应的旋转参数为 $(0, 0, 1, 0)$, 由式 (5-36) 到 (5-39) 及式 (5-67) 有

$$v_c^{12} = R_c v_o^{12} R_c^{\sim} = (e_3 e_1) e_2 (e_1 e_3)$$

$$= (e_3 e_1) e_2 (-e_3 e_1) = e_3 e_1 e_3 e_2 e_1$$

$$= -e_3 e_3 e_1 e_2 e_1 = e_3 e_3 e_2 e_1 e_1$$

$$= (e_3)^2 e_2 (e_1)^2$$

$$= e_2 \tag{6-4}$$

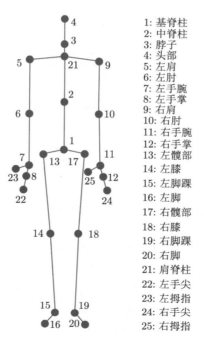

1: 基脊柱
2: 中脊柱
3: 脖子
4: 头部
5: 左肩
6: 左肘
7: 左手腕
8: 左手掌
9: 右肩
10: 右肘
11: 右手腕
12: 右手掌
13: 左髋部
14: 左膝
15: 左脚踝
16: 左脚
17: 右髋部
18: 右膝
19: 右脚踝
20: 右脚
21: 肩脊柱
22: 左手尖
23: 左拇指
24: 右手尖
25: 右拇指

图 6-4　Kinect V2 的骨架配置及其详细名称

这个流程可视为 v_o^{12} 绕旋转轴为 $(0, 1, 0)$ 旋转 $180°$ 得到 v_c^{12}. 从这里可以看

出, 即使骨骼的位置没发生变化, 但其确实代表了人体的不同的站位, 即前者是背对 Kinect 传感器站立而后者是面对着.

　　需要强调的一点是, 骨骼向量的空间旋转变化是相对于设定的初态来说的, 本书所考虑的任何一个特定的姿态的旋转描述都是以此初始状态为参考, 与其他的特定的人体姿态并没直接的关联. 当人体处于某一确切的姿态时, 各骨骼的姿态由初态透过旋转操作到此姿态中骨骼所处的状态. 以图 6-4 中编号为 6、7 的关节之间的小臂骨为例, 其由肘关节和腕关节构成骨骼 v^{67}. 其骨骼的空间状态受到肘关节的控制, 虽然其状态实际也受到了上臂及躯干等部位的控制, 但在此将只关注肘关节控制的小臂的空间旋转状态, 即绝对空间状态. 其归一化初始态位置 $v_o^{67} = e_2$, 初始的旋转状态为 $R_0 = 1$, 当人体面向传感器站立, 人体的姿态为如图 6-4 中所示的姿态时, 其手臂垂直向下, 可知其当前的归一化位置向量为 $v_c^{67} = -e_2$, 此时其对应的旋转子 $R_c = \sqrt{2}e_2e_3/2 + \sqrt{2}e_1e_2/2$. 同理, 由式 (6-36)~(6-39) 及式 (6-67) 有

$$
\begin{aligned}
v_c^{67} &= R_c v_o^{67} R_c^{\sim} \\
&= \left(\frac{\sqrt{2}}{2}e_2e_3 + \frac{\sqrt{2}}{2}e_1e_2 \right) e_2 \left(-\frac{\sqrt{2}}{2}e_2e_3 - \frac{\sqrt{2}}{2}e_1e_2 \right) \\
&= \left(\frac{\sqrt{2}}{2}e_2e_3e_2 + \frac{\sqrt{2}}{2}e_1e_2e_2 \right) \left(-\frac{\sqrt{2}}{2}e_2e_3 - \frac{\sqrt{2}}{2}e_1e_2 \right) \\
&= -\frac{1}{2}e_2e_3e_2e_2e_3 - \frac{1}{2}e_1e_2e_2e_2e_3 - \frac{1}{2}e_2e_3e_2e_1e_2 - \frac{1}{2}e_1e_2e_2e_1e_2 \\
&= -\frac{1}{2}e_2 + \frac{1}{2}e_1e_2e_3 - \frac{1}{2}e_2e_3e_1 - \frac{1}{2}e_2 \\
&= -e_2
\end{aligned}
\tag{6-5}
$$

　　处于图 6-4 中的人体姿态的骨骼 v^{67} 旋转前后的状态如图 6-5 所示, 图中左半部是骨骼向量的关节状态的初态, 垂直向上, 且其在空间中没有任何的旋转, 图中的右半部分代表人体的姿态为如图 6-4 所示的姿态时, 其手臂垂直向下时对应的关节状态, 进行上述的旋转操作后其垂直向下.

　　对于一个由各种类型的关节将骨骼连接在一起构成的运动系统, 可应用上述的关节旋转子描述人体在空间中的姿态, 如图 6-6 所示, 人体各个骨骼在空间中的姿态都可由各个骨骼在空间中通过从设定的同一个初始位置、初始旋转状态应用各自对应的旋转参数进行旋转运算得到.

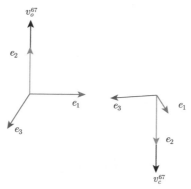

图 6-5 骨骼向量的旋转前后的关节状态

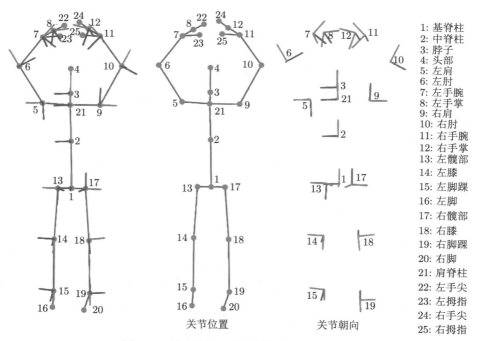

1: 基脊柱
2: 中脊柱
3: 脖子
4: 头部
5: 左肩
6: 左肘
7: 左手腕
8: 左手掌
9: 右肩
10: 右肘
11: 右手腕
12: 右手掌
13: 左髋部
14: 左膝
15: 左脚踝
16: 左脚
17: 右髋部
18: 右膝
19: 右脚踝
20: 右脚
21: 肩脊柱
22: 左手尖
23: 左拇指
24: 右手尖
25: 右拇指

关节位置　　　　关节朝向

图 6-6 特定的姿态中关节的空间旋转姿态

　　由于人体关节类型较多并且通常的骨骼数据集提供的骨骼数量也较多, 使用提供的全部骨骼的旋转姿态, 会使运算量加大, 更重要的是, 许多骨骼如颈部、肩膀、躯干等的骨骼的状态在运动的过程中变化幅度不大, 其含有的能区分开不同人体姿态的信息量不多, 故选取人体最具信息量的部位的骨骼在空间中的旋转状态来对人体的姿态进行表征. 选取的用来表征人体姿态的部位为人体的四肢上的骨骼, 如图 6-7 所示, 选取的主要为人体四肢上的 8 个骨骼.

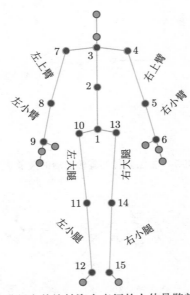

图 6-7　选取的用于进行人体旋转姿态表征的人体骨骼部位及相关的人体关节

　　在构建用于分类的人体表征时, 只考虑上述选定的 8 个位于四肢上的骨骼, 由于这些骨骼被设定了相同的初始状态, 因而, 所有的骨骼的起始位置都是相同的, 但人体做出一个特定的姿态时, 各个归一化后的骨骼分布在以坐标原点为球心、半径为 1 的单位球体内. 图 6-8 展示了两个姿态中的各个骨骼在单位球体内的三视图. 在图 6-8 中, 有两个不同的人体特定姿态, 三视图中的编号为 0 的向量是设定的所有的骨骼的初始初态, 图中的其他各个骨骼都进行了归一化处理.

　　使用关节之间的骨骼向量的空间旋转姿态作为人体姿态的表征具有尺度不变、可捕获骨骼沿骨骼轴向的旋转等优点. 为了得到所考虑的 8 个骨骼向量对于给定的特定姿态的描述特征, 将描述骨骼旋转的旋转子的参数 (w, x, y, z) 转换成对应的欧拉角 (e_x, e_y, e_z), 转换方法如下

$$e_x = 180° \times \arctan2\left(2yw - 2xz, 1 - 2y^2 - 2z^2\right)/\pi + 180° \tag{6-6}$$

$$e_y = 180° \times \arctan2\left(2xw - 2yz, 1 - 2x^2 - 2z^2\right)/\pi + 180° \tag{6-7}$$

$$e_z = 180° \times \arcsin\left(2xy + 2zw\right)/\pi + 180° \tag{6-8}$$

其中 $\arcsin(a)$ 是反正弦函数接口, $\arctan2(a, b)$ 是一个反正切函数接口, 其返回原点到点 (a, b) 的方位角, 返回值的单位为弧度, 取值范围为 $(-\pi, \pi]$, 因此上式将

其转换为角度, 并都加 $180°$, 让其取值范围为 $(0°, 360°]$. 式 (6-6)~(6-8) 对于两个特殊的位置 $xy + zw = 0.5$ (北极) 及 $xy + zw = -0.5$ (南极) 的计算并不适用, 两个位置对应的欧拉角 (e_x, e_y, e_z) 分别为 $(180°, 2 \times 180° \times \arctan2(x, w)/\pi + 180°, 270°)$, $(180°, -2 \times 180° \times \arctan2(x, w)/\pi + 180°, 90°)$.

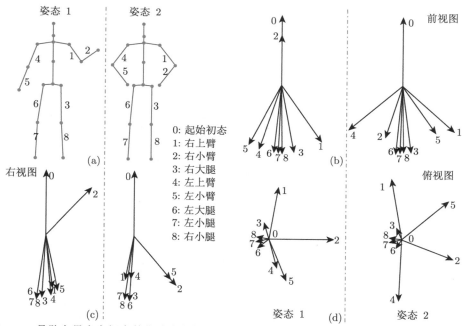

图 6-8 骨骼向量在空间中单位球内的状态三视图. 其中 (a) 是两个处于空间中的特定人体姿态; (b)、(c)、(d) 分别是对应特定姿态的骨骼向量处于单位球体内的三视图

为了进一步地降低特征提取的计算量, 得到欧拉角后取其绕 e_2 轴向的旋转角度 e_y 作为人体骨骼旋转描述的组成部分, 总共有 8 个骨骼, 因此, 人体关节旋转描述特征可表示为

$$J_e = [e_y^1, e_y^2, e_y^3, e_y^4, e_y^5, e_y^6, e_y^7, e_y^8] \tag{6-9}$$

6.2.2 基于几何代数的人体关节角度描述

由于 6.2.1 节描述的关节旋转描述其实是一个绝对的空间旋转状态, 各个骨骼之间没有直接的联系, 且都是相对于同一个初始状态而言, 其将人体拆分为各个骨骼向量, 独自描述人体骨骼的旋转, 丢弃了关节间的上下层级关系 (即丢弃了人形). 故本节介绍常用的基于关节角度的描述来补充关节旋转的丢弃的人体骨架模型, 进一步加强对人体姿态的描述性.

在这一部分的人体关节角度描述中, 类似于人体关节旋转的描述, 这部分人体姿态的描述也主要考虑人体最具信息量部位的骨骼的相对关节夹角. 以 Kinect V2 提供的骨架配置模型为例, 所考虑的人体关节角度如图 6-9(b) 所示.

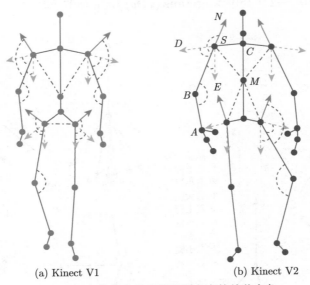

(a) Kinect V1　　　　　　　　　　(b) Kinect V2

图 6-9　人体关节角度描述所考虑的关节夹角

由于人体的关节类型的不同导致各个关节的活动相对自由度不同, 因而本书在提取关节夹角特征时考虑不同的关节相对自由度 (关节运动平面大小), 根据关节的相对自由度来进行对应自由度的关节夹角的提取. 以人体的右臂为例, 其包含两个骨骼, 上臂和小臂, 上臂由球窝关节连接, 其空间相对自由度为 3, 活动很灵活, 而小臂由屈戌关节将其与上臂连接, 空间相对自由度为 1, 故右臂部分提取的关节角度有四个, 分别记为 $\theta_{ABS}, \theta_{DSB}, \theta_{BSE}, \theta_{BSN}$, 其中一个很直观, 即 θ_{ABS}, 它表示右手肘关节链接的上臂与小臂的在空间的夹角. 设右小臂的骨骼为 $v^{BA} = p_o^A - p_o^B = \lambda_1^{BA} e_1 + \lambda_2^{BA} e_2 + \lambda_3^{BA} e_3$, 右上臂的骨骼为 $v^{BS} = p_o^S - p_o^B = \lambda_1^{BS} e_1 + \lambda_2^{BS} e_2 + \lambda_3^{BS} e_3$, 则 θ_{ABS} 满足

$$\tan \theta_{ABS} = \frac{\text{rej}(v^{BA}, v^{BS})}{\text{proj}(v^{BA}, v^{BS})} \tag{6-10}$$

其中 $\text{proj}(v^{BA}, v^{BS})$ 代表 v^{BA} 在 v^{BS} 上的射影, $\text{rej}(v^{BA}, v^{BS})$ 代表 v^{BA} 在 v^{BS} 上的斥量. 对于片积 A 在片积 B 中的射影 $\text{proj}(AB)$ 而言, 它给出的是片积 A 完全在片积 B 中的部分, 即平行分量, 其可以由下式计算所得

$$\text{proj}(A, B) = (A \cdot B)/B = (A \cdot B)B^{-1} \tag{6-11}$$

即在几何代数空间中一个片积 A 在另一个片积 B 上的射影是两者的内积被 B 除所得的结果; 而 $\mathrm{rej}(A,B)$ 表示片积 A 不属于片积 B 中的部分, 即垂直分量, 可表示为

$$
\begin{aligned}
\mathrm{rej}\,(A,B) &= A - \mathrm{proj}\,(A,B) \\
&= A - (A\cdot B)\,B^{-1} \\
&= (AB - A\cdot B)\,B^{-1}
\end{aligned}
\tag{6-12}
$$

由式 (6-11) 和式 (6-12), 对于向量来说, 式 (6-10) 可进一步化简得到

$$
\begin{aligned}
\tan\theta_{ABS} &= \frac{\left(v^{BA}v^{BS} - v^{BA}\cdot v^{BS}\right)v^{BS-1}}{\left(v^{BA}\cdot v^{BS}\right)v^{BS-1}} \\
&= \frac{v^{BA}\cdot v^{BS} + v^{BA}\wedge v^{BS} - v^{BA}\cdot v^{BS}}{v^{BA}\cdot v^{BS}} \\
&= \frac{v^{BA}\wedge v^{BS}}{v^{BA}\cdot v^{BS}}
\end{aligned}
\tag{6-13}
$$

从而可以得到 θ_{ABS} 的计算式为

$$
\theta_{ABS} = 180° \times \mathrm{arctan2}\frac{v^{BA}\wedge v^{BS}}{v^{BA}\cdot v^{BS}}/\pi + 180°
\tag{6-14}
$$

关节角度 $\theta_{DSB}, \theta_{BSE}, \theta_{BSN}$ 的计算方法与 θ_{ABS} 的原理相同, 但这三个角度的定义有其不同的含义. 对于 θ_{DSB} 来说, 其含义是右上臂骨骼 v^{SB} 与右肩骨骼 v^{CS} 的空间夹角, 即在图 6-9(b) 中的 v^{CD} 与 v^{CS} 平行; θ_{BSE} 则是右上臂骨骼 v^{SB} 与躯干骨骼 v^{CM} 的空间夹角, 即在图 6-9(b) 中的 v^{SE} 与 v^{CM} 平行; 而 θ_{BSN} 是右上臂骨骼 v^{SB} 与由右肩骨骼 v^{CS} 及躯干骨骼 v^{CM} 张成的平面量的法线 v^{SN} 的空间夹角. 类似地, 人体的左臂和下肢的相关的关节夹角的提取也是如此. 此外, 在图 6-9(a) 中 Kinect V1 提供的骨架配置模型关节夹角的定义与 Kinect V2 类似.

人体四肢每个部分可以提取出四个关节夹角, 因此, 总共可以得到 16 个关节夹角, 从骨骼坐标数据中提取出 16 个关节角度, 每一个角度的取值范围都变换到 $(0°, 360°]$. 将这 16 个角度特征依次放置构成关节角度特性向量, 即

$$
J_a = [\theta_1, \theta_2, \cdots, \theta_{16}]
\tag{6-15}
$$

6.3   基于几何代数的人体姿态朝向表征及集成动作分类方法

6.3.1   基于几何代数的人体姿态朝向表征

6.2 节介绍了基于几何代数的人体姿态朝向表征的两个组成部分, 分别是人体关节旋转描述符及人体关节空间夹角特征. 前者是一个维度为 8 的特征向量, 后者是一个维度为 16 的特征向量, 为了组合这两个不同的人体姿态表征部分, 采用简单地对两部分进行拼接的表征编码方式将两个向量合并为一个大的维度为 24 的特征向量 J_f, 即

$$J_f = [J_e, J_a] = \left[\left[e_y^1, e_y^2, \cdots, e_y^8\right], [\theta_1, \theta_2, \cdots, \theta_{16}]\right] \tag{6-16}$$

其中, J_e 是式 (6-9) 中的 8 个关节旋转特征换成欧拉角后, 取其绕 e_2 轴向旋转的角度构成的关节旋转特征, J_a 是式 (6-15) 中提取出的关节角度特征.

6.3.2   集成动作分类方法

对于一个特定的人体动作而言, 它是由一系列的人体姿态随着时间的推移组成, 现有的分类识别方法都是在得到完整的人体姿态序列后, 对整体动作序列进行特征的提取或对每一个人体姿态进行特征提取后, 将属于这一动作的全部姿态序列的姿态表征组合成一个大的动作表征, 之后再进行分类识别得到分类结果, 由于对整个动作数据进行处理计算量很大, 且还需表征编码等步骤, 因此这样进行识别将会有不小的分类延时. 本节借助在 6.2 节中介绍的人体姿态的表征, 将介绍一种新颖的实时的集成分类识别策略, 在实时捕获人体骨骼数据的过程中, 特征提取及分类也已经伴随进行. 这种方法将每一帧的特征提取及分类时间分散到动作捕获的过程中, 即每当得到一个待分类动作的一个特定的姿态后, 提取出其姿态表征并得到此姿态可能属于的动作的类别标签, 从而可以得到待分类动作所包含的所有姿态的一个类别标签序列, 对类别标签序列进行集成操作, 以得到的集成结果作为此动作的分类结果. 整个流程如图 6-10 所示. 对于一个特定的人体动作如原地行走, 在得到其某一特定人体姿态的表征 J_f 后, 使用训练好的机器学习分类器, 对这个人体姿态进行分类, 这将产生一个分类结果, 随着时间的推移, 将得到一系列的人体姿态分类结果, 在得到所有的姿态对应的分类结果后, 使用集成操作对所有的序列分类结果进行集成. 在这一流程中, 没有针对整个动作序列训练一个动作分类器, 而是针对所有待分类的动作种类所包含的所有的人体姿态训练一个单帧的人体姿态分类器, 即将人体姿态表征 J_f 与动作标签 C_x 作为姿态分类器的训练数据. 在训练单帧姿态分类器的过程中, 对于一个人体动作类别 C_i, 将其中包含的每一帧人体姿态对应的表征 J_f 及其对应的这个动作类别标签

C_i 作为一个训练分类器的样本实例 (J_f, C_i), 由此, 训练数据集中所有的待分类的动作的所有姿态将构成人体姿态分类器的训练数据集.

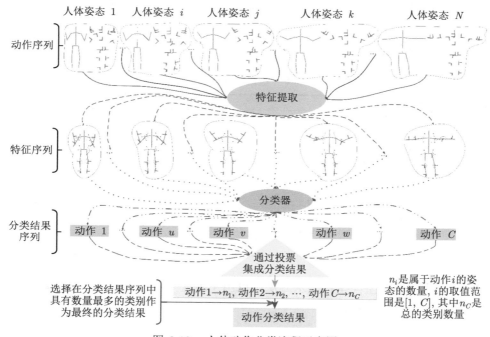

图 6-10 人体动作分类流程示意图

在实际的分类过程中, 对于已经采集好或实时捕获人体的动作, 逐帧地计算其表征 J_f 并送入训练好的单帧分类器, 从而得出其可能从属的动作类别 C_x, 动作结束后将得到一个从第一帧姿态到最后一帧姿态的结果序列, 为了得出最终结果只需简单地将结果序列中每个动作类别的数量统计好, 并取数量最多的类别标签作为最终的分类结果, 而统计分类结果并排序取最大值的过程是一个很快捷的工作, 甚至统计过程也可以放置到姿态分类的过程中 (即姿态分类得到分类结果后就将其对应的分类结果数加 1), 最终, 在最后一帧姿态分类的同时也集成好所需的分类结果, 只需将集成好的分类结果取其含有最大数量姿态的动作作为动作的识别结果, 这几乎没有分类延时. 相对于主流在取得完整的动作后再提取整个动作的特征的方法, 本书提出的方法在线实时性突出, 延时压缩到只需对最后一帧的特征提取及给出分类结果上. 例如对于一个含有 100 帧人体姿态的在线实时动作, 以 30fps 帧率采集, 约需要 3.3s 采集得到所需的动作数据, 主流的方法需要在得到完整的 100 帧数据后 (即 3.3s 后) 对 100 帧的数据进行特征提取、表征编码等操作, 最终通过分类器给出分类结果, 运算量大、步骤复杂导致分类延时偏大; 而本书提出的基于人体姿态的集成分类方法在人体姿态帧的获取阶段就开始进行特征提取并执行分类和集成, 当到达最后一帧时, 只需对最后一帧的人体姿态进行特征提取并分类, 从而根据集成的结果得到分类结果, 运算数据量小, 没有表征编码等复杂的运算步骤, 因而分类延时将大大减小.

下面以 Kinect V2 为例介绍整个集成分类方法的流程实现算法, 见表 6-1.

表 6-1　　集成动作分类算法

算法名称: 集成动作分类算法
输入: 人体待分类的动作数据 $M = [J_{\text{pos}}(n)]$, $n \in [1, N]$, 其中 $J_{\text{pos}} = [J_p, J_o]$
For each J_{pos} in M :
For J_p in J_{pos} :
提取出关节夹角表征 $J_a = [\theta_1 \theta_2, \cdots, \theta_{16}]$
For J_o in J_{pos} :
变换得到关节旋转表征 $J_e = [e_y^1, e_y^2, e_y^3, e_y^4, e_y^5, e_y^6, e_y^7, e_y^8]$
得到人体姿态朝向表征 $J_{\text{rep}} = [J_a, J_e]$
J_{rep} 经过单帧姿态分类器得到一个动作类别标签 C_i
将类别标签 C_i 对应的动作类别计数值 ε_i 加 1 (投票集成过程)
输出: 人体动作类别 $C_x = \underset{i}{\arg\max}\, \varepsilon_i$

传统人体关节空间坐标表示方法可以用于表征人体 3D 骨架信息, 即一个空间的人体关节可以表示为

$$J_{p_{e_1, e_2, e_3}} = \lambda_1 e_1 + \lambda_2 e_2 + \lambda_3 e_3 \tag{6-17}$$

这是一个三维几何代数空间的几何实体 $v_p = [\lambda_1, \lambda_2, \lambda_3]$, Kinect V2 提供了一个人体的 25 个关节的空间坐标, 但本书介绍的方法并未使用所有的关节, 而是选取了人体躯干及四肢上这些最具信息量的关节来进行关节夹角的提取, 如图 6-7 所示的由数字标记的 15 个人体关节. 对于这个人体的关节坐标而言, 一个人体姿态数据可表示为

$$J_p = \left[J_{p_{e_1, e_2, e_3}}(n) \right], \quad n \in [1, 15] \quad J_p \in \mathbf{R}^{45} \tag{6-18}$$

有了这个坐标数据就可以提取出 6.2.2 节介绍的 16 个关节角度, 即如式 (6-15) 所示的关节角度人体表征 $J_a \in \mathbf{R}^{16}$. 除了用关节坐标表示一个人体姿态外, 还可以使用如图 6-6 所示的人体关节空间旋转来表示, 即一个空间的人体关节而言其可以表示为

$$J_{o_{w,x,y,z}} = w + x(e_2 e_3) + y(e_3 e_1) + z(e_1 e_2) \tag{6-19}$$

可将其视为一个四维向量 $v_o = [w, x, y, z]$. 本书也并未考虑所有的关节朝向状态, 这是因为向人体末端的关节活动类型极其复杂且对人体姿态的表征没实质性的帮

助甚至会造成很严重的干扰, 故只考虑了 6.2.1 节介绍的八个四肢上的关节的朝向状态, 此时, 对于人体的关节朝向而言, 一个人体姿态数据可表示为

$$J_o = \left[J_{o_{w,x,y,z}}(n) \right], \quad n \in [1,8] \quad J_o \in \mathbf{R}^{32} \tag{6-20}$$

将式 (6-20) 中的 J_o 转化成欧拉角并取其绕轴 e_2 旋转的角度, 从而可以得到式 (6-9) 的关节朝向人体姿态表征 $J_e \in \mathbf{R}^8$.

结合得到的关节角度人体表征 $J_a \in \mathbf{R}^{16}$ 及关节朝向人体姿态表征 $J_e \in \mathbf{R}^8$, 可得到人体姿态表征

$$J_{\mathrm{rep}} = [J_a, J_e] \in \mathbf{R}^{16+8=24} \tag{6-21}$$

对一个给定的人体动作

$$M = [J_{\mathrm{pos}}(n)], \quad n \in [1, N] \tag{6-22}$$

其中 N 为给定的人体动中所包含的人体姿态数量, 而 J_{pos} 为

$$J_{\mathrm{pos}} = [J_p, J_o] \in \mathbf{R}^{45+32=78} \tag{6-23}$$

循环对给定的待分类的人体动作 M 中的每个 J_{pos} 进行上述的特征提取操作并对其进行分类将得到结果序列, 并在这期间进行分类结果的集成, 从而在动作的最后一帧处理结束后给出动作分类结果.

6.4　线性及非线性 GA-SVM

本书主要使用了高斯朴素贝叶斯 (Naïve Bayes) 和支持向量机 (Support Vector Machine, SVM) 模型作为进行人体姿态分类的分类器, SVM 是一个强大、可解释性好的经典机器学习模型, 其可以用于分类及回归等任务, 由于其分类能力突出, 因此运用相当广泛, 本书也将使用 SVM 这一机器学习分类器作为后期训练的分类器模型. 然而, 本书使用的是几何代数空间, 而不是常规所熟知的欧氏空间, 而在两个空间中使用的 SVM 机器学习分类器的输入及输出形式并不能完全兼容, 故在本书中需要使用在几何代数空间描述的被称为几何代数支持向量机 (GA-SVM) 作为特征提取后的所要训练的机器学习分类器. 接下来将介绍用于线性可分类别的线性 GA-SVM 以及针对线性不可分类别的非线性 GA-SVM(即核函数的形式) 相关理论知识 [1-3].

6.4.1　线性 GA-SVM

在 6.4 节中介绍了在一个给定维度的几何代数空间 $\mathcal{G}_n$ 中, 空间中的任意的几何实体多重向量 M 都可以由 2^n 个不同的基底的线性组合来表示 (式 (6-40)). 在

本书中使用 $\mathcal{G}_3$ 空间来描述骨骼数据集及提取出的特征值, 即所构造的用于分类器输入的特征向量中的每一个分量都是一个在 $\mathcal{G}_3$ 空间中的多重向量. 考虑在 $\mathcal{G}_n$ 空间用于分类器的输入特征向量及输出结果的一般情况, 即分类器的输入特征向量由 $\mathcal{G}_n$ 空间中的 D 个多重向量构成, 其输出也是一个多重向量. 对于一个在输入训练数据集 $T = \{(x^1, y^1)\,(x^2, y^2)\,, \cdots, (x^N, y^N)\}$ 中的第 i 个特征向量 x^i 而言, 其维度为 $D \times 2^n$, 记为 $x^i \in \mathcal{G}_n^D$, 即 $x^i = [x_1^i, x_2^i, \cdots, x_k^i, \cdots, x_D^i]^{\mathrm{T}}, x_k^i \in \mathcal{G}_n$; 对于用于分类任务的机器学习模型来说, 其输出也将是一个多重向量, 输入特征向量 x^i 对应的标签为 $y^i \in \mathcal{G}_n$. 因此对于用于线性可分任务的线性可分 GA-SVM 来说, 其分类的模型就是选取一个最大间隔超平面将不同类别实例分隔开来, 即

$$f(x) = w^{\sim \mathrm{T}} x + b \tag{6-24}$$

其中 $x, w \in \mathcal{G}_n^D$ 且 $f(x), b \in \mathcal{G}_n$. 即将从训练数据集中学习到一个分隔超平面, 可由参数 w 来表征, 即

$$w = [w_1, w_2, \cdots, w_k, \cdots, w_D]^{\mathrm{T}} \tag{6-25}$$

其中参数 w_k 是位于 $\mathcal{G}_n$ 中的一个多重向量. 结合式 (6-24) 与式 (6-25), 可进一步得到

$$\begin{aligned}
f(x) &= w^{\sim \mathrm{T}} x + b \\
&= [w_1^{\sim}, w_2^{\sim}, \cdots, w_D^{\sim}]^{\mathrm{T}} [x_1, x_2, \cdots, x_D] + b \\
&= \sum_{i=1}^{D} w_i^{\sim} x_i + b
\end{aligned} \tag{6-26}$$

其中 $w_i^{\sim} x_i$ 是两个多重向量的几何积, 而 $w_i^{\sim}$ 是多重向量 w_i 的逆. 这与欧氏空间里的 SVM 的数学形式是类似的, 区别在于输入特征向量、输出预测结果、权重参数的形式的不同及权重参数 w_i 与特征向量的分量 x^i 的运算是两个多重向量的几何积. 类似地, 针对以上线性可分 GA-SVM 形式, 其优化目标为

$$\begin{aligned}
\min \quad & L(w, b) = \frac{1}{2} w^{\sim \mathrm{T}} w \\
\text{s.t.} \quad & y_{ij} \left(f\left(x^i\right)\right)_j = y_{ij} \left(w^{\sim \mathrm{T}} x^i + b\right)_j \geqslant 1 \\
& i = 1, 2, \cdots, N; \quad j = 1, 2, \cdots, 2^n
\end{aligned} \tag{6-27}$$

其中 i 表示训练集 T 中的第 i 个特征向量, 即 $i \in [1, N]$ 且 $x^i \in \mathcal{G}_n^D$, 而 j 表示输出的多重向量的第 j 个部分, 即 $j \in [1, 2^n]$, 例如 $j = 1$ 表示多重向量的标量部分

的系数, 而 $j = 2^n$ 代表伪标量 I 的系数. 针对用于分类的线性 GA-SVM 结构风险的形式也很直观, 其形式为

$$\min \quad L\left(w, b, \varepsilon\right) = \frac{1}{2} w^{\sim \mathrm{T}} w + C \sum_{i,j} \varepsilon_{ij}$$

$$\text{s.t.} \quad y_{ij}\left(f\left(x_i\right)\right)_j = y_{ij}\left(w^{\sim \mathrm{T}} x^i + b\right)_j \geqslant 1 - \varepsilon_{ij}$$

$$\varepsilon_{ij} \geqslant 0, \quad i = 1, 2, \cdots, N; \quad j = 1, 2, \cdots, 2^n \tag{6-28}$$

其中 C 是一个常量参数, 用于控制目标函数中寻找最大间隔超平面与保证数据点偏差量最小这两项的权重, ε_{ij} 代表松弛变量, 是需要优化的变量之一. 进一步地, 应用拉格朗日乘数法对线性 GA-SVM 的每个不等式约束引入拉格朗日乘子, 构建拉格朗日函数为

$$L\left(w, b, \varepsilon, \alpha, \mu\right) = \frac{1}{2} w^{\sim \mathrm{T}} w + C \sum_{i,j} \varepsilon_{ij} - \sum_{i,j} \mu_{ij} \varepsilon_{ij}$$

$$- \sum_{i,j} \alpha_{ij}(y_{ij}\left(w^{\sim \mathrm{T}} x^i + b\right)_j - 1 + \varepsilon_{ij}) \tag{6-29}$$

其中 $i = 1, 2, \cdots, N; j = 1, 2, \cdots, 2^n, \alpha_{ij}, \mu_{ij}$ 是拉格朗日乘子, 且有 $\alpha_i \in \mathcal{G}_n, \mu_{ij} \in \mathbf{R}$, 满足 $C \geqslant \alpha_{ij} \geqslant 0, \mu_{ij} \geqslant 0$. 对偶问题是拉格朗日的极大极小问题, 对式 (6-29) 求参数 w, b, ε_{ij} 的极小值有

$$\nabla_w L\left(w, b, \varepsilon, \alpha, \mu\right) = w - \sum_{i,j} \alpha_{ij} y_{ij} x^i = 0 \tag{6-30}$$

$$\nabla_b L\left(w, b, \varepsilon, \alpha, \mu\right) = -\sum_{i,j} \alpha_{ij} y_{ij} = 0 \tag{6-31}$$

$$\nabla_{\varepsilon_{ij}} L\left(w, b, \varepsilon, \alpha, \mu\right) = C - \alpha_{ij} - \mu_{ij} = 0 \tag{6-32}$$

可得到

$$w = \sum_{i,j} \alpha_{ij} y_{ij} x^i \tag{6-33}$$

$$\sum_{i,j} \alpha_{ij} y_{ij} = 0 \tag{6-34}$$

$$C - \alpha_{ij} - \mu_{ij} = 0 \tag{6-35}$$

将式 (6-33)~(6-35) 代入式 (6-29) 可得

$$\min_{w,b,\varepsilon} L(w,b,\varepsilon,\alpha,\mu) = -\frac{1}{2} \sum_{i,j} \sum_{m,j} \alpha_{ij} y_{ij} \alpha_{mj} y_{mj} (x^{\sim m\mathrm{T}} x^i) + \sum_{i,j} \alpha_{ij} \qquad (6\text{-}36)$$

对式 (6-36) 求对参数 α, μ 的极大值, 可得对偶问题

$$\max_{\alpha,\mu} -\frac{1}{2} \sum_{i,j} \sum_{m,j} \alpha_{ij} y_{ij} \alpha_{mj} y_{mj} (x^{\sim m\mathrm{T}} x^i) + \sum_{i,j} \alpha_{ij} \qquad (6\text{-}37)$$

也即求

$$\min_{\alpha,\mu} \quad \frac{1}{2} \sum_{i,j} \sum_{m,j} \alpha_{ij} y_{ij} \alpha_{mj} y_{mj} \left(x^{\sim m\mathrm{T}} x^i\right) - \sum_{i,j} \alpha_{ij}$$

$$\text{s.t.} \quad \sum_{i,j} \alpha_{ij} y_{ij} = 0; \quad 0 \leqslant \alpha_{ij} \leqslant C$$

$$i = 1, 2, \cdots, N; \quad j = 1, 2, \cdots, 2^n \qquad (6\text{-}38)$$

式 (6-38) 即为线性 GA-SVM 对应的拉格朗日对偶形式. 求得式 (6-38) 中对偶问题的最优参数组合 $\alpha^* = ([\alpha^*_{11}, \alpha^*_{12}, \cdots, \alpha^*_{12^n}], [\alpha^*_{21}, \alpha^*_{22}, \cdots, \alpha^*_{22^n}], \cdots, [\alpha^*_{N1}, \alpha^*_{N2}, \cdots, \alpha^*_{N2^n}])^{\mathrm{T}}$ 后, 原始问题的解 w^*, b^* 可表示为

$$w^* = \sum_{i,j} \alpha^*_{ij} y_{ij} x^i \qquad (6\text{-}39)$$

$$b^* = y^m - \sum_{i,j} \alpha^*_{ij} y_{ij} (x^{\sim i\mathrm{T}} x^m) \qquad (6\text{-}40)$$

6.4.2 非线性 GA-SVM

在 SVM 方法中, 对于线性不可分的数据集, 可以采用核方法将输入的线性不可分数据集的特征映射到更高维度的特征空间中去, 从而使得样本在高维度空间变得线性可分. 实现这一目标的方法是使用核函数将输入特征向量进行映射. 表 6-2 是非线性 GA-SVM 的学习算法.

在几何代数空间, 将数据集的特征映射到更高维度空间, 需要一个几何代数形式的映射函数 $\varnothing(x)$ 来对输入的多重向量 $x \in \mathcal{G}_n$ 进行基于各分量的在几何代数空间中的非线性映射, 即

$$\varnothing(x) = \varnothing_s(x) + \varnothing_{e_1}(x) e_1 + \varnothing_{e_2}(x) e_2 + \cdots + I \varnothing_I(x) \in \mathcal{G}_n \qquad (6\text{-}41)$$

上式表示对多重向量 x 的各个线性组合的基底分别进行非线性映射. 有了所需的映射函数 $\varnothing(x)$ 后, 构造的几何代数形式核函数 $K(x_p, x_q)$ 可表示为

$$K(x_p, x_q) = \varnothing(x_p)^\sim \varnothing(x_q) \tag{6-42}$$

上式表示多重向量 x_p 的映射后的逆与 x_q 映射后的多重向量之间的几何积. 应用核技巧, 将式 (6-36) 中 $x^{\sim mT} x^i$ 替换为 $K_j(x_p^m, x_q^i)$ 得到

$$\min_{\alpha, \mu} \quad \frac{1}{2} \sum_{i,j} \sum_{m,j} \alpha_{ij} y_{ij} \alpha_{mj} y_{mj} \sum_j K_j(x^m, x^i) - \sum_{i,j} \alpha_{ij}$$

$$\text{s.t.} \quad \sum_{i,j} \alpha_{ij} y_{ij} = 0; \ 0 \leqslant \alpha_{ij} \leqslant C$$

$$i = 1, 2, \cdots, N; j = 1, 2, \cdots, 2^n \tag{6-43}$$

式 (6-43) 就是可以用于非线性分类的 GA-SVM 的优化目标.

表 6-2　非线性 GA-SVM 学习算法

算法名称: 非线性 GA-SVM 学习算法
输入: 训练数据集 $T = \left\{ \left(x^1, y^1\right) \left(x^2, y^2\right), \cdots, \left(x^N, y^N\right) \right\}$, 其中 $x^i \in \mathcal{G}_n^D, y^i \in \mathcal{G}_n, i = 1, 2, \cdots, N$.   输出: 分类决策函数.   (1) 选取适当的核函数 $K(x_p, x_q)$ 及参数 C, 构造并求解最优化问题 $$\min_{\alpha, \mu} \quad \frac{1}{2} \sum_{i,j} \sum_{m,j} \alpha_{ij} y_{ij} \alpha_{mj} y_{mj} \sum_j K_j(x^m, x^i) - \sum_{i,j} \alpha_{ij}$$ $$\text{s.t.} \sum_{i,j} \alpha_{ij} y_{ij} = 0; 0 \leqslant \alpha_{ij} \leqslant C$$ $$i = 1, 2, \cdots, N; j = 1, 2, \cdots, 2^n$$ 求得最优化解 $$\alpha^* = ([\alpha_{11}^*, \alpha_{12}^*, \cdots, \alpha_{12n}^*], [\alpha_{21}^*, \alpha_{22}^*, \cdots, \alpha_{22n}^*], \cdots, [\alpha_{N1}^*, a_{N2}^*, \cdots, \alpha_{N2n}^*])^T$$ (2) 选择 α^* 中的一个正分量 $0 \leqslant \alpha_{ij}^* \leqslant C$, 计算 $$b^* = y^m - \sum_{i,j} \alpha_{ij}^* y_{ij} \sum_j K_j(x^m, x^i)$$ (3) 构造决策函数 $$y = \text{gasign}(f(x)) = \text{gasign} \left(\sum_{i,j} \alpha_{ij}^* y_{ij} \sum_j K_j(x^m, x^i) + b^* \right)$$

6.5　本 章 小 结

在本章中, 首先借助人体不同类型的关节对人体骨骼控制出发, 利用第 5 章介绍的几何代数空间中几何对象在空间的旋转描述符, 6.2.1 节介绍了使用关节旋转表征人体姿态的含义及其优势, 其可以表征人体的骨骼向量在空间中的旋转

信息, 这种表征是尺度、视角不变的, 也介绍了所考虑的具体关节的位置及数量; 6.2.2 节介绍了人体朝向表征的第二个重要部分, 即关节空间夹角及提取的夹角的位置、定义及数量等; 6.3 节介绍了使用人体姿态朝向表征的人体集成动作分类方法及其实现算法, 在这个方法中, 将人体姿态而不是整体的人体动作作为人体姿态分类器的输入, 训练的人体姿态分类器对人体动作的每一帧的人体姿态进行分类, 从而得到的一个结果序列, 最后对其进行集成给出分类结果. 这种方法只考虑了人体在空间中的姿态, 几乎没有考虑人体的动作在时间上的变化特征, 也正因此, 得以将组成人体动作的人体姿态独立出来并对其进行专门的分类, 从而进行诸如实时姿态校准, 而不需在得到所有动作包含的所有姿态之后才进行表征提取和进行分类, 从而得到动作分类结果. 此外, 本章介绍的集成动作分类方法将人体动作的特征提取及分类时间进行分散, 在得到一个人体姿态后就可以通过姿态分类器对其分类, 这样使得分类识别延时时间可以大幅缩小, 几乎可以实时同步进行, 即在得到完整的人体动作的同时即可给出分类的结果. 最后介绍了用于人体姿态分类的 SVM 在几何代数空间中的数学形式以及非线性 GA-SVM 算法流程.

参 考 文 献

[1] Jun B J, Choi I, Kim D. Local transform features and hybridization for accurate face and human detection. IEEE Transactions on Pattern Analysis and Machine Intelligence, 2013, 35(6): 1423-1436.

[2] Demircan E, Kulic D, Oetomo D, et al. Human movement understanding. IEEE Robotics & Automation Magazine, 2015, 22(3): 22-24.

[3] 冉宪宇, 刘凯, 李光, 等. 自适应骨骼中心的人体行为识别算法. 中国图象图形学报, 2018, 23(4): 519-525.

第 7 章 基于几何代数的人体姿态朝向表征算法分析、验证及应用

本章将对在第 6 章中介绍的基于几何代数的人体关节朝向表征对人体姿态的鉴别力、有效性进行实验验证. 首先介绍使用 Kinect V2 采集的一个由关节坐标数据和骨骼旋转朝向数据构成的数据集, 以及在这个数据集上的实验结果; 随后使用公用数据集 SYSU-3D-HOI 来验证所提出的集成动作分类策略的简单、有效性; 最后介绍使用基于几何代数的人体关节朝向特征对人体姿态的表征在实时的人体姿态校准方面的简单应用.

7.1 基于 Kinect V2 骨骼朝向数据集

现有的人体骨骼数据集几乎都是使用 Kinect V1 以及 MoCap 设备采集得到的, 而可用的使用 Kinect V2 设备采集的公用数据集还非常少, 目前可用的基于传感器 Kinect V2 采集的公用数据集有两个, 分别是电信系统团队 (TST) 创建的一组数据集和 NTU-RGB+D 动作识别数据集[1], 但相对于 Kinect V1 来说, Kinect V2 能提供更好的数据精度, 也能提供更科学的人体骨骼模型的关节配置, 且现有的骨骼数据集的动作类型几乎都是人体日常活动以及特定用途的动作如摔倒类型的模拟等, 形式相对来说还很单一, 较为常见的人体锻炼的动作如压腿、开合跳、深蹲等较为专业的动作类型组成的数据集几乎没有. 此外, 对于骨骼数据, Kinect V2 除了可以给出人体的 25 个关节位置空间坐标外, 还可以提供相应的关节的旋转四元数, 其是人体姿态的另一种描述形式, 这在现有的 Kinect V2 的骨骼数据集中也都没有提供. 本节将介绍一个在研究期间采集的基于 Kinect V2 传感器的 3D 骨骼数据集, 主要包含两部分数据, 分别是常规的关节骨骼坐标数据以及各个关节对应的朝向四元数数据.

这个数据集, 被命名为深圳大学 3D 骨骼及朝向数据锻炼动作识别数据集 (SZU 3D Skeleton & Orientation Exercise Action Recognition Dataset, SZU-3D-SOEARD), SZU-3D-SOEARD 包含 12 个不同的人体锻炼动作, 分别是深蹲、开合跳、手臂绕环、原地踏步、双臂左右摆、TW 伸展、左-侧抬腿、右-侧抬腿、双侧压腿、肩膀绕环、摇臂、挥手. 这 12 个动作有别于人体在日常生活场景中的喝水、打电话等动作, 是具有锻炼意味的人体动作, 对这种动作类型进行分类识别

有许多应用场景, 例如可以对识别到的动作如深蹲等进行动作的打分及校准, 并根据校准的结果进行锻炼的指导, 以达到更好的锻炼目的, 这 12 个不同的动作的示例骨骼姿态如图 7-1 所示. 在图 7-1 中, 每一行是一个动作类别, 每个动作类别分别展示从起始到结束的 5 个具有代表性的骨骼帧 (人体姿态).

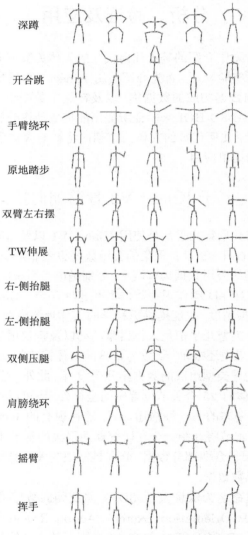

深蹲

开合跳

手臂绕环

原地踏步

双臂左右摆

TW伸展

右-侧抬腿

左-侧抬腿

双侧压腿

肩膀绕环

摇臂

挥手

图 7-1　12 个不同的锻炼动作的示例骨骼姿态

数据集由 10 个不同的个体/受试者对每个动作分别做 3 次采集得到, 即共有 $12 \times 10 \times 3 = 360$ 个动作序列, 采集的数据帧率为 30fps. 不同种类的动作由于动作时间长短不一, 所包含的数据帧的帧数各不相同, 即使是同一个人做的同一个动作, 由于快慢不一, 帧数也各不相同, 例如对于锻炼动作深蹲和开合跳, 由同一个人分别做 3 次, 包含的数据帧的帧数分别为 123, 112, 135 和 91, 80, 81. 360 个动作序列总的包含的帧数为 25485. Kinect V2 提供的骨骼数据除了有 25 个关节空间坐标外, 还有这 25 个关节的空间绝对朝向数据, 数据形式是四元数, 采集的每一个动作序列实例的每一帧都包含这两个类型的数据.

7.2 在数据集 SZU-3D-SOEARD 上的表征 和分类算法分析、验证

第 6 章提出的基于关节朝向的人体姿态表征需要两个类型的数据, 来提取所提出的人体姿态表征所需的表征数据, 分别是骨骼关节坐标数据进行关节角度的提取, 以及骨骼关节旋转数据提取所需的骨骼旋转数据分量. 对于前者, 一般的公用数据集都提供, 但骨骼关节旋转数据几乎没有, 而在 SZU-3D-SOEARD 中, 这两部分数据都可由 Kinect V2 深度传感器提供. SZU-3D-SOEARD 中的骨骼关节旋转数据是以四元数的形式提供的, 描述的是人体骨骼在空间中的旋转, 这与所提出的表征方法是契合的; 此外, 四元数代数是几何代数的一个子空间代数, 相互之间可以共通, 由于四元数描述的是刚体在三维空间中的旋转, 故其对应的是在三维几何代数空间的刚体旋转描述符. 在四元数中, 一个四元数 Q 可以表示成如下形式

$$Q = w + x\mathrm{i} + y\mathrm{j} + z\mathrm{k} \tag{7-1}$$

其中 $w, x, y, z \in \mathbf{R}$, 而 i, j, k 是虚数单位, 物理意义是旋转, 且有以下数学运算性质

$$\mathrm{i}^2 = \mathrm{j}^2 = \mathrm{k}^2 = \mathrm{ijk} = -1 \tag{7-2}$$

$$\mathrm{ij} = -\mathrm{ji} = \mathrm{k}, \quad \mathrm{jk} = -\mathrm{kj} = \mathrm{i}, \quad \mathrm{ki} = -\mathrm{ik} = \mathrm{j} \tag{7-3}$$

每个四元数都由四部分构成, 可以看作是 $1, \mathrm{i}, \mathrm{j}, \mathrm{k}$ 的线性组合. 式 (2-66) 中, 在三维几何代数空间中的刚体旋转可以看作是 $1, e_2e_3, e_3e_1, e_1e_2$ 的线性组合, 对于分量 e_2e_3, e_3e_1, e_1e_2, 根据几何代数的数学性质有

$$(e_i e_j)^2 = e_i e_j e_i e_j = -e_i e_i e_j e_j = -e_i^2 e_j^2 = -1 \tag{7-4}$$

其中 $i \neq j, i, j \in [1, 2, 3]$. 即可将 $1, \mathrm{i}, \mathrm{j}, \mathrm{k}$ 与 $1, e_2e_3, e_3e_1, e_1e_2$ 的各部分一一对应, 两者有相同的几何意义, 即刚体绕某个空间中的轴 $r = (r_x, r_y, r_z)$ 旋转了角度 θ. 故在这里可以直接使用数据集中的描述骨骼关节旋转数据的四元数参数来代替式 (2-66) 所需的几何代数表征的对应的参数.

　　为了突出所提出的两部分表征的分类能力, 在验证分类效果时对特征采用了 3 种设置, 分别是只有关节角度特征 (JA) 的表征、只有关节旋转特征 (JO) 的表征及包含全部特征 (JAO) 的表征, 且对于每一种设置, 都观察了单帧姿态分类效果及对单帧分类结果集成后的动作分类结果. 对于数据集的分割, 采用的方法是将一半受试者所做的动作的所有姿态用作对单帧分类器的训练, 剩余的一半所做的动作数据集用作测试. 训练的人体姿态分类器使用高斯朴素贝叶斯和几何代数支持向量机 (GA-SVM) 机器学习方法, 且对于 GA-SVM 分别使用了线性核函数与多项式核函数, 共有三种类型单帧姿态分类器: 基于线性核函数的单帧分类器、基于非线性核函数的单帧分类器、基于多项式核函数的单帧分类器.

　　在第一种只有关节角度表征 (JA) 的设置中, 采用分割好的训练数据集分别训练了一个高斯朴素贝叶斯和 GA-SVM 人体姿态分类器, 以对每一个在测试数据集中的人体姿态进行分类; 训练时, 其输入是只有 16 个关节角度的人体表征向量及其对应所属的动作类型的标签, 对于属于同一个动作类型的所有在训练数据集里的人体姿态, 都将其标签设置为其所构成的动作的标签. 训练好单帧分类器之后, 提取测试集里每一帧的 16 个关节角度数据, 使用训练好的机器学习分类器对其逐个进行分类分别得出其分类结果, 随后将单帧分类结果以每个动作为单位进行投票集成, 得到每个动作的分类结果. 对于每一个类型的分类器, 测试集中的每一个姿态得到的单帧分类结果的混淆矩阵分别如图 7-2(a)、图 7-3(a)、图 7-4(a) 所示, 测试集中的每一个动作的集成分类结果混淆矩阵分别见图 7-2(b)、图 7-3(b)、图 7-4(b).

　　高斯朴素贝叶斯分类器对人体姿态分类效果的平均分类准确率为 71.7%. 从图 7-2(a) 可以看出, 对于动作类别双臂左右摆、双侧压腿、肩膀绕环及挥手, 提取的关节角度特征对其有较强的鉴别力, 单帧分类效果都达到 92% 以上, 对这四个动作的单帧分类结果进行集成后, 很容易推断其有 100% 的动作分类识别准确率, 图 7-2(b) 对应的集成分类结果也印证了这一推测; 对于动作类别深蹲、手臂绕环、原地踏步、左-侧抬腿、右-侧抬腿、摇臂这些动作, 单帧分类准确率都在 52% 以上, 集成分类结果后, 从图 7-2(b) 中可以发现这些动作的分类准确率在 73% 以上, 甚至有的能达到 100%(深蹲), 有近乎 19% 的平均准确率的提升; 对于类别开合跳及 TW 伸展来说, 两个类别的单帧分类准确率在 45% 以下, 但同样进行集成操作后, 开合跳的动作分类准确率从单帧的 43.3% 达到 66.7%, 而 TW 伸展也从 32.6% 的单帧提升到 46.7% 的分类准确率; 集成操作后, 对于整个动作为单位的平均分类准确率达到了 84.44%. 对于能理想区分出各个类别的动作的单帧分类器, 其混淆矩阵应该是一个单位矩阵, 集成操作后也自然是达到了

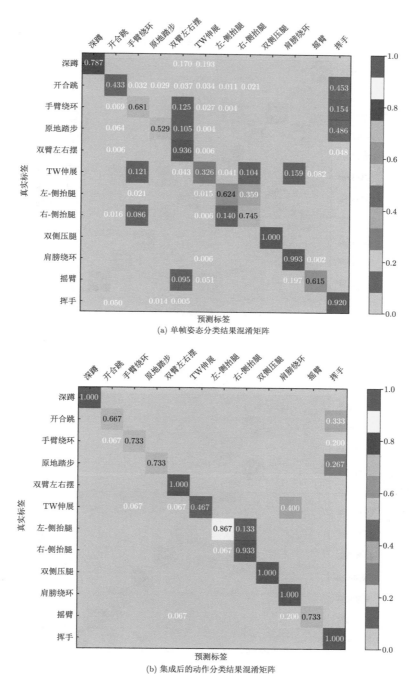

(a) 单帧姿态分类结果混淆矩阵

(b) 集成后的动作分类结果混淆矩阵

图 7-2 JA 特征在数据集 SZU-3D-SOEARD 上基于高斯朴素贝叶斯分类器的分类结果
混淆矩阵

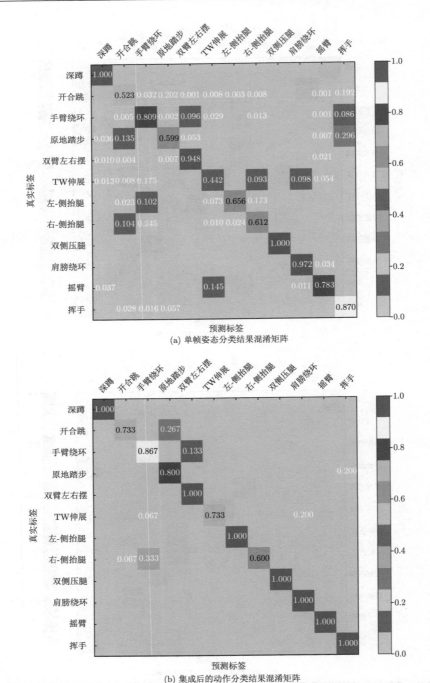

(a) 单帧姿态分类结果混淆矩阵

(b) 集成后的动作分类结果混淆矩阵

图 7-3　JA 特征在数据集 SZU-3D-SOEARD 上基于线性核函数 GA-SVM 分类器的分类结果混淆矩阵

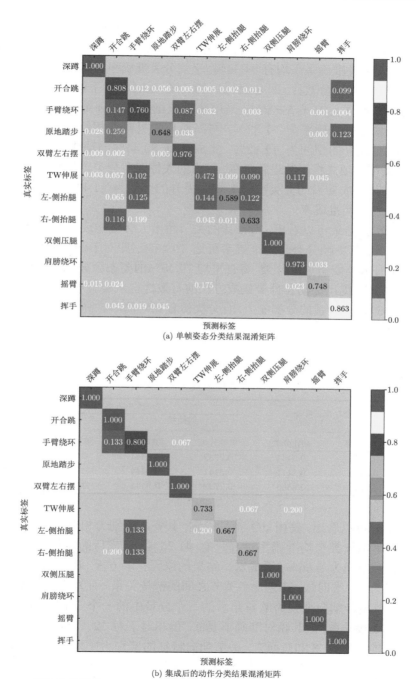

(a) 单帧姿态分类结果混淆矩阵

(b) 集成后的动作分类结果混淆矩阵

图 7-4　JA 特征在数据集 SZU-3D-SOEARD 上基于多项式核函数 GA-SVM 分类器的分类结果混淆矩阵

理想的 100％分类效果, 但由于动作类别之间的重叠等因素, 会出现分类的准确度下降, 对于高斯朴素贝叶斯分类器而言, 其只有 71.7％的单帧平均分类准确率, 而集成以后动作分类准确率平均有 84.44％, 平均分类准确率在集成前后相对提升的空间为 12.74％(按百分数计, 即 84.44％−71.7％＝12.74％, 下同).

分类能力更强大的 GA-SVM, 采用线性核函数进行训练, 得出的人体姿态分类器的平均分类准确率为 77.32％, 与高斯朴素贝叶斯相似, 其集成前后的分类准确率相对提升的空间为 12.12％, 集成后有 89.44％的动作分类准确率. 对 GA-SVM 采用多项式核函数进行训练, 得出的人体姿态分类器的平均分类准确率为 79.45％, 其集成前后的分类准确率相对提升的空间为 11.11％, 集成后有平均 90.56％的动作分类准确率.

从以上实验结果可以看出, 所设计的关节角度人体姿态表征对人体姿态具有较好的鉴别力, 其单帧分类平均准确率可达 79.45％, 即对于一个动作来说, 将其中包含的所有人体姿态进行分类, 将有平均 79.45％的姿态会被识别为正确的所属动作类别. 此外, 提出的动作分类集成方法的有效性也从实验中显现, 平均分类准确率有 90.56％, 有较强的分类能力, 且分类流程相对简单、高效.

对于第二个特征设置 (JO), 即只运用设计的关节旋转朝向特征进行人体姿态表征, 得到的各个分类结果见表 7-1.

表 7-1　各种配置对应的分类结果

| | 高斯朴素贝叶斯 | | GA-SVM | | | |
| | | | 线性核 | | 多项式核 | |
	单帧分类	动作分类	单帧分类	动作分类	单帧分类	动作分类
JA	0.7170	0.8444	0.7732	0.8944	0.7945	0.9056
JO	0.3416	0.4111	0.3141	0.3444	0.4125	0.5111
JAO	0.7249	0.8556	0.7722	0.9444	0.8104	0.9111

从表 7-1 可以看出, 使用 JO 特征设置, 其姿态鉴别力相对于关节角度来说, 要低很多, 单帧分类平均准确率最高只有 41.25％, 集成后的动作分类准确率有 51.11％, 提升空间为 9.86％, 造成这一结果的原因有多方面, 首先, 设计的关节角度特征更多为 16 维向量, 其包含了关节之间的链接关系, 而关节朝向数据只有 8 维, 只是关节旋转朝向变换为欧拉角后的三个分量中的一个, 且几乎抛弃了关节之间的相对连接关系, 故其相对准确率要低. 但相对于对 12 个不同的动作类型进行随机猜测的准确率 8.33％而言, 关节朝向特征的鉴别力平均 51.11％也是较强的, 对类别的鉴别有所帮助, 这部分实验也验证了集成方法的有效性. 最后一种特征配置是使用全部的特征 (JAO) 来进行姿态及动作分类, 其中三种类型分类器的分类结果混淆矩阵分别见图 7-5、图 7-6、图 7-7, 各自的平均分类准确率见表 7-1.

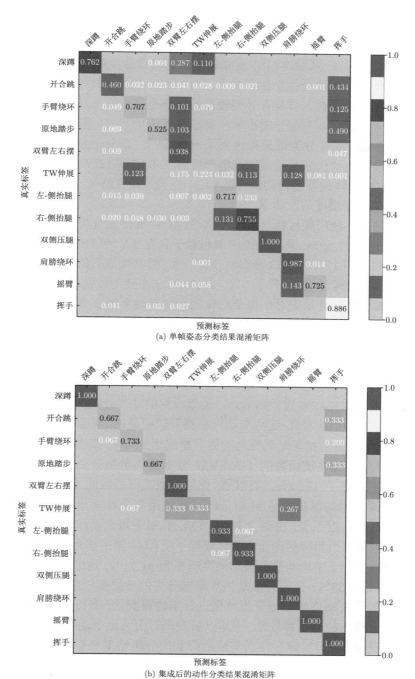

(a) 单帧姿态分类结果混淆矩阵

(b) 集成后的动作分类结果混淆矩阵

图 7-5　JAO 特征在数据集 SZU-3D-SOEARD 上基于高斯朴素贝叶斯分类器的分类结果
混淆矩阵

　　从图 7-5(a) 可知, 对于训练的高斯朴素贝叶斯人体姿态分类器, 其单帧的人体姿态平均分类识别准确率为 72.49%, 相对于只有 JA 特征的单帧分类准确率 71.7% 提升了 0.79%; 从图 7-5(b) 可知集成后的动作分类准确率为 85.56%, 相对于只有 JA 特征的集成分类结果其提升了 1.12%. 利用设计的全部特征 JAO 训练的高斯朴素贝叶斯对人体姿态分类较差的动作是开合跳与 TW 伸展, 单帧分类准确率都低于 46%; 在单帧分类准确率高于 70% 的动作中, 除了手臂绕环这个动作, 其余的集成后动作分类结果都达到了 93% 以上, 部分达到了 100% 的平均准确率. 集成前后的动作分类结果的准确率提升了 6.07%. 在高斯朴素贝叶斯人体姿态分类器中, 人体关节旋转朝向特征 (JO) 在关节角度特征 (JA) 分类准确率的基础上提升了一定幅度的准确率.

　　在图 7-6 中, 使用线性核函数的 GA-SVM 训练出的分类器其单帧分类结果的平均准确率为 77.22%, 其平均准确率相对于只有 JA 特征的同样配置的分类器反而略微降低了 0.1%, 没有改善单帧分类效果, 但其集成后的动作分类结果的平均准确率为 94.44%, 同比提升了 5%. 具体来看, 在使用线性核函数的 GA-SVM 分类器中, 其单帧分类结果对于每个动作的平均准确率都在 57% 以上, 相对于只有 JA 特征的同样配置的 GA-SVM 分类器来说, 关节旋转朝向特征 (JO) 对部分动作类别如开合跳、TW 伸展这两个动作的单帧分类效果进行了提升, 开合跳的单帧分类平均准确率由 52.3% 提升到了 61.3%, 相应的集成后的动作分类结果的平均准确率由 73.3% 提升到了 93.3%, 类似地, TW 伸展相应的变化分别是, 单帧分类平均准确率由 44.2% 提升到 60%, 而集成后的动作分类结果的平均准确率也由 73.3% 提升到了 93.3%. 这两个动作是提升较明显的, 其余的各种动作也有一定幅度的提升, 最终的结果是其整体的提升空间达到 5%, 即由 89.44% 到 94.44% (见表 7-1). 使用线性核函数的 GA-SVM 分类器其单帧分类器的分类结果集成后平均准确率提升了 17.22%. 类似地, 使用多项式核函数的 GA-SVM 分类器其单帧分类结果的平均准确率达到 81.04%, 比使用高斯朴素贝叶斯或线性核函数的 GA-SVM 要高出不少, 由图 7-7(a) 可知, 其对于每个动作的单帧分类效果都在 60% 以上, 集成后相应的动作分类结果除了动作右-侧抬腿为 60% 外, 分类的准确率都在 80% 以上, 平均动作分类结果准确率为 91.11%, 这比使用线性核函数的 GA-SVM 要低 3.33%. 原因可能是虽然单帧分类的效果都较好, 但是这个平均值是将类别里的所有动作的单帧分类结果进行平均得到的, 有可能在类别里的某个动作的大部分姿态的分类都较差, 平均以后表面看上去这个动作有至少 60% 的姿态进行了正确分类, 但实际在投票集成后得到的分类结果是误分类为其他的动作类型.

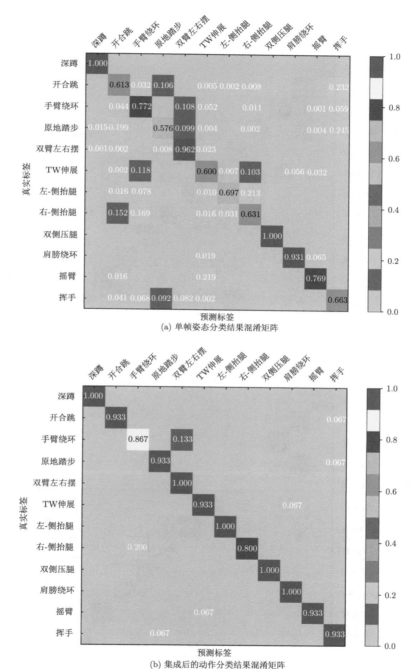

(a) 单帧姿态分类结果混淆矩阵

(b) 集成后的动作分类结果混淆矩阵

图 7-6 JAO 特征在数据集 SZU-3D-SOEARD 上基于线性核函数 GA-SVM 分类器的分类
结果混淆矩阵

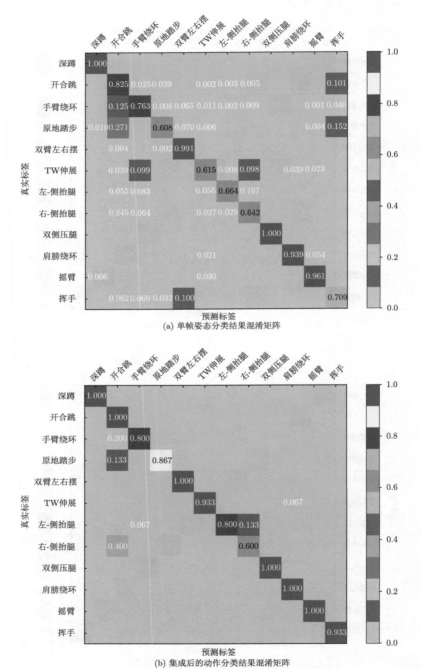

(a) 单帧姿态分类结果混淆矩阵

(b) 集成后的动作分类结果混淆矩阵

图 7-7　JAO 特征在数据集 SZU-3D-SOEARD 上基于多项式核函数 GA-SVM 分类器的分类结果混淆矩阵

通过以上的实验及分析可知, 所提出的基于关节角度及旋转朝向的人体姿态表征的最高单帧分类准确率可达 81.04%, 考虑到各种动作的多样性及各种动作之间在某些小片段内重叠或具有类似片段, 这种表征对单一的人体姿态而言有较强的表征能力. 对于提出基于人体动作分类器的投票集成动作分类方法, 实验也验证了其有效性、简单及高效性, 在采集的数据集 SZU-3D-SOEACD 上, 使用线性核函数的 GA-SVM 的集成分类平均准确率可达 94.44%.

7.3 在数据集 SYSU-3D-HOI 上的表征和分类算法分析、验证

为了进一步验证本书所提出的基于关节角度的人体姿态表征及基于人体表征的集成的人体动作的分类方法的有效性, 在本节将使用由 Kinect V1 收集的公用数据集 SYSU-3D-HOI 来评估提取的特征及集成分类方法的有效性. SYSU-3D-HOI 是由中山大学 (Sun Yat-sen University, SYSU)iSEE 智能科学与系统实验室的胡建芳团队收集的 3D 人体与物品相交互 (Human Object Interaction, HOI) 的数据集 (SYSU-3D-HOI). 在 SYSU-3D-HOI 数据集中, 包含 12 个由 40 个不同的人与手机、椅子、背包、钱包、扫帚、拖把这 6 个物品交互所做的动作, 其中共包含有 480 个动作序列, 这 12 个动作分别为喝水、倒水、打电话、玩手机、背书包、装背包、坐下、搬椅子、拿出钱包、从钱包拿物品、拖地和扫地. 其提供的数据形式有每一帧的 RGB 彩色照片、深度数据、骨骼坐标数据, 其没有骨骼的朝向数据, 故在验证过程中, 只使用设计提取的如图 7-8(a) 所示的关节角度特征 (JA) 来进行验证分析. 评估策略采用的是留出法, 将每个动作的 40 个动作序列的三分之二作为训练数据集, 剩余的三分之一留作测试数据集.

提取出如图 7-8(a) 所示的 16 个设计的关节角度后, 使用训练数据集的人体姿态特征训练 GA-SVM, 其采用多项式核函数, 之后使用测试集进行测试, 其单帧分类结果及集成后的动作分类结果如图 7-8 所示. 从图 7-8 可知, 其人体姿态分类结果的平均准确率为 55.55%, 从图 7-8(a) 可以看出, 对于动作类型倒水、装背包和扫地这三个动作来说, 其单帧分类准确率都不到 37%, 相对较低, 而其余的动作的单帧分类准确率都在 53% 以上, 大部分在 60% 以上; 对单帧分类结果运用所提出的投票集成分类方法, 其动作分类结果的平均准确率为 84.62%, 从图 7-8(b) 可以看出, 单帧分类较差的三个动作除了装背包外, 另外的两个动作集成分类效果都相对较高, 例如其中倒水的单帧分类准确率为 37%, 集成以后对应的倒水动作的分类准确率达到 61.5%; 剩余的单帧分类准确率较高的类别提升后的相应的动作分类准确率都在 84% 以上, 甚至有的达到 100% 的分类准确率.

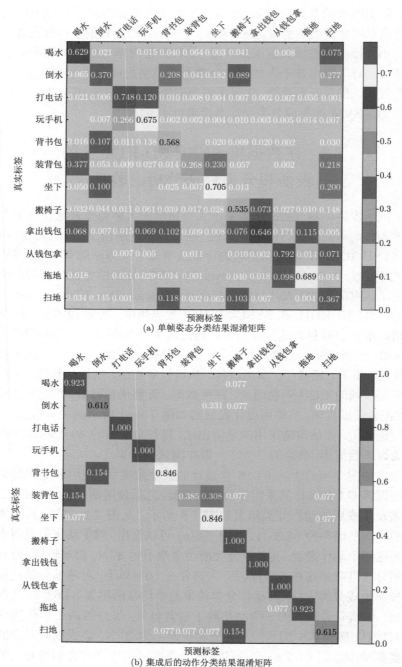

(a) 单帧姿态分类结果混淆矩阵

(b) 集成后的动作分类结果混淆矩阵

图 7-8 JA 特征在数据集 SYSU-3D-HOI 上基于多项式核函数 GA-SVM 分类器的分类结果混淆矩阵

对于数据集 SYSU-3D-HOI 而言, 只使用提取的关节角度特征 (JA) 来进行评估分析, 其动作分类准确率达到 84.62%, 与其他的同类方法在这个数据集上的分类结果准确率的比较见表 7-2.

表 7-2 在数据集 SYSU-3D-HOI 上的各方法的分类准确率的比较

方法	准确率/%
HON4D[3]	79.22
DS+SVM[2]	75.53
DCP+SVM[2]	77.32
DDP+SVM[2]	78.29
DS+DCP+DDP+SVM[2]	82.78
DS+DCP+DDP+MTDA[4]	84.21
DS+DCP+DDP+JOULE-Score[2]	84.24
DS+DCP+DDP+JOULE-SVM[2]	84.89
JA+GA-SVM	84.62

表 7-2 中展示的方法都是基于手动特征工程的方法之间的分类效果在数据集 SYSU-3D-HOI 上的比较, 此外, 在基于手动特征工程提取动作表征的方法中, 使用的数据形式除了骨骼坐标数据外, 还有彩色图像信息及深度图像信息, 如在文献 [2] 中动作分类使用的数据类型除了骨骼数据提取的关节轨迹特征 (Dynamic Skeleton, DS) 外, 还有基于彩色 RGB 图像提取的特征 (Dynamic Color Pattern, DCP) 及基于深度数据提取的特征 (Dynamic Depth Patterns, DDP). 从分类结果来看, 使用本书提出的特征及集成分类方法在数据集 SYSU-3D-HOI 上得到的分类准确率几乎与最先进的基于手动特征提取的方法相当, 对于仅仅只使用骨骼坐标数据进行动作分类的方法中, 文献 [5] 的 DS+SVM 的方法在此数据集上的平均分类准确率为 75.43, 而本书提出的 JA+GA-SVM 方法能得到 84.62% 的平均分类准确率.

以上的实验结果表明, 本书提出的关节角度特征对于人体姿态的表征有较强的鉴别力, 在此基础上的集成动作分类方法也表现出很强的动作分类识别能力, 比同类型的基于骨架数据的动作分类识别能力要强.

7.4 基于单帧人体姿态朝向表征的在线实时姿态校准系统

在第 6 章介绍的基于几何代数的人体姿态分类器的基础上, 本书探索研究了一个在线实时的人体姿态校准系统, 用于对人体的姿态进行实时的校准. 图 7-9 是此校准系统的工作流程图.

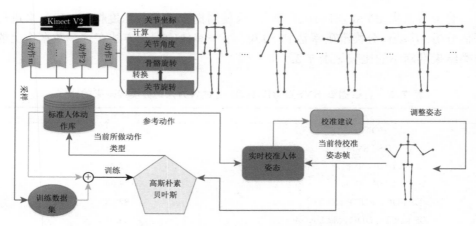

图 7-9　在线实时校准系统的工作流程图

如图 7-9 所示, 校准系统在最开始使用 Kinect V2 传感器根据要校准的锻炼动作采集一个用于进行校准参考的标准人体动作库, 同时也会采集相对应的训练数据用于训练人体姿态分类器, 采集的数据包含 Kinect V2 提供的关节坐标数据和关节朝向数据, 以及提前计算好的人体姿态的关节角度特征及关节朝向特征. 在校准阶段, 实时采集人体姿态, 使用分类器判定其属于的动作类型, 并在标准库中取出对应的参考动作, 随后在参考动作中提取最接近当前姿态的一帧人体姿态, 采用校准方法给出校准建议以指导人体调整姿态, 当姿态在给定的差异允许的范围内时校准结束. 表 7-3 是此系统的姿态校准算法.

表 7-3　姿态校准系统的工作流程

算法名称: 姿态校准算法
输入: 标准库 S, 当前姿态数据 $J_{\mathrm{pos}} = [J_p, J_o]$.
(1) For J_p in J_{pos}: 提取出关节夹角表征 $J_a = [\theta_1, \theta_2, \cdots, \theta_{16}]$.
(2) For J_o in J_{pos}: 变换得到关节朝向表征 $J_e = [e_y^1, e_y^2, e_y^3, e_y^4, e_y^5, e_y^6, e_y^7, e_y^8]$.
(3) 得到人体姿态表征 $J_{\mathrm{rep}} = [J_a, J_e]$.
(4) J_{rep} 经过高斯朴素贝叶斯分类器得到一个动作类别标签 C.
(5) 从标准库 S 中取出类别标签 C 对应的标准动作 C.
(6) 对关节角度特征应用式 (7-5) 得到在标准动作 C 中与当前姿态最相似的姿态作为校准参考姿态帧 $J_{\mathrm{pos}}^{\mathrm{ref}}$.
(7) 计算当前姿态与参考姿态之间的关节夹角的差异.
(8) 若在差异的允许范围内, 结束当前姿态的校准, 否则给出校准建议帮助姿态的调整并返回 (1) 重复.

在校准工作进行之前, 首先将需要校准的动作提前采集, 用于作为校准参考的标准数据库, 此数据库包含 Kinect V2 提供的关节坐标数据、骨骼的旋转数据以及提前计算好的用于分类与校准的骨骼角度特征数据和骨骼旋转特征数据, 提取计算并保存是为了实时性, 不需要每次校准都重复计算相同的数据, 同时, 为了

训练人体姿态分类器 (高斯朴素贝叶斯), 也采集了相应的训练数据库对其进行训练, 并保存训练后的模型参数用于后续的校准步骤.

在有了标准数据库和单帧姿态分类器后, 将对实时的人体姿态进行校准. 在校准流程中, 首先使用 Kinect V2 实时采集得到人体关节坐标数据和骨骼朝向数据, 按照在第 6 章介绍的方法提取人体姿态朝向表征, 将其送入训练好的人体姿态分类器, 得到当前姿态所属的动作类别, 从而得到用于校准的参考动作类别. 为了执行姿态校准, 还需要得到当前姿态在参考动作类别中的参考姿态. 本书使用在第 7 章介绍的人体姿态朝向表征为人体姿态的特征向量, 将当前待校准的人体姿态与参考动作类别中的每一帧进行相似性度量, 取与参考动作类别中最相似的姿态作为参考姿态, 用于后续的校准步骤, 如图 7-10 所示. 本书使用的相似性度量为距离度量, 对于两个人体姿态帧 i, j 来说, 两者的距离为

$$d_{ij} = \sqrt{\sum_{n=1}^{8} \left(J_{o_n}^i - J_{o_n}^j \right)^2 + \sum_{n=1}^{16} \left(J_{a_n}^i - J_{a_n}^j \right)^2} \tag{7-5}$$

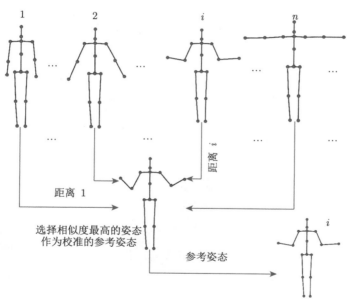

图 7-10　获取参考姿态帧的流程

在得到参考的姿态后就着手进行姿态校准任务, 在这个阶段按照四肢各部位的姿态关节角度特征的差异来进行指导, 以人体右臂为例, 提取了四个角度特征, 对于肘关节, 其只有一个维度, 根据角度差异指导其右小臂的屈或伸以匹配到参

考姿态帧, 对于肩关节, 其在三个轴向都可以进行运动, 根据骨骼在三个轴向上的角度差异指导其调整身体姿态. 对人体其余四肢做同样的校准步骤, 得到整体的校准建议并反馈给人体用于进行姿态的调整, 当各个部位的差异在给定的范围内时校准结束, 否则进行下一个校准迭代. 为了检验系统的可行性, 本书建立了一个小型的人体锻炼数据库, 其包括用于校准参考的标准数据库和对应的用于训练单帧人体姿态分类器的训练数据库, 用于对方法可行性进行验证. 具体的数据库信息见表 7-4 的校准数据库信息.

表 7-4　校准数据库信息

数据集的帧数	TW 伸展	侧抬腿	手臂绕环	摆臂	摇臂	原地踏步
标准数据库	76	96	79	69	93	130
训练数据库	454	363	327	376	287	365
测试数据库	150	202	156	121	105	149

　　首先使用训练数据库对人体姿态分类器进行训练, 并在测试集上进行测试, 得到的单帧分类结果的混淆矩阵见图 7-11.

　　从图 7-11 可知, 在这个小型的数据集上, 分类结果在手臂绕环这个动作上分类较差, 其只有 56.7% 的平均分类准确率, 其他的动作都有 83% 的平均单帧分类准确率.

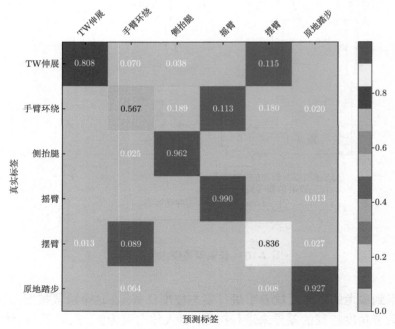

图 7-11　单帧分类结果的混淆矩阵

有了所需的分类模型, 本书进行了部分在线实时的人体姿态校准实验, 图 7-12 是部分人体动作中的部分人体姿态的校准结果.

实验表明构建的实时校准系统可以以每秒 30 帧的速率进行人体姿态校准流程, 在过程中, 人体可以随意在不同的动作间及动作中的不同姿态之间进行切换, 系统通过单帧人体姿态分类器来对其进行鉴别, 并执行相应的校准.

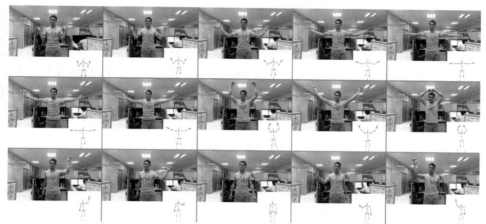

图 7-12   实时校准系统的部分校准结果. 每一行对应一个人体动作, 从上到下对应的动作分别为 TW 伸展、手臂绕环以及原地踏步. 图中的骨骼图是由 Kinect V2 实时采集的人体姿态, 右下的白底小图是得到的在对应标准动作中的参考人体姿态

7.5 本 章 小 结

在本章中, 首先介绍了一个使用 Kinect V2 采集的人体锻炼动作组成的骨骼, 其包含 12 个不同的人体锻炼的动作, 数据集由关节坐标数据和关节旋转朝向数据两部分构成. 随后, 基于采集的 3D-SOEACD 数据集和公共数据集 SYSU-3D-HOI, 验证在第 6 章提出的人体姿态特征对人体姿态表征的鉴别力, 并使用训练的人体姿态分类器, 采用提出的集成的动作分类方法来对人体动作进行实时的人体动作分类识别, 实验表明, 所设计提取的关节角度特征及关节旋转朝向特征构成的人体姿态特征向量对人体姿态的表征具有良好的鉴别力, 具有尺度不变、旋转不变及平移不变等特点; 集成的动作分类方法在所使用的数据集上表现出良好的分类准确率, 在实时性方面, 将特征提取分散到每一帧当中, 将分类流程提前到骨骼数据获取阶段, 而不是待得到需要分类识别动作的所有姿态之后进行逐帧或完整的动作表征提取、表征编码及分类等步骤, 大大减小了分类延时. 采用基于单帧分类器的集成动作分类方法不需要每个动作的帧数一致, 在现有的主流的动作分

类方法中, 如果帧数不一致, 则对于提取人体姿态表征的方法, 在构造整体动作的表征的过程中, 不能简单地将其进行连接, 这会导致特征数据的维度不一致; 提取关节动态轨迹的整体动作表征也会因动作的帧数不一致而不能简单进行分类, 需要有一种基于维度对其的特征向量的表征编码方法, 来保证提取的动作表征维度相同, 来满足分类器的输入维度相同的要求; 因此基于整个动作的特征提取需要构造出使特征向量维度相同的表征编码方法 (如基于统计、词袋等), 这使分类系统复杂度更高, 分类延时也更大; 本书提出的集成分类方法由于是基于人体姿态来进行集成分类的, 只要保证提取的每个人体姿态的表征维度一致, 就已经满足了单帧分类器的输入维度一致的需求, 对于不同长度的动作分类由于集成这个步骤而不再需要表征编码, 一个动作由于做得快慢不同而导致的动作的帧数不同不会影响分类的进行, 不同的动作之间也是如此, 因此简化了分类流程, 具有简单、高效的特点.

参 考 文 献

[1] Han F, Reardon C, Parker L E, et al. Minimum uncertainty latent variable models for robot recognition of sequential human activities. 2017 IEEE International Conference on Robotics and Automation (ICRA), 2017: 2592-2599.

[2] Hu J F, Zheng W S, Lai J, et al. Jointly learning heterogeneous features for RGB-D activity recognition. IEEE Transactions on Pattern Analysis and Machine Intelligence, 2017, 39(11):2186-2200.

[3] Haria A, Subramanian A, Asokkumar N, et al. Hand gesture recognition for human computer interaction. 7th International Conference on Advances in Computing and Communications (ICACC), 2017: 367-374.

[4] Dushyant M, Srinath S, Oleksandr S, et al. VNect: real-time 3D human pose estimation with a single RGB camera. ACM Transactions on Graphics, 2017, 36(4):44.

[5] Hu J F , Zheng W S, Lai J H, et al. Jointly learning heterogeneous features for RGB-D activity recognition . IEEE Transactions on Pattern Analysis and Machine Intelligence, 2017, 39(11): 2186-2200.

第 8 章　基于运动目标的光流信息以及光流网络介绍

从本质上来说, 光流是我们所能感受到明显的物体运动. 其实, 光流在我们生活中处处可见. 例如, 当我们坐在车上时发现所有的树木、建筑等物体会往后面运动, 这个运动就是光流. 通过光流我们能获得远近信息、角度信息等. 例如对一些较远的目标就会感觉运动得慢而对较近的目标感觉运动得快.

8.1　光流法的基本概念

1951 年, Gibson 在文献 [1] 中提出了光流的概念：在二维成像空间中, 运动物体像素的瞬时速度. 光流信息是相邻运动目标的运动信息, 其利用了图像序列在时间域上的变化和相邻帧之间的相关性. 通常来说, 光流的产生有多种原因. 如目标的运动、镜头的运动或者两者共同的运动.

从数学角度上讲, 光流是成像平面上像素运动的 “瞬时速度”. 通过对序列中像素强度时域上的变化来确定像素的运动, 我们可以得到视频图片帧中不能直接得到的运动场. 计算光流需要三个前提假设：① 相邻视频帧间的亮度恒定; ② 相邻视频帧时间间隔一样或相邻帧之间物体运动微小; ③ 同一目标像素点具有相同的运动.

概括来说, 就是在对应位置像素的周围寻找相邻帧中像素值一样或接近的像素点, 并且标记两个相邻帧中的位置移动方向和距离. 如图 8-1 所示, (x, y) 为当前时刻像素点的位置, $(x+u, y+v)$ 为下一时刻像素的位置图, 其中 (u,v) 是像素点的运动方向.

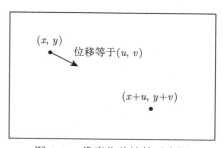

图 8-1　像素位移计算示意图

　　通过对光流法的深入研究, 研究者发现可以将光流法应用于目标检测或者跟踪领域. 光流法应用于目标跟踪的原理如下: 首先对每一个视频序列中标记的目标, 我们应用特征点检测或者角点检测等方法标记前景目标; 然后在当前帧中, 搜索前一帧中前景目标特征点像素所对应的当前帧像素位置, 从而得到目标在当前帧的位置. 因此, 通过相邻视频帧的光流迭代计算, 便可对目标实现跟踪.

8.2　L-K 光流法及改进算法

　　1981 年, Horn 和 Schunck 在文献 [2] 中提出了有关光流场的计算方程, 在此基础上许多改进的光流计算方法被相继提出. 光流法的核心在于通过光流方程求解出运动像素点的瞬时速度. 为了得到光流的基本方程, 我们需要借助灰度不变性原理: 在物体运动的过程中, 传感器上的图像变化是连续的, 因此可以假设相邻视频帧的瞬时灰度值一样.

　　假设图像中的一个像素点 (x, y), 其在 t 时刻的亮度是 $I(x, y, t)$. 在像素点在时间间隔 $\mathrm{d}t$ 发生微小移动后, 其亮度为 $I(x + \mathrm{d}x, y + \mathrm{d}y, t + \mathrm{d}t)$. 由灰度性原理可得, 当时间间隔很小趋于零时, 可以认为该像素点的亮度不变. 因此得到公式 (8-1)

$$I(x + \mathrm{d}x, y + \mathrm{d}y, t + \mathrm{d}t) = I(x, y, t) \tag{8-1}$$

对 (8-1) 中公式右侧做一阶泰勒展开, 可得

$$I(x + \mathrm{d}x, y + \mathrm{d}y, t + \mathrm{d}t) = I(x, y, t) + \frac{\partial I}{\partial x}\mathrm{d}x + \frac{\partial I}{\partial y}\mathrm{d}y + \frac{\partial I}{\partial t}\mathrm{d}t \tag{8-2}$$

当 $\mathrm{d}t$ 趋于零且忽略二阶无穷小可得

$$-\frac{\partial I}{\partial t}\mathrm{d}t = \frac{\partial I}{\partial x}\mathrm{d}x + \frac{\partial I}{\partial y}\mathrm{d}y \tag{8-3}$$

令 $u = \mathrm{d}x/\mathrm{d}t$, $v = \mathrm{d}y/\mathrm{d}t$ 为像素点在 x, y 方向上的移动分量. 因此可得

$$-\frac{\partial I}{\partial t}\mathrm{d}t = \frac{\partial I}{\partial x}u + \frac{\partial I}{\partial y}v \tag{8-4}$$

　　公式 (8-4) 是基本的光流约束方程. 在已知一个约束方程的前提下, 为了求得像素点的瞬时速度 u 和 v, 还需要额外的约束条件. 从不同的角度引入约束条件, 得到不同的光流计算方法. 通常来说, 会把光流算法分为以下四个大类: ① 基于梯度的计算方法; ② 基于区域的计算方法; ③ 基于频域的计算方法; ④ 基于贝叶斯概率的计算方法.

8.2.1 L-K 光流算法

基于梯度的方法通过微分进行求解, 因此也叫微分法. 微分法分为全局微分法和局部微分法. 全局微分法如 H-S(Horn-Schunck) 算法, 其假设光流信息在整个图像上光滑变化, 即速度的变化率为零. 局部微分法如 L-K(Lucas-Kanade) 算法[3], 其假设局部小空间邻域内的光流信息不变, 即运动向量保持不变.

L-K 光流算法有两个前提假设, 一个是灰度性原理, 另一个是邻域像素的运动向量保持不变, 同时使用最小二乘法估计光流结果. 在光流约束方程的基础上, 用 L-K 光流求解的过程如下. 先把约束方程 (8-4) 用矩阵相乘的形式表示:

$$[I_x \ I_y] \cdot \begin{bmatrix} u \\ v \end{bmatrix} = -I_t \tag{8-5}$$

根据 L-K 光流算法的第二个假设, 局部小空间邻域内的光流信息恒定. 可得

$$\begin{bmatrix} I_{x1} & I_{y1} \\ I_{x2} & I_{y2} \\ \vdots & \vdots \end{bmatrix} \cdot \begin{bmatrix} u \\ v \end{bmatrix} = - \begin{bmatrix} I_{t1} \\ I_{t2} \\ \vdots \end{bmatrix} \tag{8-6}$$

令 A 和 b 分别表示 $I_{x..}$ 和 $I_{t..}$ 的矩阵形式, 即 $A\vec{u} = b$. 光流求解的目的是使得 $\left\| A\vec{u} = b \right\|^2$ 取得最小值.

最后通过最小二乘法求解速度向量 $\vec{u}$:

$$\vec{u} = \left(A^{\mathrm{T}} A \right)^{-1} A^{\mathrm{T}} b \tag{8-7}$$

8.2.2 L-K 金字塔光流算法

根据公式 (8-7), 我们可以通过光流预估目标的运动轨迹. 但是当目标剧烈运动时, 目标运动在局部小空间邻域内的这个假设便不成立, 所以此时光流的计算结果差. 针对这个问题, Jean-Yves Bougue 在文献 [4] 中提出了基于图像金字塔的改进 L-K 光流算法.

图像金字塔通过缩小图像的尺寸, 使得快速运动的目标速度看起来变慢了. 假设图像的尺寸是 512×512, 目标的速度向量是 [4　4]. 当图像缩小到 128×128 时, 目标的速度向量变为 [1　1]. 因此当对原图进行缩放时, 目标的速度向量变小, 从而满足光流法的假设前提. L-K 金字塔光流算法主要有三个步骤: 建立图像金字塔、基于金字塔特征跟踪和迭代.

金字塔建立 令 $I_0 = I$ 是图像的第 0 层图像, 同时也是分辨率最高的原图. 我们用递归的方式建立图像金字塔: 通过 I_0 计算 I_1, 再通过 I_1 计算 I_2. 设 $L = 1$,

2, 3 是图像金字塔的层级, 同时 I^{L-1} 是第 $L-1$ 层图像. 第 L 层图像由如下公式得到

$$
\begin{aligned}
I^L = &\frac{1}{4}I^{L-1}\left(2x, 2y\right) \\
&+ \frac{1}{8}(I^{L-1}\left(2x-1, 2y\right) + I^{L-1}\left(2x+1, 2y\right) \\
&+ I^{L-1}\left(2x, 2y-1\right) + I^{L-1}\left(2x, 2y+1\right)) \\
&+ \frac{1}{16}(I^{L-1}\left(2x-1, 2y-1\right) + I^{L-1}\left(2x+1, 2y-1\right) \\
&+ I^{L-1}\left(2x-1, 2y+1\right) + I^{L-1}\left(2x+1, 2y+1\right))
\end{aligned}
\tag{8-8}
$$

通过公式 (8-8) 可以建立图像金字塔, 即用一个 $[1/4 \quad 1/2 \quad 1/4]$ 低通滤波器对 I^{L-1} 进行卷积, 得到 I^L 图像.

　　基于金字塔特征的跟踪和迭代　光流金字塔图像中最高一层图像的尺寸最小, 目标运动速度较慢, 因此满足目标运动在局部小空间邻域内的这个假设. 首先计算出最高层图像的光流结果和相应的仿射矩阵, 然后将上一层的结果传递给下一层图像, 再通过这个结果计算下一层的光流和仿射矩阵. 这样一层传递一层, 最后得到底层 (原图) 的光流.

8.3　光流网络的分类

　　近年来, 随着数据量的增长以及计算机处理能力的提升, 基于深度网络的算法取得了长足的发展并且受到了广泛的关注. 图像分类和目标检测等基于图像的分析任务在卷积神经网络的推动下取得了优异的成果. 但是, 基于运动信息的视频目标跟踪和行为分析等视频分析任务的进展却不尽如人意. 因此, 将光流法与网络相结合可以提高光流结果的正确率, 同时可以提高视频分析任务的准确性. 2015 年, A. Dosovitskiy 提出了基于卷积网络的光流学习方法 FlowNet[5], 并提出了两个光流网络: FlowNetS 和 FlowNetC. 2016 年, 在此基础上, FlowNet2.0[6] 被提出. FlowNet2.0 改变了训练策略的同时结合了 FlowNetS 和 FlowNetC. 2018 年, LijieFan 提出了端到端学习的 TV-Net 光流网络, 其在 TV-L1 光流法的基础上融入了网络结构, 并且获得了更好的光流结果.

8.3.1　光流卷积网络 FlowNet

　　光流卷积网络 FlowNet 的贡献在于首次将卷积网络应用到光流预测上, 并且设计了两种网络结构: FlowNetS 和 FlowNetC, 如图 8-2 所示. 这两种网络结构都由两部分组成, 一个是卷积网络层, 另一个是提取层, 即反卷积网络层. 两个

光流卷积网络的提取层一样, 但是卷积网络层不一样. FlowNetS 的卷积网络层比较简单, 直接把前后两帧的图像叠加在一起, 然后图像的通道就由 3 变成了 6. FlowNetS 一共有九个卷积层, 每一个卷积层后面还有非线性的激活层 ReLu. 并且此网络结构层没有全连接层, 最后一层的网络尺寸为 $6 \times 6 \times 1024$. FlowNetC 的卷积网络比 FlowNetS 的复杂, 先用特征提取网络分别提取相邻视频帧图像的特征, 然后再用合成网络把两个特征融合. 合成网络通过比较两个特征图中各个图像块的差异进行合成, 公式如下:

$$c\left(x_1, x_2\right) = \sum_{o \in [-k,k] \times [-k,k]} \left\langle f_1\left(x_1 + o\right), f_2\left(x_2 + o\right)\right\rangle \tag{8-9}$$

f_1 和 f_2 分别表示两个需要合成的特征图, x_1 和 x_2 分别表示两个图像块的中心. 公式 (8-9) 表示以 x_1 和 x_2 为中心的图像块对应位置相乘, 然后再相加求和, 因此可以看成两个特征图之间的卷积操作.

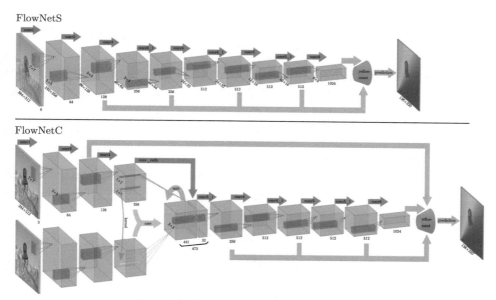

图 8-2　FlowNetS 和 FlowNetC 网络框架图[5]

光流网络的提取层是一个把卷积网络放大的网络层, 其由反卷积层和反池化层组成. 反卷积层通过反卷积对图像进行放大, 找到每个图像块的感受野. 反池化层通过双线性插值放大图像, 然后叠加在反卷积层图像后面. 卷积网络层每一次把图像的分辨率降为原来的 1/2, 重复两次, 得到的图像分辨率为输入图像的 1/4. 最后再用变分[7] 得到与原图像相同分辨率的光流预测图.

8.3.2　光流卷积网络 FlowNet 2.0

FlowNet 是第一个基于 CNN 的光流预测算法, 具有速度快的优点, 但是精度还有待提高, 因此 FlowNet2.0 被提出. FlowNet2.0 速度比 FlowNet 慢一点, 但是性能大幅提升. FlowNet 2.0 在 FlowNet 的基础上进行了两个方面的改进: 训练策略和网络结构.

训练策略　增加了三维运动的数据集和更加复杂的训练策略. 相比二维的平面运动数据集, 三维数据集具有真实的运动轨迹和亮度变化, 所以由此训练出来的网络模型有更高的鲁棒性. 先用 Chairs 这种简单二维数据集训练, 再用 Things3D 复杂数据集[8] 进行训练. 由于先训练简单的二维数据再训练复杂的三维数据更有利于算法的收敛, 因此这种做法的效果比把两个数据集混合之后训练的效果更好. 与此同时, 把训练过程分为短时训练、长时训练和微调训练.

网络结构　多层网络融合 FlowNetS 和 FlowNetC. 优秀的传统光流预测算法通常包含循环优化策略. 因此, 为了解决 FlowNet 光流预测结果中的模糊噪声, 会采用后处理的方法对光流预测结果进行优化. 同时由于网络结构的叠加, FlowNet2.0 的计算效率有所下降, 因此可以通过按比例减少各层网络通道数的方法来减少计算量.

如图 8-3 所示, FlowNet2.0 融合 FlowNetC 和 FlowNetS 的策略如下: 一方面, 首先, 用 FlowNetC 处理相邻视频帧的图像 Image1 和 Image2, 得出光流预测图像 Flow1. 然后将 Image2 与 Flow1 进行 Warp(光流预测图像和原图相结合) 操作, 并且与亮度误差一起传入 FlowNetS 网络再一次进行光流预测, 得到 Flow2. 这样做可以防止堆叠后的网络过拟合, 接着再进行同样的操作得到 Flow3; 另一方面, 让 Image1 和 Image2 通过 FlowNet-SD(Small Displacement) 得到 Flow4. FlowNet-SD 用来解决小位移目标的预测结果差的问题. 其将 FlowNetS

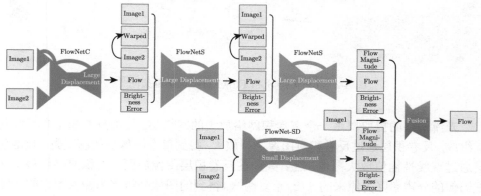

图 8-3　FlowNet2.0 网络框架图[6]

网络的第一层步长由 2 变为 1; 将 7×7 和 5×5 的滤波器尺寸改为 3×3; 在反卷积层前增加单层卷积层, 使得对小位移的情况输出更加平滑的光流预测. 最后融合 Flow3 和 Flow4 的光流预测结果得到最终的光流预测图.

8.3.3 光流网络 TV-Net

基于网络的光流算法 FlowNet 与 FlowNet2.0 已经取得了不错的效果, 准确率高且计算速度快, 但仍是基于光流数据上训练的一个卷积网络结构, 无法做到完全的端对端训练, 同时对后续的动作识别和动作检测任务的准确率的提高不大. 因此, 在 FlowNet 的基础上, 来自清华大学、斯坦福大学等的研究者提出了 TVNet 光流网络结构. TVNet 网络通过模仿和展开光流法 TV-L1[9] 的迭代优化过程, 把每个步骤用网络包裹起来, 并且端对端进行训练.

8.3.3.1 TV-L1 算法

$$\min_{u(x),x\in\Omega} \sum_{x\in\Omega} \left(|\nabla u_1(x)| + |\nabla u_2(x)| \right) + \lambda |\rho(u(x))| \tag{8-10}$$

TV-L1 算法在 Horn-Schunck 光流法的基础上进行改进, 公式 (8-10) 为其光流基本方程. 其中 $|\nabla u_1(x)| + |\nabla u_2(x)|$ 项为光滑条件, $\rho(u(x))$ 是亮度稳定假设. 在此基础上, 引入辅助变量 v, 把对 TV-L1 方程的优化问题变为解凸优化函数的问题:

$$\min_{\{u,v\}} \sum_{x\in\Omega} \left(|\nabla u_1| + |\nabla u_2| \right) + \frac{1}{2\theta} |u-v|^2 + \lambda |\rho(v)| \tag{8-11}$$

如果把 θ 设为极小值, 则可以使得在 u 和 v 接近相等的时候取得 (8-11) 的极小值. 可以通过固定 u 和 v 的值来对 TV-L1 方程进行优化.

固定 v 的时候, 优化方程变为

$$\min_{\{u,v\}} \sum_{x\in\Omega} \left(|\nabla u_1| + |\nabla u_2| \right) + \frac{1}{2\theta} |u-v|^2 \tag{8-12}$$

固定 u 的时候, 优化方程变为

$$\min_{\{u,v\}} \sum_{x\in\Omega} \frac{1}{2\theta} |u-v|^2 + \lambda |\rho(v)| \tag{8-13}$$

解 (8-12) 的时候, 运用了 Chambolle 对偶算法[10]. 通过对对偶向量 p_1 和 p_2 循环迭代求解, 可以得到最优解, 如公式 (8-14) 所示:

$$p_d^{k+1} := \frac{p_d^k + (\tau/\theta)\nabla\left(v_d^{k+1} + \theta\text{div}\left(p_d^k\right)\right)}{1 + (\tau/\theta)\left|\nabla\left(v_d^{k+1} + \theta\text{div}\left(p_d^k\right)\right)\right|}, \quad d \in \{1,2\} \tag{8-14}$$

公式 (8-14) 中的 τ 表示数值法的时间步长, 一般设置小于 0.125. θ 是超参数, 其平衡了 v_d^{k+1} 和 $\mathrm{div}\left(p_d^k\right)$ 的数值. 其中 $\mathrm{div}\left(\cdots\right)$ 表示计算其散度, 同时可得 u:

$$u_d^{k+1} := v_d^{k+1} + \theta \mathrm{div}\left(p_d^k\right), \quad d \in \{1, 2\} \tag{8-15}$$

通过逐点阈值法可解公式 (8.13), 得 v:

$$v^{k+1} := u^{k+1} + \mathrm{TH}\left(u^{k+1}, u^0\right) \tag{8-16}$$

其中的阈值操作:

$$\mathrm{TH}\left(u, u^0\right) := \begin{cases} \lambda\theta\nabla I_1\left(x+u^0\right), & \rho\left(u, u^0\right) < -\lambda\theta\left|\nabla I_1\left(x+u^0\right)\right|^2 \\ -\lambda\theta\nabla I_1\left(x+u^0\right), & \rho\left(u, u^0\right) > -\lambda\theta\left|\nabla I_1\left(x+u^0\right)\right|^2 \\ -\rho\left(u, u^0\right)\dfrac{\nabla I_1\left(x+u^0\right)}{\left|\nabla I_1\left(x+u^0\right)\right|^2}, & \left|\rho\left(u, u^0\right)\right| \leqslant -\lambda\theta\left|\nabla I_1\left(x+u^0\right)\right|^2 \end{cases} \tag{8-17}$$

公式 (8-17) 中 λ 是附加的参数, 决定了输出的平滑程度, 数值越小, 得到的结果越平滑. 由上述公式可知, 求解 TV-L1 算法的时候, 需要计算光流前后像素间的梯度和散度. 首先通过中心差值计算图像 I_1 的梯度:

$$\frac{\partial I_1(i, j)}{\partial x} = \begin{cases} I_1\left(i+1, j\right) - I_1(i-1, j), & 1 < i < W \\ 0, & \text{其他} \end{cases} \tag{8-18}$$

i, j 代表了图像中 x, y 不同方向的像素值. 同理可得 $\dfrac{\partial}{\partial y}I_1\left(i, j\right)$ 在 y 方向的梯度. 每一个光流向量 u 的梯度通过前向差值计算:

$$\begin{aligned} \frac{\partial u(i, j)}{\partial x} &= \begin{cases} u\left(i+1, j\right) - u(i, j), & 1 \leqslant i < W \\ 0, & i = N_x \end{cases} \\ \frac{\partial u(i, j)}{\partial x} &= \begin{cases} u\left(i, j+1\right) - u(i, j), & 1 \leqslant i < W \\ 0, & i = N_y \end{cases} \end{aligned} \tag{8-19}$$

通过后向差值法计算对偶向量 p:

$$
\begin{aligned}
&\mathrm{div}\,(p_d)\,(i,j) \\
&= \begin{cases}
p_{d1}\,(i,j) - p_{d1}\,(i-1,j), & 1 < i < W \\
p_{d1}\,(i,j), & i = 1 \\
-p_{d1}\,(i-1,j), & i = W
\end{cases} \\
&+ \begin{cases}
p_{d2}\,(i,j) - p_{d2}\,(i,j-1), & 1 < j < W \\
p_{d2}\,(i,j), & j = 1 \\
-p_{d2}\,(i,j-1), & j = W
\end{cases}
\end{aligned} \tag{8-20}
$$

沿着初始光流 u^0 的方向进行双三次差值, 对图像 I_0 进行图像变形, 获得亮度 $I_1\left(x+u^0\right)$ 的预测值.

多尺度计算 TV-L1 由于在计算光流的时候用到了泰勒展开, 而泰勒展开的前提是目标物体在局部小空间邻域内移动. 因此 u_0 应该接近真实的光流域 u, 由此来确保尽量小的误差, 所以 TV-Net 通过由低分辨率到高分辨率的多尺度方法获得 u_0.

8.3.3.2 TVNet 算法

TVNet 算法的中心思想是在 TV-L1 求解算法的基础上, 把迭代过程转变成神经网络的叠加. 如果在一个循环中固定迭代的次数, 那么 TV-L1 算法中的迭代过程能够展开成固定大小的前向传导的网络, 同时每一个迭代过程是连续的. 这保证了网络中每一步都是可以向后求导的, 也就实现了端对端的训练. 首先把梯度和散度的计算替换成特定的卷积计算, 然后把图像变形操作变为双线性插值, 最后设定阈值令散度的计算平稳.

卷积操作 对于像素级的卷积网络计算梯度与散度, 首先定义卷积内核为

$$
w_c = [0.5, 0, -0.5], \quad w_f = w_b = [-1, 1] \tag{8-21}
$$

由此, 可以把公式 (8-18) 和 (8-19) 改为卷积形式:

$$
\frac{\partial}{\partial x} I_1 = I_1 * w_c \tag{8-22}
$$

$$
\frac{\partial}{\partial x} I_d = I_u * w_f \tag{8-23}
$$

公式中的 $*$ 表示卷积操作, 且 (8-21) 只描述了沿着 x 方向的内核, 对于 y 方向的梯度, 同样可以由卷积方式获得. 公式 (8-20) 通过后向差值法计算散度, 但是卷积操作却通过前向操作计算. 因此对 p_{d1} 和 p_{d2} 进行转置, 同时对 p_{d1} 的列和 p_{d2} 的

行补 0, 最后得到 $\hat{p}_{d1}$ 和 $\hat{p}_{d2}$. 公式 (8-20) 可以改写成

$$\mathrm{div}\,(p_d) = \hat{p}_{d1} * w_b + \hat{p}_{d2} * w_b^{\mathrm{T}} \tag{8-24}$$

图像变形　TV-L1 光流算法用双三次插值法对图像进行变形, 而 TV-Net 把其替换成双线性插值法. 双线性插值法已经应用于光流提取[11] 和转换网络[12] 中, 并且图像转换效果好且效率高. TV-Net 用 $I_1^w = I_1\,(x + u^0)$ 表示图像变形:

$$I_1^w\,(i,j) = \sum_n^H \sum_m^W I_1\,(m,n)\max\,(0, 1 - |i + u_1 - m|)$$

$$\cdot \max\,(0, 1 - |j + u_2 - n|) \tag{8-25}$$

式中, u_1 和 u_2 分别表示光流 u_0 在位置 (i,j) 水平和垂直方向的光流值, $I_1\,(m,n)$ 表示在位置 (i,j) 的亮度值.

多尺度光流网络 TV-Net　多尺度的光流网络直接由多尺度的 TV-L1 展开得到, 在每个尺度上都有多个图像变形操作, 同时每个图像变形操作都由多次迭代组成. 因此, 对于多尺度的 TV-Net, 总共的循环迭代次数为

$$N_{\mathrm{scales}} \times N_{\mathrm{wearps}} \times N_{\mathrm{iters}}$$

多任务训练　TV-Net 网络可以与任何的特定任务的网络进行连接 (例如对于动作分类识别的 BN-Inception 网络), 同时进行端对端的训练. 另外, TV-L1 算法通过求解公式 (8-10) 能量方程最小值获取光流最优解, 因此 TV-Net 网络可以用这个能量方程作为损失函数来进行计算. 与光流网络 TV-Net 相结合的多任务损失函数如下:

$$L = L_c + \lambda L_f \tag{8-26}$$

L_c 是与 TV-Net 相结合的损失函数 (例如, 交叉熵损失函数), L_f 是公式 (8-10) TV-Net 网络损失函数, λ 是超参数, 用来平衡这两个损失函数.

8.4　本 章 小 结

本章主要阐述了运动物体光流信息的获得以及光流网络的基础. 首先介绍了光流的基本概念、前提假设和光流法的应用. 其次描述了 L-K 光流法及其改进——L-K 金字塔光流法. L-K 金字塔光流法是光流法的典型代表, 在此基础上有许多变形及改进. 最后陈述了在光流法基础上衍生出的光流网络: FlowNet、FlowNet2.0 和 TV-Net. 其中 FlowNet 首次将 CNN 网络应用到光流预测上, 并且运用卷积网络和反卷积网络提高了光流检测的准确率. TV-Net 则是在 TV-L1

的基础上用深度网络来优化其计算过程. 这些理论知识为后续跟踪算法的改进奠定了基础.

参 考 文 献

[1] Gibson J J . The perception of the visual world. The American Journal of Psychology, 1951, 64(3): 367-384.

[2] Horn B K P, Schunck B G. Determining optical flow. Artificial Intelligence, 1981: 185-203.

[3] Lucas B D, Kanade T. An iterative image registration technique with an application to stereo vision. Washington DC, USA, 1981. Proceedings of Imaging Understanding Workshop. USA：Morgan Kaufmann Publishers Inc., 1981：121-130.

[4] Bouguet J Y. Pyramidal implementation of the affine lucas kanade feature tracker description of the algorithm. Intel Corporation, 2001, 5(1-10): 4.

[5] Dosovitskiy A, Fischer P, Ilg E, et al. Flownet: Learning optical flow with convolutional networks. Santiago, Chile. 2015. Proceedings of the IEEE International Conference on Computer Vision, 2015: 2758-2766.

[6] Ilg E, Mayer N, Saikia T, et al. FlowNet 2.0: Evolution of optical flow estimation with deep networks. Honolulu, Hawaii, USA, 2017. Proceedings of the IEEE Conference on Computer Vision and Pattern Recognition, 2017:1647-1655.

[7] Brox T, Malik J. Large displacement optical flow: descriptor matching in variational motion estimation. IEEE Transactions on Pattern Analysis and Machine Intelligence, 2011, 33(3): 500-513.

[8] Mayer N, Ilg E, Hausser P, et al. A large dataset to train convolutional networks for disparity, optical flow, and scene flow estimation. Las Vegas, Nevada, USA, 2016. Proceedings of the IEEE Conference on Computer Vision and Pattern Recognition, 2016: 4040-4048.

[9] Pérez J S, Meinhardt-llopis E, Facciolo G. TV-L1 optical flow estimation. Image Processing on Line, 2013: 137-150.

[10] Zach C, Pock T, Bischof H. A duality based approach for realtime TV-L1 optical flow. Heidelberg, Germany, 2007. Joint Pattern Recognition Symposium. Springer, Berlin, Heidelberg, 2007: 214-223.

[11] Antonin C. An algorithm for total variation minimization and applications. Journal of Mathematical Imaging and Vision, 2004, 20(1-2): 89-97.

[12] Jaderberg M, Simonyan K, Zisserman A. Spatial transformer networks. Montreal, Canada, 2015. Advances in Neural Information Processing Systems, 2015: 2017-2025.

第 9 章 基于光流法的抗鲁棒跟踪算法

第 8 章阐述了光流法的基本概念以及几种光流网络的基本结构, 本章将会先从传统方法入手, 提出基于 CMT 算法的改进算法. CMT 算法在 2014 年的 WACV 会议 (IEEE Winter Conference on Applications of Computer Vision) 上被提出, 并且被评为会议的最佳论文. CMT 算法将特征点匹配和光流法相结合, 提出了一个用于实际工程的实时跟踪算法. 但是 CMT 算法无法很好解决目标遮挡时候的跟踪问题. 因此在这基础上, 本章提出了改进算法 SPWT. 其主要通过补充虚拟特征点集以及模糊匹配权重来提高跟踪精度.

9.1 CMT 跟踪算法详解

CMT 跟踪算法的主要贡献: ① 对于物体的静态特征点, 提出了静态相似性方法. ② 对于特征点聚合的相适应性, 提出了新颖的非相似性方法, 得到目标物体尺寸和旋转的变化. 通过应用标准的多层聚类方法[1], CMT 跟踪算法实现了内点和外点的区分.

给定图像的序列 $I_1, I_2, \cdots, I_n$ 和初始的特征点集 $P_0 = \{x_1^0, x_2^0, \cdots, x_n^0\}$, 右上角 0 表示视频序列的初始帧, 右下标表示特征点的个数, 同时对特征点进行中心归一化. 视频跟踪的目标是找到一系列的匹配集 $S = \{m_1, m_2, \cdots, m_n\}$, 其中 $m_i = (x_i^0, x_i^t)$ 代表了初始帧和第 t 帧中第 i 个特征点相互匹配, 并且尽可能使匹配准确.

9.1.1 静态相适应匹配

在跟踪的过程中, 随着视频帧的增加, 目标的外观特征会被污染而变得逐渐难以跟踪. 同时由于目标初始帧的外观特征稳定, 因此可以根据初始帧建立静态模型, 其由特征点集 P_0 的描述符集 f^0 组成. 对当前帧 t, 算法进行全局特征点的搜索同时建立对应的特征描述符集 f^t. 然后通过如下的公式设立阈值, 得到当前帧与初始帧相匹配的目标特征点.

$$S_t = \left\{ (x_i^0, x_j^t) \,\middle|\, d\left(f_i^0, f_j^t\right) < \eta \wedge \frac{d\left(f_i^0, f_j^t\right)}{d(f_i^0, f_k^t)} < \gamma, j \neq l \right\} \tag{9-1}$$

式中, $d(\cdots)$ 表示描述符之间的汉明距离, 其中通过阈值 η 和 γ 来选取当前帧符合目标的特征点. 通过公式 (9-1) 来选取当前帧的目标特征点, 可以在目标消失再出现后重新检测, 提高算法的鲁棒性.

除了特征点匹配, CMT 算法还应用了光流法选取特征点. 对于 $t-1$ 帧到 t 帧, 基于局部优化应用稀疏光流法得到光流特征点集 O^t. 除此之外, 采用前后向光流误差法得到更为准确的光流特征点.

9.1.2　非相似性方法

基于几何的兼容性, CMT 算法对匹配算子 m_i, m_j 应用了成对的非相似性测量方法 D, 其与判定是否目标形变有关.

$$D\left(m_i, m_j\right) = \left\| \left(x_i^t - H x_i^0\right) - \left(x_j^t - H x_j^0\right) \right\| \tag{9-2}$$

式中, $\|\cdot\|$ 表示欧氏距离, H 表示相似变换矩阵且由物体尺度与旋转变化得到. 如图 9-1 所示, x_1^0 和 x_2^0 表示初始时刻两个不同特征点位置, x_1^t 和 x_2^t 则表示 t 时刻两个不同特征点位置. 由公式 (9-2) 可以得到不同时刻特征点的匹配算子, 并用 $D(\cdots)$ 表示非相似性测量方法. 根据特征点的描述矩阵, 同时采用标准的融合聚类算法和单连接法, 可将 D 分为许多不同的聚类. 通过阈值 δ 选取符合的聚类来判定目标的形变程度, 当 δ 较小时, 多数的特征点会被归类为背景特征点 (外点), 此时把被跟踪物体当作刚体处理. 当 δ 较大时, 多数的特征点会被归类为目标特征点 (内点), 此时允许物体有较大的形变. 最后, 被选择为同一聚类的特征点将被视为下一帧的激活点, 同时在下一帧进行特征点光流跟踪.

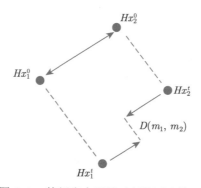

图 9-1　特征点在不同时刻的匹配算子

9.1.3　特征点匹配优化

特征点描述符在匹配的时候会造成一些误差, 如同一个描述符匹配到相似的特征点. CMT 算法在第二次局部匹配的时候, 采用删除几何不相似的候选特征点来消除匹配时候出现的匹配误差. 同时在局部匹配的时候融合前一帧以及当前帧的特征点, 这样做可以增加特征点匹配的数量并提高匹配的准确性. 在特征点局部匹配的时候并不是对所有的特征点进行匹配, 而是先进行筛选, 规则如下:

$$P_0^i = \left\{ x_j^0 \middle| \min_{m_k \in S} D\left(\left(x_j^0, x_i^t\right), m_k\right) < \delta \right\} \tag{9-3}$$

先计算得到初始帧的目标特征点经过尺度与旋转变化之后的特征点, 然后再比较其与当前帧特征点的差异. 通过控制阈值 δ, 可以筛选得到进行局部匹配的特征点.

　　CMT 算法代码简单, 应用场景广, 计算速度快, 可实时, 对静态物体的跟踪效果卓越, 效果可媲美 TLD 和 CT[2] 等传统算法, 同时可以在移动端进行使用, 但也有不足之处, 如物体受到遮挡时, 特征点太少导致跟踪失败. 针对这个问题, 本章提出改进方法: 虚拟特征点的补充和模糊逻辑的权重选择.

9.2　虚拟特征点的补充

　　使用 CMT 算法的静态模型和最大相似聚类方法, 我们可以找到当前帧的目标特征点集 P_t, 从而找到对应的目标位置. 然而当物体受到遮挡时, 能够检测的特征点减少. 从而无法对目标进行准确跟踪, 更有可能跟踪到错误的特征点而导致跟踪错误. 基于几何统一性原理, 本节提出补充虚拟特征点集 V_t 的方法. 通过补充虚拟特征点, 描述符将会对目标进行匹配而不是对障碍物的特征点进行匹配, 从而提高跟踪的准确性.

　　虚拟特征点集 V_t 的获得与目标形变尺度参数 S 和旋转参数 α 有关, 并且由成对的几何特征获得. 形变尺度参数 S[3]:

$$S = \mathrm{med}\left(\left\{\frac{\|x_i^t - x_j^t\|}{\|x_i^0 - x_j^0\|}, i \neq j\right\}\right) \tag{9-4}$$

公式中 $\|\cdot\|$ 表示欧氏距离, x_i^t 和 x_j^t 表示当前帧的任意两个特征点, 同理, x_i^0 和 x_j^0 表示初始帧的特征点. med 表示取其中的中位数. 旋转参数 α 由公式 (9.5) 获得

$$\alpha = \mathrm{med}\left(\left\{\mathrm{arctan2}\left(x_i^0 - x_j^0\right) - \mathrm{arctan2}\left(x_i^t - x_j^t\right), i \neq j\right\}\right) \tag{9-5}$$

公式中的 arctan2 表示计算相同帧内不同特征点之间的正切角. 假设每一帧有 n 个特征点, 那么对于公式 (9-4) 和 (9-5) 而言, 计算复杂度是 $O\left(n^2\right)$. 在 CMT 算法中, 限制每帧的特征点数量为 50~200, 因此 CMT 算法计算效率高, 满足实时跟踪的要求. 基于物体的几何统一性, 我们先对每一个特征点进行中心化计算:

$$d(x_n^t) = \|x_n^t - \mu^t\| \tag{9-6}$$

μ^t 表示所有特征点的中心位置, 同时也是获得目标跟踪框的关键因素, x_n^t 表示第 t 帧的第 n 个特征点, $d(x_n^t)$ 是每个特征点距离中心位置的欧氏距离. 当遮挡的时候, 目标的特征点被分为两部分. 一部分是可见的特征点, 它们由特定的描述符描述. 另一部分是虚拟的特征点, 补充虚拟特征点的示意图为图 9-2. 首先计算和保存 $t-1$ 帧中心位置 μ^{t-1} 以及特征点到中心的距离 $d(x_n^{t-1})$, 然后在受到遮挡时, 由记录的中心位置和距离反推得到虚拟特征点:

$$\mu = \frac{1}{n} \sum_{i=1}^{n} \left(x_i^t + V_i^t \right) \tag{9-7}$$

V_i^t 是虚拟的特征点, 用来补充当遇到遮挡情况时损失的特征点集合; n 代表特征点总数;μ 是整合后的目标中心, 并由其得到最终的目标跟踪框.

9.3 模糊逻辑的权重选择

9.3.1 模糊逻辑的概念

模糊逻辑的概念最早是在 1965 年由美国数学家 L.Zadeh 在文献 [4] 中提出, 目的是解决模棱两可的问题. 何为模棱两可的问题呢? 比如说: 在我们的现实生活中想描述一名成年男性有多高的时候, 可以用 180cm 定义高个子; 170cm 定义中等个子; 160cm 定义矮个子. 那么如何定义 175cm、165cm 等高度呢? 这时我们可以引入模糊逻辑: 小于 165cm 为矮个子; 165~175cm 为中等个子; 大于 175cm 为高个子.

对于人类而言, 可以用自己的标准去考虑或推理一些具有模糊逻辑的概念. 如: "远" 和 "近", "快" 和 "慢". 但对于机器来说, 更接近于经典逻辑: 0 或者 1. 模糊逻辑是用来执行部分真实的逻辑概念, 因此通过模糊逻辑, 我们可以让人工智能按照人类的思考方式去执行任务.

9.3.2 模糊集合和模糊规则

在数学上, 模糊逻辑用连续的真实性来扩展二值的布尔真值. 就如身高的例子, 当只有二值布尔值存在时, 对于判断是否为高个男生, 只有真或者假两种选择. 但是当加入了模糊逻辑且建立隶属函数时, 模拟并且判断不确定的部分. 当我们通过隶属函数得到 $P(\text{Height}=175) = 0.7$ 时, 可以得出这样的一个判断:身高 175cm 的男生属于高个子的真实性是 0.7. 不同的逻辑判断一般由不同的隶属函数得到. 由此可得, 模糊逻辑的陈述更接近于日常人们的问题和语义陈述.

通过模糊集合, 可以让一个确定的变量同时属于多个集合, 也就是将具体的离散值模糊化. 然后对模糊集合应用相应的模糊规则, 可以筛选出需要的数据. 最后再通过去模糊化获得离散数据. 如图 9-2 所示.

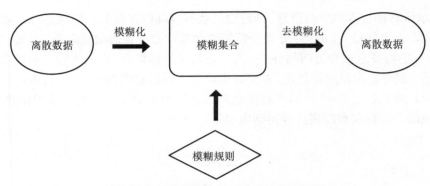

图 9-2　模糊规则作用于离散数据流程图

对于任意的变量 A, 其属于不同集合 α, β, γ 的隶属度可以是不一样的. 因此我们可以用具体的函数来定义 A 以怎样的程度隶属于集合 α, β, γ. 如判断个子高矮的问题, 我们就可以用三角模糊函数来定义隶属函数:

$$\mu_{\text{Short}}\left(x\right) = \begin{cases} \dfrac{1}{5}x - \dfrac{160}{5}, & x \in [160, 165] \\[2mm] \dfrac{170}{5} - \dfrac{1}{5}x, & x \in [165, 170] \\[2mm] 0, & \text{其他} \end{cases}$$

$$\mu_{\text{Middle}}\left(x\right) = \begin{cases} \dfrac{1}{5}x - \dfrac{165}{5}, & x \in [165, 170] \\[2mm] \dfrac{175}{5} - \dfrac{1}{5}x, & x \in [170, 175] \\[2mm] 0, & \text{其他} \end{cases} \tag{9-8}$$

$$\mu_{\text{High}}\left(x\right) = \begin{cases} \dfrac{1}{5}x - \dfrac{170}{5}, & x \in [170, 175] \\[2mm] \dfrac{180}{5} - \dfrac{1}{5}x, & x \in [175, 180] \\[2mm] 0, & \text{其他} \end{cases}$$

$\mu_{\text{Short}}\left(x\right), \mu_{\text{Middle}}\left(x\right)$ 和 $\mu_{\text{High}}\left(x\right)$ 分别表示隶属于矮个子、中等个子和高个子的概率, 并且作出隶属函数的图, 如图 9-3 所示. 假如小明的身高为 172cm, 我们就可以根据隶属函数 (9-8), 得小明是矮个子的概率为 0, 是中等个子的概率为 0.6, 是高个子的概率为 0.4. 因此可认为小明为中等个子.

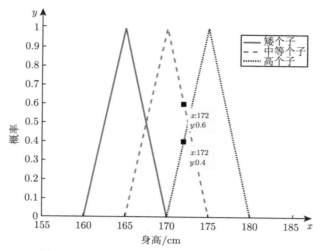

图 9-3 有关身高范围的模糊隶属函数示意图

9.3.3 模糊神经网络

模糊逻辑的可解释性强, 并且是一种基于逻辑推理的人工智能方法. 模糊逻辑的发展代表着人工智能技术的初期, 经历了萌芽期、上升期、爆发期和下降期. 图 9-4 是谷歌关于模糊逻辑和神经网络的关键词查找趋势图, 可以得知, 在 2016 年以前模糊逻辑的关注度还是超过深度学习的, 但在此之后深度学习的概念便受到了广泛的关注, 并远超模糊逻辑. 在此基础上, 研究者们开始思考, 是否能将模糊逻辑的概念与深度学习、神经网络相结合.

● 模糊逻辑   ● 深度学习

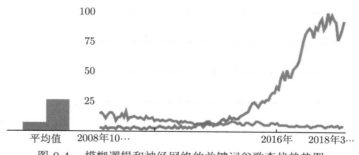

图 9-4 模糊逻辑和神经网络的关键词谷歌查找趋势图

20 世纪 80 年代初期, 模糊神经网络 (Fuzzy Neural Network, FNN) 的概念

被提出, 其将模糊逻辑的解释性与神经网络的学习能力相结合. 模糊神经网络在 90 年代后期受到了研究者们的广泛关注. 同时在每年的一月, 期刊 *Transactions and Fuzzy Systems* 推出了深度学习特刊. 在前深度学习时代, 可以把模糊逻辑和神经网络以串联或者并联的方式相结合, 还可以把每一个神经元的运算模糊化[5]. 模糊神经网络主要研究的是如何把模糊逻辑和神经网络相结合. 如今科学家们在深度学习的基础上, 重新定义模糊神经网络, 进一步借用模糊推理的规则, 解释和规范神经网络的学习机制.

9.3.4　基于模糊逻辑的判断

9.2 节介绍了虚拟特征点的方法, 可以增加特征点的数量, 减少匹配误差. 而本节则引入了模糊集合理论来预估被遮挡的程度, 这也是改进算法的关键. 三分法[6]是一种有效建立模糊函数的办法. 基于三分法, 本节定义 N_1 为第一帧匹配到的特征点, 模糊集合 A_1, A_2, A_3 分别为完全遮挡、疑似遮挡以及没有遮挡的情况, 如图 9-5 所示.

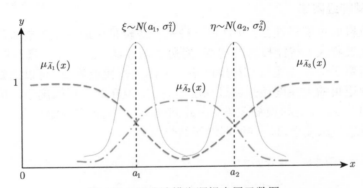

图 9-5　三分法模糊逻辑隶属函数图

除此之外, 映射集 $l(\xi, \eta)$ 表示 N_t 和 A 之间的关系. N_t 表示第 t 帧所匹配到的特征点, $A = \{A_1, A_2, A_3\}$ 为所对应的遮挡情况. 图 9-6 的实线表示两个高斯分布 $\xi \sim N(a_1, \sigma_1^2)$ 和 $\eta \sim N(a_2, \sigma_2^2)$, 并且由此产生了高斯隶属度函数 $\mu_{\tilde{A}_i}(\chi), i = 1, 2, 3$. 当匹配特征点的数量小于 a_1 的时候, 匹配映射集 $\ell_{(\xi, \eta)}$ 由 $\mu_{\tilde{A}_1}(\chi)$ 决定; 当匹配特征点的数量介于 a_1 和 a_2 之间时, 匹配映射集 $\ell_{(\xi, \eta)}$ 由 $\mu_{\tilde{A}_2}(\chi)$ 决定; 当匹配特征点的数量大于 a_2 时, 匹配映射集 $\ell_{(\xi, \eta)}$ 由 $\mu_{\tilde{A}_3}(\chi)$ 决定.

$$\ell_{(\xi, \eta)}(\chi) = \begin{cases} A_1, & \chi \leqslant \xi \\ A_2, & \xi < \chi \leqslant \eta \\ A_3, & \eta < \chi \end{cases} \tag{9-9}$$

公式中的 ξ 表示模糊集合 A_1 和 A_2 的分界点, η 表示模糊集合 A_2 和 A_3 的分界点. 随机变量 ξ 和 η 的概览密度方程分别是正态分布 $N\left(a_1, \sigma_1^2\right)$ 和 $N\left(a_2, \sigma_2^2\right)$. 由模糊概率统计得到的隶属函数如下:

$$\mu_{\widetilde{A_1}}(\chi) = \int_{\chi}^{+\infty} p_{\xi}(u)\mathrm{d}u$$

$$\mu_{\widetilde{A_3}}(\chi) = \int_{-\infty}^{\chi} p_{\eta}(u)\mathrm{d}u \qquad (9\text{-}10)$$

$$\mu_{\widetilde{A_2}}(\chi) = 1 - \mu_{\widetilde{A_1}}(\chi) - \mu_{\widetilde{A_2}}(\chi)$$

公式 (9-10) 中的 $p_{\xi}(u)$ 和 $p_{\eta}(u)$ 表示随机变量 ξ 和 η 的边缘密度函数[7]. 基于概率论, 可以用以下方程表示隶属函数:

$$\mu_{\widetilde{A_1}}(\chi) = 1 - \varPhi\left(\frac{x - a_1}{\sigma_1}\right)$$

$$\mu_{\widetilde{A_3}}(\chi) = \varPhi\left(\frac{x - a_2}{\sigma_2}\right) \qquad (9\text{-}11)$$

$$\mu_{\widetilde{A_2}}(\chi) = \varPhi\left(\frac{x - a_1}{\sigma_1}\right) - \varPhi\left(\frac{x - a_2}{\sigma_2}\right)$$

概率函数 $\varPhi(x)$ 的定义如下:

$$\varPhi(x) = \int_{-\infty}^{x} \frac{1}{\sqrt{2\pi}} \mathrm{e}^{-\frac{t^2}{2}} \mathrm{d}t \qquad (9\text{-}12)$$

在三分法的基础上, 我们可以预测遮挡的程度. 但是在物体运动的过程中会出现匹配误差, 导致匹配特征点的数量在一定的范围内扰动. 因此, 改进算法将结合三分法和权重适应性来提高判断的准确性.

9.3.5 权重的相适应性

在某些遮挡的情况下, 那些由前后向光流法得到的光流跟踪框会跟踪到错误的目标, 同时匹配的跟踪框会由于目标特征点的减少而难以跟踪. 除此之外, 从实验的结果中发现, 当我们结合匹配跟踪框和光流跟踪框的时候, 可以解决遮挡时候跟踪不佳的情况. 在相适应性权重的方法中, 选择一个合适的比例来平衡匹配跟踪框 b_M 和光流跟踪框 b_T 是十分关键的. 在应用了模糊分布的三分法理论后, 我们获得了基于模糊集合 $A = \{A_1, A_2, A_3\}$ 的映射集 $l(\xi, \eta)$, 其目的在于找到合适的权重.

我们通过以下的方式得到权重系数 α 和 β:

$$\begin{cases} \alpha = \left\{ \left(\mu_{\widetilde{A}_1}(\chi) + \mu_{\widetilde{A}_2}(\chi) \right) \right\}, & \alpha = \min(\alpha, 1) \\ \beta = 1 - \alpha \end{cases} \tag{9-13}$$

公式中的 $\mu_{\widetilde{A}_1}(\chi)$ 和 $\mu_{\widetilde{A}_2}(\chi)$ 是模糊集合的隶属函数, 代表完全遮挡和疑似遮挡的情况. 因为此时检测到的关键点是遮挡物的特征点, 所以光流跟踪框会跟踪到遮挡物上并且产生误差. 此时需要更加关注结合虚拟特征点而得到的匹配跟踪框. 所以随着遮挡程度的增加, 匹配跟踪框权重 α 会逐渐变大. 当处于疑似遮挡或者不遮挡的情形时, 为了防止受到复杂背景外点的干扰, 我们需要更加关注光流跟踪框. 此时, 由以下方式得到权重系数:

$$\begin{cases} \beta = \left\{ \left(\mu_{\widetilde{A}_2}(\chi) + \mu_{\widetilde{A}_3}(\chi) \right) \right\}, & \beta = \min(\beta, 1) \\ \alpha = 1 - \beta \end{cases} \tag{9-14}$$

公式中的 $\mu_{\widetilde{A}_2}(\chi)$ 和 $\mu_{\widetilde{A}_3}(\chi)$ 是模糊集合的隶属函数, 代表疑似遮挡和没有遮挡的情况. 选择合适的权重系数 α 和 β 是基于权重适应性方法的关键, 同时还决定了最终跟踪框的位置. 算法如表 9-1 所示.

表 9-1　SPWT 改进算法

算法: SPWT
基础知识: 检测关键点的集合 D_t, 匹配关键点的集合 M
核心设计: 虚拟关键点的集合 V, 权重系数 α 和 β,
模糊集合的隶属度函数 $\mu_{\widetilde{A}}(\chi)$,
输入: $I_1, \cdots, I_n, b_1$.
输出: $b_2, \cdots, b_n$.
$D_1 \leftarrow \text{detect}(I_1, b_1)$
for $t \leftarrow 2, \cdots, n$ do
$D_t \leftarrow \text{detect}(I_t, b_{t-1})$
$M \leftarrow \text{match}(D_t, D_1)$
$T \leftarrow \text{track}(D_{t-1}, I_{t-1}, I_t)$
$s \leftarrow \text{scale}(D_t, D_1)$
$\alpha_r \leftarrow \text{rotation}(D_t, D_1)$
$M' \leftarrow M \cup V$
$b_T, b_{M'} \leftarrow \text{boundingbox}(b_1, s, \alpha)$
$\mu_{\widetilde{A}}(\chi) \leftarrow \text{compute}(M')$
$\alpha, \beta \leftarrow \text{compute}(\mu_{\widetilde{A}}(\chi))$
$b_t \leftarrow \text{combine}(b_T, b_{M'}, \alpha, \beta)$
end for

9.4 实验结果与分析

实验细节 实验采用 ORB[8] 对特征点进行检测和描述, 其在遮挡情形时可以扩大特征搜索的区域以跟踪到正确的目标. 在跟踪的阶段, 实验采用前后向金字塔 L-K 光流法来预测光流. 我们分别在跟踪准确性和跟踪速度上测量改进后的算法. 本次实验主要在 OTB(Object Tracking Benchmark) 测试集[9] 上进行测试, 并且与优秀的传统跟踪算法在跟踪精度和跟踪速度上作对比.

结果如表 9-2 所示.

表 9-2 算法 SPWT 在 OTB 测试集上的测试结果

算法名称	准确性		算法名称	成功率	
	单次实验测试	时间鲁棒性测试		单次实验测试	时间鲁棒性测试
SPWT	0.792	0.789	SPWT	0.53	0.472
OAB	0.639	0.655	SemiT	0.481	0.451
CXT	0.629	0.641	OAB	0.48	0.438
TM-V	0.606	0.593	CPF	0.471	0.422
SemiT	0.601	0.592	TM-V	0.456	0.308
CPF	0.599	0.563	CXT	0.454	0.321
L1APG	0.571	0.53	L1APG	0.408	0.279
ASLA	0.482	0.505	ASLA	0.381	0.303
Struck	0.477	0.502	BSBT	0.344	0.415
ORIA	0.458	0.46	Struck	0.328	0.295

KCF(Kernelized Correlation Filters, 核化相关滤波器) 算法在部分遮挡以及快速运动的情况下有比较好的跟踪效果 (suv), 但是当有严重的遮挡 (jogging-1, jogging-2) 和目标旋转情况发生时会产生目标漂移, 甚至导致目标的丢失, 如 freeman1 视频序列的 123 帧. 跟踪算法 SCM 能够预测尺度的变化 (freeman1), 但是几乎不能解决目标遮挡的问题, 如 suv 视频序列的 584 帧. 虽然长时跟踪算法 Struck 能够在视频帧的最后跟踪到目标, 但是不能给出准确的位置. 经过对比, 改进的算法 (SPWT) 在遮挡、尺度变化以及目标旋转的情况下都有不错的跟踪效果.

对于跟踪算法来说, 实时性也十分地重要. 因此, 实验三同时对比了改进算法 SPWT 和 Struck、KCF、SCM、CT. 如表 9-3 所示.

表 9-3 freeman1、jogging-1 和 suv 视频中算法 FPS(帧速率) 比较

Algorithm	freeman1	jogging-1	suv
KCF	252.787	126.682	140.123
SPWT(改进算法)	56.894	56.591	61.523
CT	62.689	55.333	57.972
Struck	10.986	7.266	10.772
SCM	0.445	0.376	0.391

要想做到实时跟踪, 根据实验得知, 算法的 FPS(Frames per second, 即每秒的帧数) 至少为 30, 即每秒处理的帧数至少为 30. KCF 算法由于采用了相关滤波器, 因此速度较快. 而改进的算法能够达到 62.28FPS, 接近实时算法 CT, 如图 9-6 所示. 因此实时跟踪算法 SPWT 能够在不同的任务条件下进行实时跟踪.

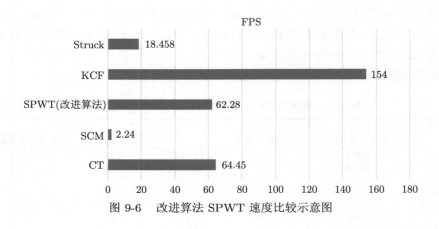

图 9-6   改进算法 SPWT 速度比较示意图

9.5   本 章 小 结

本章介绍了基于 CMT 算法的在针对遮挡情况下的改进算法 SPWT. SPWT 是以特征点匹配为基础的跟踪算法, 同时采用了几何统一性来补充虚拟特征点和模糊理论获得目标的遮挡程度. 通过遮挡程度, 可以得到匹配跟踪框和光流跟踪框的融合权重, 进而提高算法的精度. 针对算法细节以及实验结果的分析, 此算法能够处理目标被遮挡情况的原因是: 当发生遮挡情况时, 可以扩大特征点匹配的搜索范围. 除此之外, 从实验结果得出 SPWT 算法硬件需求低, 可以满足日常的实时跟踪任务需求.

参 考 文 献

[1] XU R, Wunsch D. Survey of clustering algorithms. IEEE Transactions on Neural Networks, 2005, 16(3): 645-678.

[2] Zhang K, Zhang L, Yang M H. Real-time compressive tracking. Florence, Italy, 2012, European Conference on Computer Vision. Springer, Berlin, Heidelberg, 2012: 864-877.

[3] Kalal Z, Mikolajczyk K, Matas J. Forward-backward error: automatic detection of tracking failures. Washington, DC, USA, 2010. International Conference on Pattern Recognition. IEEE, 2010: 2756-2759.

[4] Zadeh L A. Fuzzy sets. Information and Control, 1965, 8(3): 338-353.

[5] Takagi H. Fusion technology of fuzzy theory and neural networks-survey and future directions. Iizuka-City, Japan, 1990. Proceedings 1st International Conference on Fuzzy Logic & Neural Networks, 1990: 13-26.

[6] Zimmermann H J. Fuzzy Set Theory and its Applications. Springer Science & Business Media, 2011.

[7] Zimmermann H J. Fuzzy mathematical programming. Computers & Operations Research, 1983, 10(4): 291-298.

[8] Rublee E, Rabaud V, Konolige K, et al. ORB: An efficient alternative to SIFT or SURF. 2011 International Conference on Computer Vision. IEEE, 2011: 2564-2571.

[9] Wu Y, Lim J, Yang M H. Object tracking benchmark. IEEE Transactions on Pattern Analysis and Machine Intelligence, 2015, 37(9): 1834-1848.

第 10 章 基于光流卷积网络的 Siamese 双路输入模型介绍

第 9 章介绍了基于光流法和特征点匹配的抗鲁棒跟踪算法, 其在传统的跟踪点匹配算法中取得了不错的效果. 在此基础上, 本章继续深入研究跟踪算法的改进. 基于光流法的跟踪算法取得了不错的效果, 但是仍无法满足工业及商业应用的需求. 因此, 在计算能力提高和数据量增加的背景下, 本章引入了基于 Siamese (孪生) 双路输入框架的深度网络算法, 并在此基础上加上光流网络, 增加跟踪算法的鲁棒性.

本章在两方面应用了光流网络模型: ① 将相邻帧光流的结果 warp (规整) 到当前检测帧上, 增加当前帧检测稳定性. 通过建立模板, 检测帧模型以及时序打分模型, 算法可以很好解决目标快速运动、目标模糊的问题. ② 根据相邻帧的光流运动方向得出模板帧中物体的位置, 然后形成光流注意力模型. 最后提出了适用于 Siamese 跟踪框架的滴漏与归一化注意力模型并且比较了各种注意力模型的效果.

10.1 端到端训练的 Siamese 框架跟踪模型

近两年深度学习算法已经逐渐占领了单目标跟踪领域, 同时取得了不错的效果. 但是大部分的算法是在跟踪过程中在线更新 CNN 特征网络的权值, 严重影响了跟踪的速度, 导致算法无法实时. 因此, 牛津大学的 L. Bertinetto 提出了一种基本的跟踪算法框架: 全卷积 Siamese 网络. 此方法 (SiamFC) 是一种离线训练初始帧的相似性问题, 然后跟踪实时在线检测目标位置. 此网络主要在 ILSVRC15 video object detection dataset 上进行训练, 并且算法在 OTB 和 VOT 数据集取得了不错的效果.

10.1.1 算法框架——深度相似性学习

跟踪问题可以被理解成对初始帧物体的相似性学习问题. SiamFC 跟踪算法通过学习匹配方程 $f(z, x)$, 比较初始帧模板图像 z 和当前帧候选图像 x 的相似性, 然后返回得分最高的地方即为目标位置. 深度卷积网络下的相似性学习主要采用了 Siamese 孪生网络, 即同时有两个输入经过特有的转化网络 φ, 紧接着用其他方法 g 结合两个输出得到匹配方程 $f(z, x) = g(\varphi(z), \varphi(x))$. Siamese 网络已经被广泛应用于脸部识别, 关键点描述以及字符匹配等问题.

SiamFC 算法框架如图 10-1 所示, 图中 z 表示的是模板图像, 且模板固定为视频帧初始帧的标准跟踪框区域. 这是因为初始帧受到的污染最小, 无论物体被遮挡还是消失, 也能再次检测跟踪到目标物体. x 表示的是搜索区域, 即当前视频帧中的候选框搜索区域. 算法中搜索区域由当前检测帧裁剪以及缩放得到, 且被设置为固定的大小 255×255. φ 表示特征映射的操作, 使原图经过 CNN 网络得到特征图, 同时特征提取网络是一个全卷积的网络. 因为跟踪算法的实时性非常重要, 所以 SiamFC 采用了 AlexNet 网络[1] 且去掉全连接层, 保留了卷积层和池化层. 此时模板图像 z 和搜索图像 x 经过特征网络后分别得到大小为 $6 \times 6 \times 128$ 和 $22 \times 22 \times 128$ 的特征图. $*$ 表示的是相互卷积的操作, 模板图像的特征图为卷积核, 搜索图像的特征图为待卷积图像. 相互卷积后可以得到大小为 $17 \times 17 \times 1$ 的得分图, 表示搜索区域中每个位置与模板的相似程度. 最后得分图中得分最高的地方即为当前帧目标的位置. 以上过程用匹配方程表达:

$$f(z,x) = \varphi(z) * \varphi(x) + b \tag{10-1}$$

公式中 b 表示每一个位置的偏置变量. 而特征网络 $\varphi(\cdot)$ 输出的结果是一个特征图而不是一维的向量. 在目标跟踪的过程中, 算法将当前帧搜索图的中心定位在前一帧目标跟踪框的中心位置. 为了应对目标尺度的变化, 对搜索图和模板图同时采用三个或五个尺度的卷积操作, 取其中响应最高的尺度图作为当前目标的位置响应图. 算法本身是采用交叉相关的方法来比较搜索区域与目标模板的相似度, 进而得到得分图. 然后采用双三次插值进行上采样, 获得更加精确的目标位置. 从数学原理上来说, 这种方法与相关滤波类的跟踪方法十分相似, 差别在于相关滤波采用了更加方便的频谱插值得到更为精确的目标框.

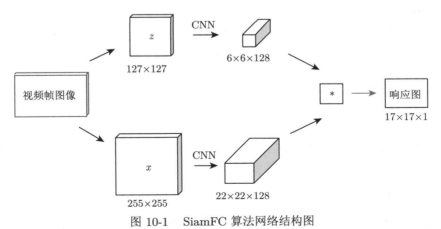

图 10-1 SiamFC 算法网络结构图

10.1.2　算法细节

10.1.2.1　损失函数

算法通过训练正负样本对来训练特征提取网络, 同时采用了逻辑损失函数:

$$\ell\left(y, v\right) = \log(1 + \exp(-yv)) \tag{10-2}$$

公式中 v 表示候选响应图中每个点的真实值, $y \in \{+1, -1\}$, 表示标准跟踪框的标签. 总的损失函数由得分图每个点的逻辑损失组成:

$$L\left(y, v\right) = \frac{1}{|D|} \sum_{u \in D} \ell\left(y\left[u\right], v\left[u\right]\right) \tag{10-3}$$

其中需要得出每个位置 $u \in D$ 的真实标签: $y\left[u\right] \in \{+1, -1\}$. 在训练的过程中, 算法采用了模板图像以及搜索图像组成的图像对, 然后相互卷积, 得出映射得分 $v : D \to R$. 训练图像对由训练集中同一视频中不同视频帧的图片组成, 且不同视频帧之间相差帧数为 T. 通过对图片进行裁剪和缩放, 将目标中心固定在训练图片的中心, 并且对物体的尺寸进行归一化处理. 训练标签的正样本由以下方式得到

$$y\left[u\right] = \begin{cases} +1, & k\left\|u - c\right\| \leqslant R \\ -1, & 其他 \end{cases} \tag{10-4}$$

u 表示得分图中每个点的值, c 表示训练图中的中心, k 表示特征网络的步长. 当得分图中某个点与中心的距离小于 R 时, 这个点被标记为正样本. 除此之外, 由于得分图中的正样本比负样本要少得多, 因此还会对正负样本进行权重相乘, 平衡正负样本的数量.

10.1.2.2　图像预处理

在训练的过程中, 算法采用模板图像的尺寸为 127×127, 而搜索图像的尺寸为 255×255. 不是简单地对图像进行裁剪和缩放, 而是根据跟踪框的大小和位置进行填充. 更具体来说, 假设标准跟踪框的宽和高为 w 和 h, 填充的区域长为 p, 尺寸归一化参数为 s. 通过以下方式选择尺寸区域:

$$s\left(w + 2p\right) \times s\left(h + 2p\right) = A \tag{10-5}$$

对于模板图像来说, $A = 127^2$, 同时 $p = \left(w + h\right) / 4$. 对于超过图片边界没有像素可以截取的区域, 用此图像所有像素的均值来填充.

10.1.2.3　网络结构

算法采用以 AlexNet 为基础的网络结构, 网络具体的参数如表 10-1 所示. 第一、二层卷积层后面接最大值池化操作. 除了第五层卷积外, 其他层都在卷积层后

接上激活函数 ReLU. 并且对网络的每一层进行批处理操作. 值得注意的是, 卷积的过程中没有对被卷积的图像进行像素补全操作.

表 10-1 SiamFC 网络各层参数示意图

层数	滤波器	通道数变化	步长	模板帧	检测帧	通道数
初始				127×127	255×255	$\times3$
第一层	11×11	96×3	2	59×59	123×123	$\times96$
池化层 1	3×3		2	29×29	61×61	$\times96$
第二层	5×5	256×48	1	25×25	57×57	$\times256$
池化层 2	3×3		2	12×12	28×28	$\times256$
第三层	3×3	384×256	1	10×10	26×26	$\times192$
第四层	3×3	384×192	1	8×8	24×24	$\times192$
第五层	3×3	256×192	1	6×6	22×22	$\times128$

10.1.3 SiamFC 算法跟踪结果

SiamFC 算法的主要优势就是结构简单, 实时性高, 只用了 CNN 网络的特征, 并没有像其他算法一样使用颜色、梯度直方图等特征. 另外模板图像一直都是初始帧的目标图像, 并没有更新模板图像的过程. 尽管如此, 通过离线学习特征网络在不同目标下的相似性, 同时对不同尺寸下的模板图像和搜索图像作匹配操作, SiamFC 算法取得了不错的成绩. SiamFC 算法在 OTB 跟踪数据集上的结果如图 10-2 所示. 从图中可以得出, 在 OTB-cvpr13 数据集中, SiamFC 算法的成功率的结果为 0.612, 与图中其他算法相比, 成功率更高. 同时 SiamFC 算法网络结构简单, 可移植性强, 因此可以更好地对其进行改进.

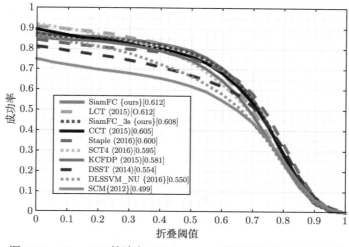

图 10-2 SiamFC 算法在 OTB-cvpr13 数据集的成功率示意图

10.2　基于光流网络的检测帧模型

第 2 章介绍了光流法的基本概念以及几种不同的光流网络: FlowNet、FlowNet2.0 和 TV-Net. 本节将会把光流网络融入全卷积的 SiamFC 算法中, 形成端到端的训练的网络框架. 通过 warp 操作[2-3] 将不同帧光流信息以光流网络的形式融合到当前帧, 形成模板与检测帧模型. 结合了光流信息的模板更新模型, 不仅保留了初始帧中物体的特征信息, 同时结合了前面数帧中目标物体的信息, 使得模板帧更加鲁棒. 结合了光流信息的检测帧模型, 融合了物体的运动信息, 使得检测帧更加稳定且清晰.

10.2.1　检测帧融合模型

检测帧融合模型主要分为三个步骤: 首先通过光流网络产生光流信息, 然后将光流信息与不同视频帧融合, 最后通过时序打分模型将融合后的特征图与当前检测帧结合. 对当前帧 I_i 与之前的 T 个视频帧 I_j 分别输入光流网络, 得到光流场 $M_{i \to j} = F(I_i, I_j)$. 其中 $F(\cdot, \cdot)$ 表示光流网络 (例如 TV-L1).

10.2.1.1　光流信息的特征映射

无论是模板更新模型还是检测帧融合模型, 最关键的操作是对视频帧进行 warp 操作. 对光流网络而言, warp 操作是指将相邻帧的特征通过光流网络得到的光流信息融合到当前帧中. warp 操作的方程定义如下:

$$f_{j \to i} = W(f_j, M_{i \to j}) = W(f_j, F(I_i, I_j)) \tag{10-6}$$

其中 $f_{j \to i}$ 是特征映射从第 j 帧到第 i 帧的形变, $W(..)$ 是应用到每个通道特征映射定位的线性形变方程, 即对光流信息的 warp 操作.

$$f_{j \to i}^m(p) = \sum_q K(q, p + \delta p) f_j^m(q) \tag{10-7}$$

公式 (10-7) 表示 warp 操作的过程. 公式中 $p = (p_x, p_y)$ 表示二维坐标网格点, $\delta p = F(I_i, I_{t-1})(p)$ 是每个坐标点的光流估计值, $q = (q_x, q_y)$ 遍历了特征图中空间位置的点, K 为双线性插值算子. 由对光流特征映射方程的分析, 对 $f_j^m(q)$ 求导, 可得

$$\frac{\partial f_{j \to i}^m(p)}{\partial f_j^m(q)} = K(q, p + \delta p) \tag{10-8}$$

由公式 (10-8) 可知, 对光流信息的 warp 操作过程可微, 因此加入光流特征映射后的网络可以应用后向传播法, 即网络是端到端的可训练模型. warp 操作把前面

T 帧的信息以光流信息的形式整合到当前帧, 提供了目标物体的各种信息, 如不同的角度、光照强度和形变程度. 进行帧间融合前需要先将当前帧 f_i 和光流整合帧 $f_{j \to i}$ 通过嵌入网络 $\varepsilon(\cdots)$, 其由简单的全连接网络组成, 目的在于改变 f_i 和 $f_{j \to i}$ 的通道数, 增加特征映射能力.

在图 10-3 中, 最右为当前视频帧示例图, 其中被跟踪的物体用红色框标出. 另外三个图是当前帧分别与前三帧进行光流计算的结果向量图. 从图中可以看出, 当用于光流计算的视频帧越接近当前帧, 被跟踪物体的成像越清晰. 通过光流映射以及后序的检测帧整合操作, 可以增强当前帧的特征映射能力, 解决在快速运动情形下目标模糊的问题.

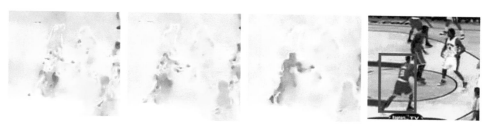

图 10-3　TVNet 光流网络下当前帧与前三帧光流结果示意图

10.2.1.2　时序打分模型

时序打分模型通过对每个候选帧包含物体信息多少以及与当前帧的关联性进行打分, 打分越高的候选帧所占的权重越大. 时序打分模型与提取–展开网络[4]相似, 都是网络模型根据损失函数来学习特征权重, 让有效的候选检测帧权重大, 效果小或者无作用的候选检测帧权重小.

时序打分模型分为提取和展开两个网络块. 提取网络块主要是对候选检测帧进行全局平均池化和全局最大值池化:

$$G_{S\text{-}GA}\left(q_T\right) = \frac{1}{W \times H} \sum_{x=1}^{W} \sum_{y=1}^{H} q_T(q_x, q_y) \tag{10-9}$$

式中 $G_{S\text{-}GA}\left(\cdots\right)$ 表示压缩网络块中的全局平局池化过程; q_T 表示 T 个候选检测帧, q_x 和 q_y 表示特征图中的像素点.

$$G_{S\text{-}GM}\left(q_T\right) = \max(q_T(q_x, q_y)) \tag{10-10}$$

$G_{S\text{-}GM}\left(\cdots\right)$ 表示压缩网络块中的全局最大值池化过程. 这两个池化过程分别输出两个 T 维的向量, 然后通过共享的展开网络块得到两组权重, 最后逐元素求和得到最终的权重特征向量.

$$W_{ex}(G_{S\text{-}GA}, G_{S\text{-}GM}) = \sigma\left(C_2\delta\left(C_1\left(G_{S\text{-}GA}, G_{S\text{-}GM}\right)\right)\right) \tag{10-11}$$

公式 (10-11) 是展开网络块, 表示得到权重 W_{ex} 的过程. C_1 表示全连接操作, 其输出维度是 T/r. r 是一个缩放参数, 可以按照一定比例减少或增加候选检测框的数量, 同时降低计算量或者提高计算的准确性. 然后经过 δ 表示的 ReLU 激活层, 输出图片的通道数不变. C_2 表示另一个全连接的操作, 不过其输出维度改变为 T, 还原回输入的维度. 最后经过 σ 表示的 sigmoid 函数, 最终得到各个候选检测帧的权重 W_{ex}. W_{ex} 通过全连接层以及激活层学习得到, 因此可以端到端进行训练. 两个全连接层的作用是融合各个候选检测帧的信息, 且总共增加的参数为 $2T^2r^{-1}$. 时序打分模型如图 10-4 所示.

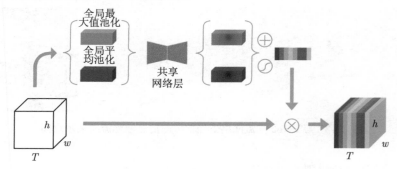

图 10-4　时序打分模型示意图

图 10-4 表示时序打分模型, 输入为未经打分的各个时段检测帧. 首先根据公式 (10-9) 的全局平均池化操作和公式 (10-10) 的全局最大值池化, 得到操作后的中间矩阵. 然后通过一个共享网络分别得到全局平均池化和最大值池化的权值矩阵. 最后对两个权值矩阵进行相加操作和输入激活函数, 从而得到检测帧时序权重 W_{ex}. 这就是时序打分模型的过程, 再将时序权重与初始的检测帧相乘得到最终的搜索检测帧.

10.2.1.3　检测帧融合

通过时序打分模型, 我们可以得到每个候选框的权重 W_{ex}, 且通过以下公式进行融合:

$$\bar{f}_i = \sum_{i=t-T}^{t} w_{j\to i} f_{j\to i} \tag{10-12}$$

$w_{j\to i}$ 表示不同空间位置以及光流整合帧特征的权重, 由时序打分模型获得. $f_{j\to i}$ 是候选检测帧, 由不同帧的光流映射得到, 且打分模型决定其对最终检测帧的贡献程度. $\bar{f}_i$ 是当前帧通过融合其他帧光流信息后得到的最终搜索检测帧. 图 10-5 表示的是光流检测帧融合模型.

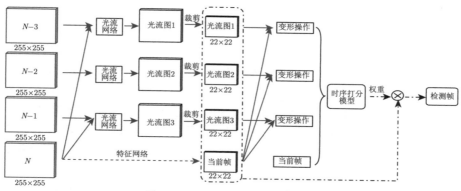

图 10-5   光流检测帧模型示意图

首先使用 TVNet 光流网络分别对当前帧 $N\,(N > 3)$ 和前三帧视频计算光流, 得到 Flow1、Flow2 和 Flow3. 同时对其进行 Crop(裁剪) 操作, 得到 22×22 的光流向量图. 然后分别对经过特征网络的当前帧特征图 Instance 和光流向量图进行 warp 操作. 最后将 Warp 之后的特征图和 Instance 特征图输入时序打分模型 (图 10-5), 得到不同特征图的权重, 并将权重与特征图相乘得到最终的检测帧. 算法 SiamFlow 的流程如表 10-2 所示.

表 10-2   SiamFlow 算法流程图

算法:　SiamFlow
基础知识: crop $(\cdots)$: 裁剪图片适合网络输入.
$W\,(\cdots)$: 光流结果与当前帧融合.
$\varepsilon\,(\cdots)$: 映射后的特征图.
$G_{S\text{-GA}}$: 全局平均池化; $G_{S\text{-GM}}$: 全局最大值池化.
$C\,(\cdots)$: 模板帧与当前帧之间的相互卷积.
$P\,(\cdots)$: 找到响应图中的峰值点.
输入: $I_1, \cdots, I_n, b_1$
输出: $b_2, \cdots, b_n$
$D_1, T_1 \leftarrow \mathrm{crop}\,(I_1^o, b_1)$
$d_1, t_1 \leftarrow N_{\mathrm{feature}}\,(D_1, T_1)$
for　$i \leftarrow 2, \cdots, n$ do
for $j = \max\,(1,\ i\ -\ k)$ to $(i\ +\ k)$ do
$f_{j\to i} = W\,(f_j, \mathrm{Flow}\,(d_i, d_j))$
$f_{j\to i}^e, f_i^e = \varepsilon\,(f_{j\to i}, f_i)$
$w_{j\to i} = G_{S\text{-GM}}\,(G_{S\text{-GA}}\,(f_{j\to i}^e, f_i^e))$
end for
$\overline{d_i} = \displaystyle\sum_{i=t-T}^{t} w_{j\to i} f_{j\to i}$
$r_i = C\,(t_i, \overline{d_i})$
$b_i = P\,(r_i)$
end for

10.2.2　模板更新分析

以 Siamese 框架为基础的跟踪算法有一个特点: 在对每一个视频帧进行检测时, 都先需要通过与模板帧相互卷积得到响应图, 然后根据峰值确定目标位置. 因此算法的精度很大程度上取决于模板帧所包含物体信息的丰富程度. 有些算法始终把第一帧设为模板帧, 如 CMT 和 SiamFC. 这样可以保留初始物体外观特征, 并且不容易被随后视频帧中背景信息污染. 但是这样无法处理物体形变、旋转等改变外观的情况, 会导致鲁棒性降低, 容易跟丢物体. 因此, 本节尝试在线和离线方式增加目标模板的多样性.

在线跟踪时候通过更新模板来增加图像的多样性. 有些算法静态更新模板: 每一帧更新模板帧或者相隔固定的帧数更新模板帧. 但是当跟踪失败、目标被遮挡或者在视频中暂时消失时, 这种更新策略会引入错误的背景信息, 降低更新的效果. 动态的模板更新也有很多方法, 最主要是通过比较跟踪结果和目标模板的差异性来更新模板. 如计算当前帧跟踪结果和目标模板的欧氏距离, 欧氏距离越大, 目标外观相似性越低, 反之亦然. 当相似度低于某个阈值时, 判断为遮挡并且更新模板; 如 UCT 算法[5], 利用峰值对抗模型进行模板更新; 如 RDT 算法[6], 利用强化学习建立模板池, 且通过决策函数和奖励机制, 训练得到决策网络, 最终得到更准确的目标位置. 这类方法动态地更新检测模板, 而不是单一地固定更新和不更新模板, 可以在一定程度上应对目标遮挡的问题.

以上方法通过对模板图像进行更新, 在线增加模板的多样性, 同时也可以通过离线训练来增加多样性. 在离线训练之前, 对模板图像进行图像增强以及变形操作. 模拟出跟踪过程中可能出现的目标状态改变情形, 并且通过训练来增加算法的鲁棒性.

本章提出的光流网络算法 SiamFlow 以 SiamFC 算法为基础框架, 通过计算响应图中最高得分的位置来确定目标位置. 当目标被遮挡或者在目标附近有与目标外观特征相似的物体时, 响应图中会出现多个最大响应区域. 此时出现的干扰峰值, 会导致目标漂移或者跟踪失败. 这是由于在搜索区域检测到与模板图像相似的背景图像, 并将其判断为目标位置. 以下根据不同的模板更新方式对 SiamFlow 算法进行了实验, 结果如表 10-3 所示.

从表 10-3 中可以看出, 以 Siamese 网络作为跟踪基本架构时, 固定模板帧为初始帧的方式跟踪效果最好. 说明对于 Siamese 网络而言, 固定模板会提高跟踪算法的准确性. 这是由于在初始帧和当前帧进行相关卷积的时候, 初始帧可以最大程度地保留目标物体的外观特征信息. 而采用模板更新方法会引入较多的背景干扰信息, 导致跟踪效果变差. 而对于模板更新方法, 当以固定帧数更新模板的时候, 间隔帧数越长, 效果越好, 可以得出更换模板越频繁越会导致模板中物体特征信息损失而跟踪效果变差.

表 10-3   模板更新方式结果示意图

平均重合率 OTB-50	固定模板	固定帧数更换模板			动态更新模板	
		10	20	30	欧氏距离判定	光流变量判定
准确性	0.642	0.591	0.603	0.624	0.626	0.598
成功率	0.512	0.456	0.467	0.481	0.487	0.465

10.3   基于光流网络的注意力模型

10.3.1   注意力机制

注意力机制最早在机器翻译领域由文献 [7] 提出, 如今发展到机器学习的各个领域. 在机器翻译的时候, 首先要知道译句中每个词对应的原句的词, 并且实现对齐. 为了更好地实现对齐映射, 翻译的时候会事先给每个原来的词分配一个分数. 分数越大, 我们就越注意这个单词. 而注意力机制就是为每个单词分配分数的过程. 其实, 注意力机制与我们生活息息相关, 在神经科学领域也有相似的研究. 神经计算的时候, 我们需要选择最相关的信息, 而不是使用所有可用的信息. 最近几年, 注意力模型被逐渐应用到自然语言处理, 图像生成和识别以及语音识别等不同类型的任务, 都取得了不错的效果. 因此, 注意力机制已经成为深度学习技术发展十分重要的一环. 通俗来说, 注意力机制与人类视觉系统有密不可分的关系. 人类大脑在处理视觉信号的时候, 会先扫描全图获得需要重点关注的区域, 然后会对这一区域投入更多的资源, 获得更精确的细节信息同时抑制其他无用信息. 正如我们平时看一幅图片的时候并不是每个像素点都看, 而是关注一个区域, 并且快速地在这个区域中获取所需要的信息. 这种方法大大提高了视觉信息的效率和准确性. 从本质上来说, 深度学习中的注意力机制与人类视觉的注意力机制相似, 都是在许多不同的信息中选择重要的信息进行重点关注.

10.3.2   通用解码-编码注意力模型

大多数注意力模型都是以 encoder-decoder 框架[8] 为基础的, 最早是在文本处理领域被科学家提出. encoder-decoder 模型又叫编码-解码模型, 分为编码和解码的过程. 所谓编码, 就是把序列转化成一个固定长度的向量; 解码就是将之前生成的固定向量转化为输出序列. 具体操作的时候解码器和编码器可以根据不同需求进行转换. 例如做语音和文本处理的时候, 编码框架采用 RNN/LSTM 等网络. 做图像处理的时候, 编码框架使用 CNN 网络.

对于文本处理的编码–解码模型, 如机器翻译的过程, 输入源是英文句子, 输出是中文句子; 文本总结的过程, 那么输入源是文章, 输出是概括性的句子; 如果是问答 (Q-A) 的过程, 那么输入源是问题, 输出是回答. 而图像处理领域的编码–解码模型可以这样去理解: 给定输入的图片 X, 通过编码–解码的框架生成目标句子 Y:

$$X = \{x_1, x_2, \cdots, x_m\}, \quad Y = \{y_1, y_2, \cdots, y_m\} \tag{10-13}$$

x 表示图像源中每个点的像素, y 表示输出文本的单词. 编码过程就是对输入的图像源 X 进行编码, 并且转换为中间语义:

$$M = f(x_1, x_2, \cdots, x_m) \tag{10-14}$$

解码过程就是将中间表示语义 M 和已经生成的历史信息 $y_1, y_2, \cdots, y_{i-1}$ 生成 y_i:

$$y_i = g(M, y_1, y_2, \cdots, y_{i-1}) \tag{10-15}$$

虽然编码–解码模型非常经典, 但是局限性也十分大. 因为编码器将整一个序列的信息压缩到固定长度, 这样会造成内容稀释或覆盖. 为了解决这个问题, 研究者在此基础上提出了注意力模型. 这种模型输出解码的同时, 会产生注意力向量, 表示这时候需要重点关注序列中的哪些部分, 并且根据关注的区域产生下一个输出. 注意力模型最大的优势是并不要求编码器将所有的信息固定到同样的长度向量, 而是在编码的时候选择性地从向量序列中挑选一个子集进行处理, 这样能够充分利用输入序列中携带的信息. 公式 (10-15) 表示了从图像中得到目标描述句子的过程, 由此可得 y_1, y_2, y_3 的产生过程:

$$y_1 = g(M), \quad y_2 = g(M, y_1), \quad y_3 = g(M, y_1, y_2) \tag{10-16}$$

由公式 (10-16) 可知, 无论生成哪个目标, 中间语义 M 都是相同的, 即对于每个输出而言, 每个图像中的每个像素位置对于目标 y 的贡献是一样的, 这并没有体现注意力机制的好处. 类似于当我们看图进行描述时候, 只会描述图片中的关键信息而不会描述图片的所有细节, 因此注意力模型十分重要. 注意力模型调整中间语义 M, 使其根据当前生成的单词进行不断变化, 从而关注重要的图片细节.

$$y_1 = g(M_1), \quad y_2 = g(M_2, y_1), \quad y_3 = g(M_3, y_1, y_2) \tag{10-17}$$

每个语义分布 M 对应不同的注意力分布概率. 图片描述时候, 图片中的每一个物体信息对应着不同的注意力分布概率, 也就是表达权重:

$$y_{\text{cat}} = g\left(0.7 \times f(\text{cat}),\ 0.2 \times f(\text{dog}),\ 0.1 \times f(\text{play})\right)$$

$$y_{\text{play}} = g\left(0.2 \times f(\text{cat}),\ 0.2 \times f(\text{dog}),\ 0.6 \times f(\text{play})\right) \qquad (10\text{-}18)$$

$$y_{\text{dog}} = g\left(0.1 \times f(\text{cat}),\ 0.8 \times f(\text{dog}),\ 0.1 \times f(\text{play})\right)$$

公式 (10-18) 表示图片描述的句子, f 表示对输入图片的某种变化函数, g 表示根据中间语义合成整个句子的函数操作, 一般是加权求和. 注意力模型模拟了人类视觉选择性注意的机制, 会将注意力集中在单词所表示的图片区域上. 图 10-6 给出了根据图片生成句子: "Cat plays with dog" 时候每个单词所对应的注意力聚焦区域. 当出现单词猫 (cat) 的时候, 聚焦在图片中猫的位置 (图 10-6 左下). 当出现单词狗 (dog) 的时候, 聚焦在图片中狗的位置 (图 10-6 中下). 当出现单词玩耍 (plays) 的时候, 聚焦在猫和狗动作的区域 (图 10-6 右下).

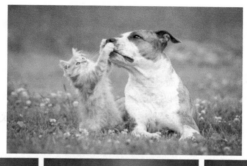

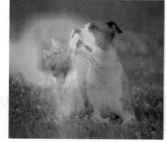 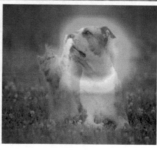 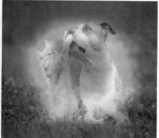

图 10-6　图片生成文字注意力机制示意图

10.3.3　基于光流网络的注意力模型

SiamFC 框架的跟踪算法在进行模板帧和检测帧相关操作的时候, 对于模板帧中的不同位置区域, 其贡献是一样的, 这样限制了算法的判别能力. 本章介绍通过学习目标物体的特征, 设计注意力模型来调整模板帧的相关权重, 从而提高目标位置的关注度.

　　SiamFC 算法主要通过相关操作 $f(z,x) = \varphi(z) * \varphi(x) + b$ 来得到目标的最新位置. 把相关操作的公式扩展到图像的每一个像素点, 可得

$$f_{x',y'} = \sum_{i=0}^{m-1} \sum_{j=0}^{n-1} \sum_{c=0}^{d-1} \varphi_{i,j,c}(z) \varphi_{x'+i,y'+j,c}(x) + b \tag{10-19}$$

公式中模板图像大小为 $m \times n \times d$, 搜索图像的大小为 $x \times y \times d$, 响应图的大小为 $x' \times y'$. 其中 m, n 为图像的长宽像素, d 为通道数. 搜索图的大小比模板图大, 因此 $x, y \geqslant m, n$. 由于响应图是通过模板图和搜索图之间做卷积得到, 因此由卷积的基本概念可得 $x' = x - m + 1$; $y' = y - m + 1$. 为了使模板帧每个位置都能够获得不同的注意力, 可以通过加入权重 γ 来调整:

$$f_{x',y'} = \sum_{i=0}^{m-1} \sum_{j=0}^{n-1} \sum_{c=0}^{d-1} \gamma_{i,j,c} \varphi_{i,j,c}(z) \varphi_{x'+i,y'+j,c}(x) + b \tag{10-20}$$

　　最终相关操作变成 $f(z,x) = (\gamma \odot \varphi(z)) * \varphi(x) + b$, γ 是通过注意力模型得到的权重值. 注意力模型主要由两部分组成, 一部分是光流网络的自适应权重, 另一部分是以 HourGlass(滴漏) 模型[9] 为基础的模板注意力权重:

$$\omega = \lambda \omega_f + \omega_{hg} \tag{10-21}$$

公式中 ω_f 为光流网络自适应权重, ω_{hg} 是滴漏注意力权重, ω 是由注意力模型最终得到的权重. 光流网络的目的是找到图像中有位移的物体, 并且用方向向量表示每个像素点 x, y 方向上的位移. 因此光流网络可以用来作为注意力权重:

$$\omega_f = \sqrt{x^2 + y^2} \tag{10-22}$$

公式 (10-22) 表示光流网络的自适应权重, 其中 x, y 是由模板图像和当前图像通过光流网络获得, 其方向为 x, y 之间向量和 w_f 的方向. 此处的光流网络为注意力模型的光流网络, 与检测帧光流网络不共享同一套参数.

10.3.4　滴漏注意力模型

　　滴漏模型最初是应用在行为识别任务中, 因为其通过编码–解码的形式不仅可以关注每个尺度下的目标细节信息, 如脸、手等. 同时还能把握整体信息, 如人体的姿态. 因此通过此模型可以捕捉到模板信息的特征, 并且应用于注意力模型权重中. 滴漏注意力模型主要由数个残差块构成, 如图 10-7 所示, 图中是一个残差

块的示意图. 每个方形表示一个网络结构, 经过每个网络块之前都会进行批次归一化和激活函数操作. 其中第一、第三个网络块滤波器的尺寸是 1×1, 第二个网络块滤波器的尺寸是 3×3.

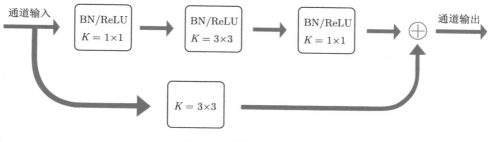

图 10-7　残差块示意图

一阶滴漏模型由四个残差模块构成, 而多阶滴漏模型则在此基础上进行叠加. 本节所使用的是二阶滴漏模型, 结构如图 10-8 所示. 图中小的虚线框为图 10-8 的残差块, 大的虚线框为一阶滴漏模型, 其由最大值池化、三个残差模块以及一个上采样操作组成. 二阶滴漏模型则由一阶滴漏模型中的一个残差块替换为一阶滴漏模型构成, 以此类推可得三阶或者以上阶数的滴漏模型.

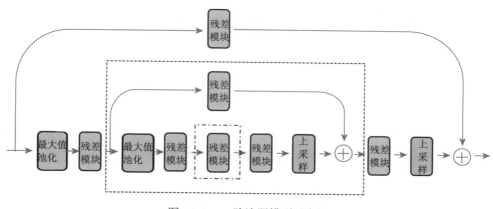

图 10-8　二阶滴漏模型示意图

模板注意力模型滴漏网络的输入图片大小为 8×8, 且图片在网络中的最小分辨率为 2×2. 整个网络首先经过一个最大值池化操作, 此时大小变为 4×4. 然后通过一个残差块, 紧接着通过一个一阶滴漏模型, 最后通过另一个残差块以及上采样操作, 其中上采样为最近邻插值法.

　　归一化注意力模型由跟踪算法的先验知识获得. 被跟踪的目标对象主要在图像中心, 因此模板帧与检测帧进行相关操作的时候, 模板帧中间部分的贡献应该比周围部分贡献大. 也就是说模板帧的注意力分布由中间向四周逐渐减少, 所以可以通过训练一个通用的归一化模型来模拟这种变化.

　　在进行注意力模型参数训练的时候, 统一先固定好特征提取网络的参数, 然后对注意力模型的参数进行微调, 最终根据设计的损失函数获得最优的网络参数. 图 10-9 是注意力模型作用于模板帧图像的示意图, 模板帧图像首先通过特征网络获得特征图, 这里的特征网络为经过训练的 AlexNet 网络. 然后将特征图输入二阶滴漏网络得到滴漏注意力模型. 归一化注意力模型由训练好的通用模型表示, 光流注意力模型由前一帧与当前帧进行光流计算得到. 紧接着将三种不同的注意力模型分别与模板帧相乘, 获得通过注意力模型优化过后的模板帧. 最后将此模板帧与当前检测帧作相互卷积操作, 获得响应图, 同时根据峰值检测目标的位置.

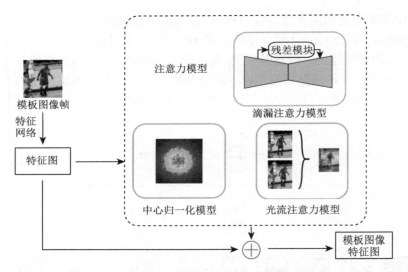

图 10-9　作用于模板帧的注意力模型示意图

10.4　实 验 结 果

10.4.1　SiamFlow 实验

　　实验硬件: intel (R) Core(TM) i7-6700 CPU; NVIDIA®Tesla GPU.

　　实验软件: Visual studio 2015; Tensorflow.

在同等网络复杂度与相同数量训练数据的前提下, SiamFlow 的跟踪准确率与成功率都超过了其他深度网络类型的跟踪算法, 如 DeepSRDCF. 同时在 OTB-50 和 OTB-CVPR13 数据集上, SiamFlow 的准确率和成功率已经超过了相关滤波跟踪算法 CCOT. 虽然加入了光流模型, 但是 SiamFlow 算法在单个 GPU 的情况下 FPS 超过 50, 可以达到算法实时的需求.

MDNet[10] 算法根据特定的视频序列建立多域网络框架, 对部分参数进行在线微调, 通过训练好的分类器进行目标跟踪. MDNet 在 OTB 跟踪测试集中取得了不错的效果, 但其多域结构的特性, 导致该算法有过拟合的嫌疑.

取视频长度小于 200 的时候为短时跟踪的基础评价标准, 可得到不同算法在 VOT-2016 数据集的重叠率结果. 具体如表 10-4 所示.

表 10-4　SiamFlow 算法在 VOT-2016 数据集监督性结果

算法名称	重叠率/%	失败率/%	综合评价/%	归一化帧速度
SiamFlow	0.5571	13.6143	0.3644	33.6507
CCOT	0.5332	16.5817	0.331	50.9975
TCNN	0.547	17.9393	0.3249	0.9971
SSAT	0.5703	19.272	0.3207	0.4629
MLDF	0.4873	15.0437	0.3106	1.4007
Staple	0.5433	23.895	0.2952	10.9754
DDC	0.5337	20.9812	0.2929	0.1928
EBT	0.4529	15.1935	0.2913	2.9669
SRBT	0.4839	21.325	0.2904	2.2189
SSKCF	0.5423	22.712	0.2771	29.153
MDNet_N	0.5366	21.0817	0.2575	0.5130

从表 10-4 可以看到, 从跟踪精度来看, 虽然 SiamFlow 算法的重叠率仅低于算法 SSAT, 但是跟踪失败率低于其他比较的算法, 综合评价为 0.3644, 高于其他比较的算法. 从算法的实时性来看, SiamFlow 的帧速度高于 25, 仅低于 CCOT 算法, 满足实时跟踪的需求. VOT-2017 数据集在 VOT-2016 数据集的基础上增加了一些复杂背景情形以及微小物体的跟踪, 同时删除了部分简单场景的跟踪视频序列 (表 10-5).

如表 10-6 所示 SiamFlow 算法在 VOT-2017 数据集上的重叠率高于其他比较算法, 失败率仅低于 ECO 和 Gnet 算法. 从算法效果来看, SiamFlow 算法的综合结果为 0.302, 高于 ECO 和 CFCF 算法. 从算法实时性来看, SiamFlow 的 FPS(帧速度) 为 29.3, 仅低于 SiamFC 算法, 满足实时跟踪的需求.

表 10-5　SiamFlow 算法在 VOT-2017 数据集部分视频中 FPS(帧速率) 比较

算法名称	视频集名称							
	ants1	ants3	bag	ball1	ball2	basketball	birds1	blanket
SiamFlow	28.6987	28.2493	34.0611	30.8467	31.6175	39.9129	20.3744	26.5435
ECO	4.796	5.5821	3.696	3.2384	0.9144	5.0201	3.2532	4.7656
CFCF	1.2099	1.215	0.6715	0.9691	0.7048	0.7789	1.0577	1.1498
Gnet	1.4117	1.4192	1.4272	1.3563	1.2142	1.4505	1.3508	1.3871
CCOT	0.1357	0.1434	0.1116	0.1429	0.072	0.1064	0.171	0.1731
SPCT	4.7021	5.7617	0.949	4.557	10.5645	2.1675	6.3062	6.0095
SiamDCF	5.7258	6.0801	16.3134	6.543	2.1117	22.5168	7.4637	20.3726
SiamFC	25.6597	25.1416	40.1062	24.2537	17.0278	45.5797	24.174	44.9994
ECOhc	17.3349	21.4655	20.447	17.5164	7.2909	26.1938	20.4282	32.0339
MCPF	0.3209	0.2256	0.163	0.4145	0.5898	0.4162	0.6305	0.7748
DLST	2.4548	2.6646	2.2912	2.4355	1.5573	2.5105	2.4096	2.6754
CRT	3.9336	3.8282	3.0091	3.455	2.5081	4.1417	3.5932	4.5117
UCT	10.7427	11.5286	16.9184	10.2795	4.0762	19.4009	9.8967	18.4538
MCCT	1.2995	1.2778	1.3314	1.3417	1.3297	1.3069	1.3083	1.2982

表 10-6　SiamFlow 算法在 VOT-2017 数据集监督性实验结果

算法名称	重叠率/%	失败率/%	综合评价/%	帧速度
SiamFlow	0.5347	18.8776	0.3021	29.3197
ECO	0.4758	17.6628	0.2805	3.7056
CFCF	0.5049	19.6495	0.2857	0.8543
Gnet	0.4999	17.3674	0.2737	1.2912
CCOT	0.4848	20.4138	0.2671	0.1463
SPCT	0.4658	33.1965	0.2036	4.3956
SiamDCF	0.4957	29.4063	0.2494	10.7328
SiamFC	0.5002	34.0259	0.188	31.889
ECOhc	0.4893	28.7674	0.2384	17.7107
MCPF	0.5035	25.96	0.2478	0.4195
DLST	0.5038	24.6046	0.2332	1.8855
CRT	0.4639	21.0611	0.2441	3.2436
UCT	0.4839	29.7991	0.2058	12.1953
MCCT	0.5228	19.4526	0.2703	1.3189

10.4.2　对比实验

　　本节实验结果分为两个部分, 第一部分是 SiamFC 与光流网络的结合与改进. 算法主要在 OTB50 数据集中进行测试, 并且得出准确率和成功率. 结果如表 10-7 所示.

表 10-7　SiamFlow 对比实验结果

		固定光流	无时序打分模型	SiamFlow(训练光流以及时序打分模型)
准确率 (OTB50)	FlowNet	0.755	0.724	0.772
	TV-Net	0.759	0.736	0.780
成功率 (OTB50)	FlowNet	0.593	0.587	0.615
	TV-Net	0.590	0.579	0.627

从表中可以看出, 不同光流网络下的 SiamFlow 跟踪算法结果差别不大, 说明光流网络不是影响此类算法精度的主要因素. 在同一光流网络的前提下, 固定光流以及不添加时序打分模型的结果比 SiamFlow 算法的结果要差. 从这里可以看出, 对于 SiamFlow 跟踪算法而言, 对光流网络的训练以及添加时序打分模型来结合不同视频帧之间的光流信息是十分有必要的.

第二部分是有关注意力模型对 Siamese 跟踪网络的影响. 算法在 OTB50、OTB100 和 OTB13 数据集上进行测试, 并且得出准确率和成功率. 实验对比了归一化注意力模型、滴漏注意力模型和光流注意力模型分别对跟踪结果的影响, 以及不同注意力模型相结合后对跟踪结果的影响. 结果如表 10-8 所示.

表 10-8　注意力模型对比实验结果

平均重合率	OTB50		OTB100		OTB-CVPR13	
	准确性	成功率	准确性	成功率	准确性	成功率
无注意力模型	0.642	0.512	0.702	0.584	0.725	0.592
归一化注意力模型	0.658	0.523	0.734	0.589	0.756	0.601
滴漏注意力模型	0.705	0.547	0.792	0.618	0.803	0.623
光流注意力模型	0.661	0.525	0.747	0.591	0.760	0.598
归一化 + 滴漏注意力模型	0.734	0.570	0.813	0.622	0.824	0.633
光流 + 滴漏注意力模型	0.791	0.620	0.856	0.646	0.881	0.657
归一化 + 光流注意力模型	0.785	0.614	0.851	0.639	0.873	0.637
归一化 + 滴漏 + 光流模型	0.740	0.569	0.751	0.625	0.772	0.635

从表中可以看出, 无注意力模型的时候算法的准确率以及成功率都是最低的, 说明注意力模型可以提升跟踪过程中对初始模板的识别准确性, 从而提高跟踪算法的精度. 而对于不同注意力模型分析, 从不同数据集的结果可以看出, 滴漏模型好于归一化模型和光流模型. 这是滴漏模型通过深度网络训练模拟不同模板情况以及残差块优化训练过程的结果. 不同注意力模型之间的两两结合, 即光流和滴漏注意力模型的结合能最大程度提高跟踪算法的精度. 由此可见, 光流模型可以补充滴漏模型对于模板图像帧的特征提取. 但是当三个注意力模型共同作用在算法的时候, 跟踪的精度反而下降了. 这是由于过多注意力模型的添加影响

了网络的特征表达能力, 削弱了相关卷积后响应图的辨别能力. 综上所述, 对以 Siamese 网络为框架的跟踪算法, 加上光流和滴漏注意力模型后算法的效果提升更大.

10.5　本 章 小 结

本章基于 SiamFC 算法, 提出了两种改进方法. 分别是光流网络作用于相邻帧的检测帧融合模型和作用于模板帧的注意力模型. 检测帧模型首先通过对相邻视频帧的图像进行光流计算, 然后通过变形操作将光流信息与相邻帧相结合. 最后由时序打分模型进行打分, 按照打分的权重将其融合得到检测帧. 实验得出以 TV-Net 为基础的时序打分模型 SiamFlow 跟踪算法效果最好. 通过对训练数据的模板图像进行训练, 得到归一化、滴漏以及光流注意力模型, 由此来补充相关操作时模板帧的特征缺失问题. 实验得出光流模型和滴漏模型相结合的注意力模型对孪生框架跟踪算法的改进最大.

参 考 文 献

[1] Krizhevsky A, Sutskever I, Hinton G E. Imagenet classification with deep convolutional neural networks. Lake Tahoe, Nevada, USA, 2012. Advances in Neural Information Processing Systems, 2012: 1097-1105.

[2] Zhu X, Wang Y, Dai J, et al. Flow-guided feature aggregation for video object detection. Venice, Italy, 2017. Proceedings of the IEEE International Conference on Computer Vision, 2017: 408-417.

[3] Zhu X, Xiong Y, Dai J, et al. Deep feature flow for video recognition. Honolulu, Hawaii, USA. 2017. Proceedings of the IEEE Conference on Computer Vision and Pattern Recognition, 2017: 2349-2358.

[4] Hu J, Shen L, Sun G. Squeeze-and-excitation networks. Salt Lake City, Utah, 2018. Proceedings of the IEEE conference on Computer Vision and Pattern Recognition, 2018: 7132-7141.

[5] Zhu Z, Huang G, Zou W, et al. UCT: learning unified convolutional networks for realtime visual tracking. Venice, Italy, 2017. Proceedings of the IEEE International Conference on Computer Vision, 2017: 1973-1982.

[6] Choi J, Kwon J, Lee K M. Visual tracking by reinforced decision making[J]. arXiv preprint, arXiv:1702.06291, 2017.

[7] Bahdanau D, Cho K, Bengio Y. Neural machine translation by jointly learning to align and translate. arXiv preprint, arXiv:1409.0473, 2014.

[8] Cho K, Van Merriënboer B, Gulcehre C, et al. Learning phrase representations using RNN encoder-decoder for statistical machine translation. arXiv preprint, arXiv:1406. 1078, 2014.

[9] Newell A, Yang K, Deng J. Stacked hourglass networks for human pose estimation. Amsterdam, Netherlands, 2016. European Conference on Computer Vision. Springer, Cham, 2016: 483-499.

[10] Nam H, Han B. Learning multi-domain convolutional neural networks for visual tracking. Las Vegas, Nevada, USA, 2016. Proceedings of the IEEE Conference on Computer Vision and Pattern Recognition, 2016: 4293-4302.

第 11 章　生理机能评估研究

11.1　研 究 背 景

随着我国社会经济发展, 医疗水平提高, 我国逐渐步入老龄化社会. 据统计, 2013 年中国 80 岁及以上老年人有 2260 万, 到 2050 年, 该数字有望提高到 4 倍, 达到 9040 万人——成为全球最大的高龄老年人群体 [1]. 随着年龄的增大, 人体会出现生理衰老, 人体的生理机能和形态表现出一系列的退行性变化, 对内外环境适应能力逐渐减退[2], 人体各项生理机能功能也随之下降, 如果诊断及发现不及时, 将会引发各种疾病, 比如: 心脏病、中风、慢性呼吸系统疾病、癌症、老年痴呆, 更严重的将会导致生活能力的丧失甚至死亡. 因此, 人体生理机能健康愈加地受到重视, 人体的生理机能评估也变得越来越重要, 合理科学的生理机能评估, 是预防生理机能病变、保障人体健康的重要步骤.

11.2　生 理 机 能

人的生理机能是指人体生理系统中, 其某一部分应有的作用和能力. 而随着人的年龄增大, 人体某一部分应有的作用和能力会衰退, 衰老在生物层面上表现为不可逆的分子及细胞损伤, 这些损伤又进一步引起身体上很多渐进而大量的功能性损伤, 这使得老年人面对变化的环境会变得越发脆弱, 从而导致疾病和死亡风险的增加 [3]. 图 11-1 显示了澳大利亚关于女性健康的大型纵向研究数据.

从图 11-1 可以看到, 处于不同生活水平者生理机能水平虽然存在差别, 但在人的整个生命历程中, 其生理机能的变化趋势是大致相同的, 呈逐步下降的走向[5]. 同时还可以看到, 生理机能的衰退也会出现在很多人较年轻的时候, 一些 60 或 70 岁的人将需要他人的帮助来完成基本活动. 随着人体生理机能下降, 机体会产生很多潜在的生理变化, 慢性疾病的患病风险增加, 人体的各项功能也随之下降.

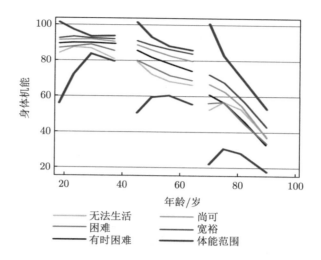

图 11-1　现有收入下处于不同生活水平者在整个生命历程中身体机能的变化 [4]

11.2.1　运动功能

肌肉质量在人的一生中呈现先增长后下降的趋势, 在成年的早期达到峰值, 随后就开始随着年龄的增加而下降, 这种下降将会引发力量和肌肉骨骼功能的衰退 [6]. 骨密度或骨量往往会随着年龄增大而下降, 这使得骨折风险显著增加 (称为骨质疏松症 [7]: Osteoporosis), 同时也对失能、生活质量下降和死亡埋下隐患. 髋部骨折是骨质疏松性骨折中一种特别严重的类型, 而人口老龄化会导致这种骨折现象越来越常见, 到 2050 年, 预计全球每年将发生 450 万例 [8]. 另一方面, 这会引发与关节相关的疾病, 比如: 骨关节炎 [9]、中风 [10]. 骨质疏松骨折的年龄发生率在不同地理区域的中位数也不同 [11].

年龄的增长会使得关节软骨在分子、结构、细胞和机械力学上呈现明显的变化, 造成脆弱组织的退化. 随着软骨侵蚀和关节周围滑液的减少, 关节变得更加僵硬脆弱 [12]. 年龄的增长会造成软骨软化, 但一般不会引发关节疼痛, 也不会引发导致骨关节炎的软骨退变, 但是更广泛的肌肉骨骼功能和运动能力的衰退由这些因素和其他年龄相关的衰退造成. 影响人体活动的重要指标: 步行速度的下降, 即步行指定的距离所需花费的时间. 步行速度受肌肉力量、关节限制和其他因素 (如协调和肌肉运动知觉) 影响.

图 11-2 展示了参加全球老龄化与成人健康研究 (SAGE) 的六个国家中不同年龄成人的步行速度, 显示了步行速度随着年龄增长而总体变缓的趋势. 在老年人中, 步行速度已被证明是预测未来结果的最有力的指标之一 [14].

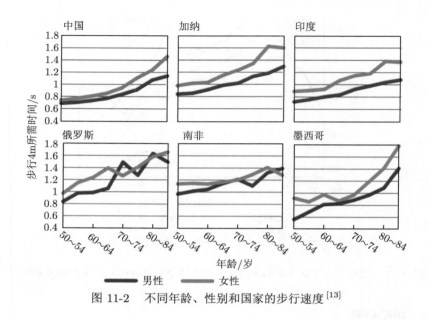

图 11-2　不同年龄、性别和国家的步行速度[13]

11.2.2　感官功能

衰老通常都会与视力和听力的下降相关, 尽管这种变化过程在个体层面上有着明显的差异. 老年性听力损失 (又称老年性耳聋: Senile Deafness) 是双侧的, 最为明显的特征是其高发性. 其原因包括耳蜗老化、环境因素 (如噪声)、遗传倾向、生理压力和可改变的生活行为方式导致的脆弱性增加[15]. 在世界范围内, 65 岁以上老年人中有超过 1.8 亿听力损失患者, 听力损失会妨碍对日常对话的理解[16-20].

年龄也与眼部的复杂功能变化有关, 会导致老花眼 (即远视眼: Long Sighted). 老花眼是指因聚焦能力下降引起的近距离视物模糊, 通常在中年时期变得明显[21]. 另一个与衰老有关的常见变化是晶状体混浊度增加, 最终可能导致白内障 (Cataract). 白内障的发病年龄、发展速度和视力下降程度在不同个体间差异很大, 反映出遗传模式和环境暴露的影响[22]. 衰老也与年龄相关性黄斑变性高度相关, 引起视网膜损伤并很快导致严重的视力受损. 该疾病在 70 岁以上老人中非常普遍, 是高收入和中上等收入国家老年人失明的主要原因. 这些变化可能会对老年人的日常生活造成重大影响. 听力损失若不进行治疗会影响沟通, 引起社会隔离和自主权缺失, 以及与此相关的焦虑、抑郁和认知减退[23]. 显著的听力损失对个人生活造成的影响常常不能为听力正常的人所理解. 对口语的理解缓慢通常会被等同认为是精力不足, 导致老年人一再退缩, 以免被贴上 "慢" 或 "精力不济" 的标签[24]. 视力损伤还会限制人的自由活动, 影响人际互动, 引发抑郁症, 成为获取信息和社交网络的障碍, 增加跌倒和事故风险, 开车也变得危险[25]. 此外, 随着感官功能的下降, 老年人会逐渐建立一种弥补策略, 他们进行其他认知作业的方式也会改变, 可能会效率更低.

11.2.3 认知功能

认知功能在人群中的差异很大, 与受教育年限密切相关. 许多认知功能在人们还相对年轻时就开始下降, 不同功能下降的速度也不同. 因此, 认知功能会随着年龄的增长而变得越来越具有差异化[26]. 记忆力和信息处理速度方面的衰退很常见, 老年人在这方面的抱怨也很多. 衰老会导致处理复杂任务的能力以及学习和掌握工作任务的能力的下降.

11.2.4 免疫功能

免疫功能, 尤其是 T 淋巴细胞的功能, 随年龄的增长而减退[27-29]. 这些变化意味着老年人未来应对新发感染 (和疫苗接种) 的能力下降, 该趋势被称为免疫衰老[30]. 也有一些证据表明, 长期的压力 (例如, 对提供照护的需求) 可能会降低老年人的免疫反应和疫苗的有效性, 随着年龄增长, 老年人血清中炎性细胞因子的水平升高, 被称为炎性衰老. 炎性衰老会造成广泛的影响, 包括虚弱、动脉粥样硬化和肌肉减少症[31-33].

11.2.5 皮肤功能

随着年龄的增长, 皮肤受到生理机制、遗传方式和外部刺激 (尤其是日晒) 带来的伤害, 功能逐渐衰减[34-35]. 从细胞层面上看, 衰老会造成很多影响, 包括使皮肤作为屏障的功能下降[36]. 此外, 真皮中的胶原蛋白和弹性蛋白纤维的流失会降低皮肤的抗拉强度, 血管萎缩的发展也会使老年人更容易患上皮炎、压疮和皮肤破损. 综合而言, 这些变化可能会增加老年人对多种皮肤疾病的易感性[37].

11.3　生理机能评估

人体生理机能健康包括躯体健康和心理健康. 躯体健康指的是具有良好的人体器官作用和活动能力, 主要体现在两个方面: 一是主要脏器无疾病, 身体形态发育良好, 体形均匀, 人体各系统具有良好的生理功能, 有较强的身体活动能力和劳动能力, 这是对健康最基本的要求; 二是对疾病的抵抗能力较强, 能够适应环境变化, 各种生理刺激以及致病因素对身体的作用. 而心理健康是指一种持续的心理情况, 当事者在不同情况下能作良好适应, 具有生命的活力, 它同时也体现在人们对于环境及相互间具有最高效率及快乐的适应情况. 不仅是要有效率, 也不仅是要能有满足之感, 或是能愉快地接受生活的规范, 而是需要三者俱备. 心

理健康的人应有能保持平静的情绪、敏锐的智力、适于社会环境的行为和愉快的
气质.

　　生理机能评估是参照人体各部分机体应有的作用和能力, 对人体现有机体作
出的客观科学合理的评估, 评估的过程尊重个体差异, 生命发展规律. 生理机能评
估常用于医疗、养老系统, 比如医生根据病人某部分机能评估, 判断病情轻重、病
变部位等; 疗养医护人员从生理机能检查报告中获取疗养人员当前身体状况, 以
便下一步康复计划的制订. 评估方法有很多, 根据人机能部位不同以及考察方面
不同而多样化.

　　人从出生到死亡, 遵循生命发展规律, 微观层面下细胞的分裂、衰老、死亡
这一系列生命自然规律体现在宏观层面下, 就构成了人的各个机体部分自然衰老、
病变的过程. 在外部非人为干扰下, 人体各个部分发挥各自功能, 构成了人在不
同环境下所表现出来的一系列能力, 比如: 免疫能力、机体应急能力等, 这被称
为人的内在能力, 内在能力存在个体差异, 人的出生, 从基因遗传开始, 子宫的
条件、随后的环境暴露和行为都可以影响内在能力. 内在能力决定人生理机能
状况.

　　图 11-3 展示了有无外部干预的两种不同情况下的人生命发展的自然规律, 可
以看到, 生理机能状况随着生理衰老逐步下降. 外部干预指的是人的成长过程中,
根据生理机能状况, 不定期地对人采取措施以提高人体各个部位相应的能力. 由
图 11-3 可以看到, 在外部干预情况下, 生理机能状况下降趋势得到缓解.

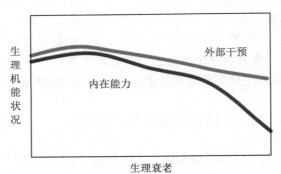

图 11-3   外部干预和内在能力的轨迹[38]

　　因此, 外部干预至关重要, 而其中重要的一环就是及时合理的评估, 通过不定
期地对人体生理机能评估, 能够及时尽早地发现及预防相关疾病, 根据评估结果
采取有效措施.

11.4 国内外发展现状

人体运动能力是进行各种日常活动的主要保障, 是生理机能健康一个重要评估指标, 能够直接反映出人体健康状况, 因此对人体运动能力的考察是本书生理机能评估的主要内容. 在医疗领域, 对病人运动能力的评估与考察是衡量其生理健康的主要指标, 是各种临床、康复医疗中重点评估内容. 而在计算机视觉领域, 随着摄像技术的快速发展, 人体运动已经能被较好地保存下来, 这为学者对 "人体运动" 这一课题继续深层次研究奠定了基础, 图像/视频中对人体的检测、跟踪、识别, 都为人体运动分析方法应用于生理机能评估奠定了基础, 吸引着越来越多的学者为研究生理机能评估方法做出了贡献.

1986 年, Mathias 等[39] 提出 "Get-up and Go" 测试, 用于考察病人行走时下肢平衡能力. 该测试要求受试者从椅子上起身, 向前行走一段距离, 然后转身回到椅子上. Richardson 等[40] 在此基础上提出 TUG("Timed Up & Go") 测试, 受试者的行走时间被记录下来用于对步态评估. 为了进行更有效的评估分析. 勃艮第大学的 Hassani 等[41] 提出将微软开发的 Kinect 深度摄像头与 TUG 结合起来, 实时监测肩部角率、躯干角度等参数, 经过实验数据分析, 所引入参数对于 TUG 的评估十分有效. Dubois 等[42] 在 TUG 实验中更是引入 18 个评估参数, 比如: 行走步数、步长、起身时间等, 寻求更为精确的评估结果. 文献 [43] 利用 NDI Polaris Spectra 追踪固定在人体骨骼上的反光小球的位置来获取关节的三维信息, 从而计算关节活动度. 清华大学的研究人员基于图像处理获取老人被测关节上的标记点坐标, 并通过标记点之间的连线计算所测量的关节活动度[44]. 在文献 [45] 中, 韩俊等提出了一种基于静态姿势图的人体平衡功能检测与评估方法, 该方法通过分析观测人体重心轨迹长度以及分布, 帮助受试者完成平衡功能的评估.

1993 年, McAtamney 等[46] 在文献中提出了一种评估上肢动作风险的方法: 快速上肢评估 (Rapid Upper Limb Assessment), 该方法不需要其他特殊的设备, 且不需要预先的培训以及相应的技巧, 评估人员通过受试者动作进行打分评估. Manghisi 等[47] 将 Kinect 深度摄像头与该方法结合, 试图帮助评估人员获取更为精确的评估参数, 从而获取更准确的评估结果. Kinect 是微软开发的一款能够实时追踪人体骨骼的深度摄像头, 因其大众化的价格以及高精度跟踪效果, 被许多研究者应用于人体活动的评估分析. Chang 等[48] 对比了 Kinect 与光学追踪系统 OptiTrack 在标志物追踪上的效果, 实验表明 Kinect 能够达到现在主流追踪系统的追踪性能. 为了帮助轮椅患者评估下肢 3D 姿势, Hu 等[49] 开发了一套基于 Kinect 跟踪系统, 该系统可以在动态、不受控的环境中对下肢步态进行检测. Johannes 等[50] 通过 Kinect 采集人步长、步速、躯干长度等具有个体差异的特征用于对人体步态分析. Alana 等[51] 开发了一套基于 Kinect 的人体交互系统, 帮助理解人体动作, 指导关节的运动康复.

参 考 文 献

[1] 刘震. 中外老年人跌倒预防指南的对比研究. 南京: 南京师范大学, 2017.

[2] 强虹. 适宜老年人的城市公共空间环境设计研究: 以西安环城公园为例. 西安: 西安建筑科技大学, 2004.

[3] Kirkwood T B L. A systematic look at an old problem. Nature, 2008, 451(7179): 644-647.

[4] Lee C, Dobson A J, Brown W J, et al. Cohort profile: the Australian longitudinal study on women's health. Int J Epidemiol, 2005, 34(5): 987-988.

[5] Lee C. Public health psychology: The Australian longitudinal study on women's health. Australian Journal of Psychology, 2004, 56: 200.

[6] Cruz-Jentoft A J, Baeyens J P, Bauer J M, et al. European Working Group on Sarcopenia in Older People. Sarcopenia: European consensus on definition and diagnosis: Report of the European Working Group on Sarcopenia in Older People. Age Ageing, 2010, 39(4): 412-423.

[7] Gruber H E, Baylink D J. The diagnosis of osteoporosis. Journal of the American Geriatrics Society, 1981, 29(11): 490-497.

[8] Gullberg B, Johnell O, Kanis J A. World-wide projections for hip fracture. Osteoporosis International, 1997, 7(5): 407-413.

[9] Weiss E, Jurmain R D. Osteoarthritis revisited: a contemporary review of aetiology. International Journal of Osteoarchaeology, 2007, 17(5): 437-450.

[10] Mayo N E, Wood-Dauphinee S, Ahmed S, et al. Disablement following stroke. Disab. Rehabil, 1999, 21(5): 258-268.

[11] Cauley J A, Chalhoub D, Kassem A M, et al. Geographic and ethnic disparities in osteoporotic fractures. Nature Reviews Endocrinology, 2014, 10(6): 338-351.

[12] Novelli C, Costa J B V, Souza R R. Effects of aging and physical activity on articular cartilage: a literature review. Journal of Morphological Sciences, 2012, 29(1): 1-7.

[13] World Health Organization. Health statistics and information systems. World Health Organization, 2013.

[14] Studenski S A. Gait speed and survival in older adults. Jama, 2011, 305(1): 50.

[15] Yamasoba T, Lin F R, Someya S, et al. Current conceptsin age-related hearing loss: epidemiology and mechanistic pathways. Hear Res, 2013, 303: 30-38.

[16] Olusanya B O, Neumann K J, Saunders J E. The global burden of disabling hearing impairment: a call to action. Bulletin of the World Health Organization, 2014, 92(5): 367-373.

[17] Callahan A, Benkwith K, Grayson R. Prevention of blindness and deafness. Journal of the Medical Association of the State of Alabama, 1950, 19(11): 361.

[18] Davis A, Davis K A. Epidemiology of aging and hearing loss related to other chronic illnesses//Hearing Care for Adults – the Challenge of Aging. Chicago: Phonak, 2010: 23-32.

[19] Gates G A, Mills J H. Presbycusis. Lancet, 2005, 366(9491): 1111-1120.

[20] Baltes P B, Lindenberger U. Emergence of a powerful connection between sensory and cognitive functions across the adult life span: a new window to the study of cognitive aging. Psychology & Aging, 1997, 12(1): 12-21.

[21] Hickenbotham A, Roorda A, Steinmaus C, et al. Meta-analysis of sex differences in presbyopia. Invest Ophthalmol Vis Sci, 2012, 53(6): 3215-3220.

[22] Stuck A E, Walthert J M, Nikolaus T, et al. Risk factors for functional status decline in community-living elderly people: a systematic literature review. Social Science & Medicine, 1999, 48(4): 445-469.

[23] Parham K, Mckinnon B J, Eibling D, et al. Challenges and opportunities in presbycusis. Otolaryngology Head & Neck Surgery, 2011, 144(4): 491-495.

[24] Ryan E B, Giles H, Bartolucci G,et al. Psycholinguistic and social psychological components of communication by and with the elderly. Language & Communication, 1986, 6(1-2): 1-24.

[25] Turano K. Visual stabilization of posture in the elderly: fallers vs nonfallers. Optom Vis Sci, 1994, 71(12): 761.

[26] Park D C. The Basic Mechanisms Accounting for Age-Related Decline in Cognitive Function. Cognitive Aging: A Primer. 2000.

[27] Mcelhaney J E , Zhou X , Talbot H K , et al. The unmet need in the elderly: how immunosenescence, CMV infection, co-morbidities and frailty are a challenge for the development of more effective influenza vaccines. Vaccine, 2012, 30(12): 2060-2067.

[28] Castelo-Branco C, Soveral I. The immune system and aging: a review. Gynecological Endocrinology, 2013.

[29] Lang P O, Govind S, Aspinall R. Reversing T cell immunosenescence: why, who, and how. Age (Dordr)., 2013, 35(3): 609-620.

[30] Lang P O, Mendes A, Socquet J, et al. Effectiveness of influenza vaccine in aging and older adults: comprehensive analysis of the evidence. Clinical Interventions in Aging, 2012.

[31] Macaulay R, Akbar A N, Henson S M. The role of the T cell in age-related inflammation. Age, 2013, 35(3): 563-572.

[32] Wong S Y S, Wong C K, Chan F W K, et al. Chronic psychosocial stress. Age, 2013, 35(4): 1479-1493.

[33] Salvioli S, Monti D, Lanzarini C, et al. Immune system, cell senescence, aging and longevity - inflamm-aging reappraised. Current Pharmaceutical Design, 2013, 19(9): 1675-1679.

[34] White-Chu E F, Reddy M. Dry skin in the elderly: complexities of a common problem. Clinics in Dermatology, 2011, 29(1): 1-42.

[35] Lorencini M, Brohem C A, Dieamant G C, et al. Active ingredients against human epidermal aging. Ageing Research Reviews, 2014, 15: 100-115.

[36] Farage M A, Kenneth W M. Clinical implications of aging skin. American Journal of Clinical Dermatology, 2009, 10(2): 73-86.

[37] Patel T, Yosipovitch G. The management of chronic pruritus in the elderly. Skin Therapy Letter, 2010, 15(8): 5-9.

[38] World Health Organization. 关于老龄化与健康的全球报告. 2015.

[39] Mathias S, Nayak U, Isaacs B. Balance in elderly patients: the "Get-up and Go" test. Arch Phys Med Rehabil., 1986, 34: 119-126.

[40] Podsiadlo D, Richardson S. The Timed "Up & Go": a test of basic functional mobility for frail elderly persons. Journal of the American Geriatrics Society, 1991, 39(2): 142-148.

[41] Hassani A, Kubicki A, Brost V, et al. Real-time 3D TUG test movement analysis for balance assessment using Microsoft Kinect. Workshop on XIII AI*IA Symposium on Artificial Intelligence, 2014.

[42] Dubois A, Bihl T, Bresciani J P. Automating the timed up and go test using a depth camera. Sensors, 2017, 18(1):14.

[43] 胡超, 葛云, 陈颖. 人体关节活动度测量系统. 中国医学物理学杂志, 2016(1): 34-38.

[44] 胡海滔. 老年人的人体测量. 北京: 清华大学, 2005.

[45] 韩俊, 罗志增, 张启忠. 基于静态姿势图的人体平衡功能检测与评估. 中国生物医学工程学报, 2014, 33(5): 539-545.

[46] Mcatamney L, Nigel C E. RULA: a survey method for the investigation of work-related upper limb disorders. Applied Ergonomics, 1993, 24(2): 91-99.

[47] Manghisi V M, Uva A E, Fiorentino M, et al. Real time RULA assessment using kinect v2 sensor. Applied Ergonomics, 2017, 65: 481-491.

[48] Chang C Y, Lange B, Zhang M, et al. Towards pervasive physical rehabilitation using Microsoft Kinect. Pervasive Health. IEEE, 2012.

[49] Hu Z L, Hartfiel A, Tung J, et al. 3D Pose tracking of walker users' lower limb with a structured-Light camera on a moving platform. IEEE Computer Society Conference on Computer Vision & Pattern Recognition Workshops. IEEE, 2011.

[50] Preis J, Kessel M, Werner M, et al. Gait recognition with Kinect. Proceedings of the First Workshop on Kinect in Pervasive Computing, 2012.

[51] Gama A D, Chaves T, Figueiredo L, et al. Guidance and movement correction based on therapeutics movements for motor rehabilitation support systems. Symposium on Virtual & Augmented Reality. IEEE, 2012.

第 12 章　基于 Kinect 深度摄像头的生理机能评估

人体各主要关节的活动能力是人体日常活动的基础, 因此本章以 Kinect 为人体关节采集设备, 从四个方面考察人体关节的活动能力, 对人体运动进行详细分析与评估: ① 通过获取的人体关节数据计算关节活动度, 考察人体各关节活动范围; ② 根据上身动作特点, 提出 MDTW 匹配算法 (动态时间规整) 应用于本章的动作检测. MDTW 算法以传统 DTW 算法为基础, 从搜索路径、映射关系改进 DTW, 并通过实验验证该方法的有效性; ③ 根据人体步态特点, 提取步态相对特征作为表征, 并采用 k 近邻算法应用于步态异常的评估; ④ 引进 Kinect 获取 RuLA 评估参数 (快速上肢评估), 提出 Kin2-RuLA 系统帮助评估专家对人的上肢动作风险进行评估.

12.1　Kinect 深度摄像头简介

12.1.1　Kinect 深度摄像头

Kinect 是由微软开发, 应用于 Xbox 360 和 Xbox One 主机的周边设备, 最初是用于体感游戏体验, 它能捕捉玩家全身上下的动作, 用身体来进行游戏, 增强游戏沉浸度. 由于其先进的视觉处理技术, 在游戏界和学术界备受关注, 特别在医疗领域的应用越来越广泛[1].

Kinect V1(第一代 Kinect) 是微软在 2010 年 6 月 14 日发布的, 作为 Xbox 360 的体感周边设备. 如图 12-1 所示.

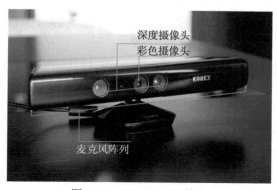

图 12-1　Kinect V1 外观

　　Kinect V1 主要由三个镜头构成, 从左至右分别为红外线发射器、RGB 彩色摄像机和红外线 CMOS 摄影机, 靠左右两边的红外收发摄像头构成 3D 结构光深度感应器, 深度图分辨率为 640×480, 用于捕捉场景的深度信息, RGB 彩色摄影机位于中间, 支持 640×480 成像, 图像采集帧率为 30fps. 通过内置红外摄像头以及训练好的机器学习算法配合, 可实时获取最多 2 人的 20 个人体主要骨骼关节坐标, 最多跟踪 6 人的人体骨架.

　　Kinect V2 是微软发售的新一代 Kinect 体感摄像头, 较于 Kinect V1 在硬件和软件上做了很大的进化, 深度传感器采用 Time of Flight(TOF) 方式, 如图 12-2 所示, 深度传感器看不到外观, 不过彩色摄像头旁边是红外线摄像头 (左) 和投射脉冲变调红外线的投射器 (右).

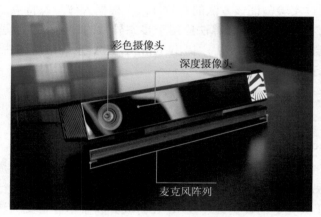

图 12-2　Kinect V2 外观

　　在 30Hz 时提供更高分辨率的深度图像 (512×424), 提供的骨架坐标数据的准确度也更高, Kinect V2 相机能够同时跟踪 6 人的 25 个人体关节的位置并提供各自对应 3D 骨架数据和关节朝向数据, 具有比 Kinect V1 传感器更好的跟踪精度.

　　微软同时还提供了更为完善的 Kinect SDK 以及 API 用于对彩色图像、深度图像、音频数据的管理, 在这基础上, Kinect 实现了人脸追踪、手势识别、骨骼跟踪等功能. 因此, 本书采用了微软开发的第二代 Kinect 用于对生理机能评估研究, 其骨骼跟踪技术是本章进行生理机能评估的基础.

12.1.2　骨骼跟踪

　　骨骼追踪技术是 Kinect V2 开发的核心技术, 可实时检测并跟踪人体主要关节点的 3D 位置, 这一技术使得 Kinect V2 被广泛应用于医疗、科研领域 [2-3].

图 12-3 为 Kinect V2 追踪到的人体主要的 25 个关节点. 骨骼追踪功能的实现分为两个部分: ① 3D 深度图像的生成; ② 骨骼追踪; 含有 3D 深度信息的图像是根据激光照射到粗糙物体或穿透毛玻璃后得到了随机的衍射斑点这一特点生成的, 其基本思路是: 位于镜前的 diffuser(光栅、扩散片) 将从红外摄像头发射 class 1 雷射光均匀分布投射在测量空间中, 通过红外摄影机记录下摄像头空间中的每个衍射斑点位置, 最后通过计算获取含有 3D 深度信息的图像.

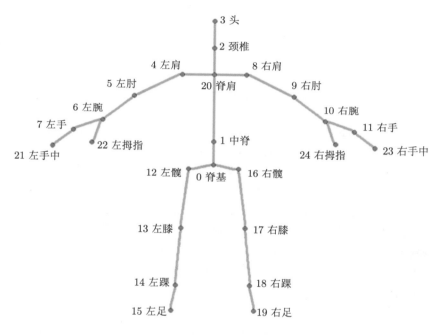

图 12-3　Kinect V2 所追踪到的 25 个骨骼关节

　　在获取 3D 深度图像后, Kinect V2 采用分隔策略将人体从复杂的背景中区分出来, 与此同时, 为每一个被跟踪到的人在深度图像中创建所谓的分割遮罩 (分割遮罩是为了排除人体以外的背景图像, 采取的图像分割的方法), 以减轻 Kinect V2 实时体感计算量. 接下来, Kinect V2 寻找图像中可能为人体的物体, 并通过机器学习对景深图像进行评估, 来判别人体的不同部位, 从而得到人体骨骼关节数据.

　　Kinect 获得的人体骨骼数据是以 Kinect V2 三维坐标 (x, y, z) 定义输出, 坐标以米为单位, 以 Kinect V2 深度摄像头为坐标原点, 如图 12-4 所示建立右手螺旋坐标系, Z 坐标轴与 Kinect 感应朝向一致, Y 轴正半轴向上延伸, X 轴正半轴向左延伸 (Kinect V2 感应器视角为参考).

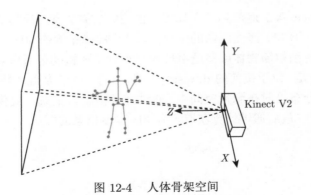

图 12-4　人体骨架空间

12.2　关节活动度评估

上一节主要陈述如何使用 Kinect V2 采集的人体骨骼数据. 生理机能中的关节活动度定义为人体关节伸展/弯曲范围, 体现为关节角度变化范围. 关节活动度能直接反映出身体关节活动能力以及变化趋势, 对关节活动度的研究是运动系统研究中最基本、最重要的方法之一, 在临床骨科、康复评估中的应用极为广泛. 老年群体中常见的关节病症, 如骨关节炎、肌无力、骨质疏松、肩周炎等都能导致关节活动度异常. 因此对人体关节活动度考察评估, 能够帮助判断关节活动是否受到损伤, 及时发现影响关节活动的原因, 预防关节肌肉疾病的发生. 当出现异常情况时, 能够及时发现并为选择适当的治疗方法提供客观依据, 同时观测关节活动范围的进展情况, 用以评价治疗和康复效果. 参考生理机能评估常用表 (TUG 表、Berg 平衡与步态量表[4-5]), 本书主要研究人体易发病变的关节部位: 颈椎关节、肩关节、肘关节、膝关节、髋关节. 同时基于生理机能评估常用表[6], 本书制定了关节活动度评估表 (表 12-1), 用于日后生理机能评估.

表 12-1　关节活动度评估表

关节类型	得分			
	1 分	2 分	3 分	4 分
颈椎功能性屈伸	$(-15°\sim15°)$	$(-45°\sim45°)$	$(-60°\sim60°)$	$(-90°\sim90°)$
肩伸展/屈曲	$(0°\sim60°)$	$(0°\sim120°)$	$(0°\sim150°)$	$(0°\sim180°)$
肘部伸展/屈曲	$(0°\sim45°)$	$(0°\sim90°)$	$(0°\sim150°)$	$(0°\sim180°)$
臀部伸展/屈曲	$(0°\sim15°)$	$(0°\sim30°)$	$(0°\sim45°)$	$(0°\sim90°)$
膝关节伸展/屈曲	$(0°\sim45°)$	$(0°\sim90°)$	$(0°\sim90°)$	$(0°\sim180°)$

本工作选取颈椎、肩、肘、髋、膝关节作为对关节研究的主要对象, 评估结果采用评分制, 关节活动度越高, 得分越高. 比如对于肘部伸展/屈曲, 关节活动度少

于 $45°$, 得分为 1; 大于 $150°$, 则得分为 4. 通过测量表中所有关节活动度, 得到最终评估得分.

12.2.1 肘及膝关节活动表征

Kinect V2 能够采集人体 25 个关节的空间坐标, 在本节的关节活动度测量时, 需要将待测量关节以及与其相连的关节空间坐标统一至同一直角坐标系. 以待测关节为原点建立平面直角坐标系. 对于肘关节、膝关节 (含左右), 建立如图 12-5 的直角坐标系, 定义 BA 为固定关节, BC 为移动关节, $A(x_1, y_1, z_1)$ 为肩或者髋关节, $B(x_2, y_2, z_2)$ 为肘或者膝关节, $C(x_3, y_3, z_3)$ 为腕或者踝关节.

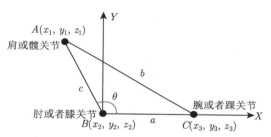

图 12-5 肘膝关节活动角度计算示意图

固定关节与移动关节夹角 $\angle ABC$ 即是肘及膝关节活动度表征, 假设 $J(x_s, y_s, z_s)$, $K(x_t, y_t, z_t)$ 为任意关节三维坐标, 则 JK 两个关节点之间的欧氏距离为

$$d_{(J,K)} = \sqrt{(x_s - x_t)^2 + (y_s - y_t)^2 + (z_s - z_t)^2} \tag{12-1}$$

根据余弦定理及反余弦函数, 可以由以下方程获得所测量关节角度 θ:

$$\theta = \arccos \frac{a^2 + b^2 - c^2}{2ab} \tag{12-2}$$

公式 (12-2) 中, $a = d_{(B,C)}$, $b = d_{(A,C)}$, $c = d_{(A,B)}$, 根据人体关节活动规律, θ 的范围为 $(0°, 180°)$.

12.2.2 肩髋关节活动度表征

肩关节指上肢与躯干连接的部分, 是上肢最大、最灵活的关节. 而髋关节是下肢与躯干连接部分, 它的主要功能就是承担体重和下肢行走功能. 肩关节、髋关节属于人体最大的关节, 连接四肢与躯干, 因此伤及肩髋骨头的疾病都会造成人体正常活动障碍, 严重降低劳动能力, 甚至导致生活不能自理. 可以说肩髋关节在人体骨骼中是处于很重要的位置. 与上一节肘膝关节不同, 肩髋关节属于球窝关节,关节囊较松弛, 因此关节活动度较大, 且活动空间不在同一平面. 所以本节定义肩髋关节角度 θ 为肩髋关节在矢状面的投影向量与躯干向量的夹角.

如图 12-6 所示 (图中关节名称参照图 12-3 Kinect V2 对关节的命名), 定义 $\overrightarrow{CE}$ (Spine Shoulder-Spine Base) 为躯干向量 (Trunk Vector), 连接肩关节与肘关节的向量 $\overrightarrow{BA}$ 在矢状面 U 的投影面为 V. 并根据 Kinect V2 关节捕捉数据特点, 可知:

$$\overrightarrow{EF} \perp U; \quad \overrightarrow{EF} \in V \tag{12-3}$$

其中, $\overrightarrow{EF}$ 为连接脊椎与髋关节的向量. 由式 (12-3) 及向量积法则可得到肩关节在平面 U 的投影向量 $\overrightarrow{ba}$:

$$\overrightarrow{ba} = \overrightarrow{EF} \times \overrightarrow{BA} \times \overrightarrow{EF} \tag{12-4}$$

将向量 $\overrightarrow{CE}$ 与 $\overrightarrow{ba}$ 代入公式 (12-2), 从而得到肩关节活动关节角度. 同理可获得髋关节活动角度. 根据肩髋关节活动规律, $\theta_{肩}$ 的范围为 $(0°, 180°)$, $\theta_{髋}$ 的范围为 $(0°, 90°)$.

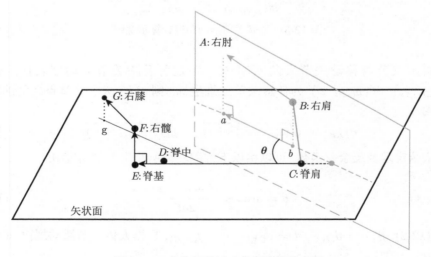

图 12-6　肩髋关节活动角度计算示意图

12.2.3　颈椎关节活动度表征

颈椎, 位于头以下、胸椎以上的部位. 上下关节突的关节近似水平位, 使颈部能灵活运动. 颈椎不仅支撑头的重量, 还有很大的活动范围. 随着年龄的增长, 下段颈椎容易发生退化性改变. 同时, 椎骨边缘易长骨刺, 压迫脊神经的根部, 形成颈椎病. 病变的直接结果体现在脖子的关节活动度减少, 并引起头晕、头痛、视力减退等脑供血不足症状. 因此生理机能评估中对颈椎关节活动度的考察必不可少. 图 12-7(图中关节名称参照图 12-3 Kinect V2 对关节的命名) 是 Kinect V2 跟踪到的人体肩部上部分关节示意图.

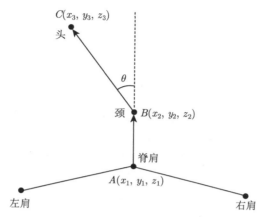

图 12-7　颈椎关节活动角度计算示意图

图 12-7 中, 连接左右肩关节以及颈部关节的区域没有特定的关节与之对应, Kinect V2 用 A(SpineShoulder) 表示, B, C 分别代表颈椎、头部. 因此颈椎关节活动角度 θ 可由式 (12-5) 表示:

$$\theta = \arccos \frac{\overrightarrow{AB} \cdot \overrightarrow{BC}}{\left|\overrightarrow{AB}\right|\left|\overrightarrow{BC}\right|} \tag{12-5}$$

12.2.4　Kinect 关节角度采集及验证

为保证测量关节活动度的准确性, 实验引入电子数显角度尺作为参考, 验证 Kinect V2 采集获取关节角度的有效性. 电子数显角度尺精度高, 操作简单, 常用于建筑房屋、设计等要求高精度角度领域.

实验硬件　浦恩 PSX300 电子数显角度尺、Kinect V2.

实验细节　实验对表 12-1 中 5 种关节角度进行测试, 测试人员为 20 人, 每次测量实验让测试者保持一个动作 5s, 在保证电子数显角度尺获取稳定角度的同时, Kinect V2 采集关节角度, 测量结果取平均值. 电子数显角度尺由直尺、角度显示器组成, 测量时, 直尺展开至待测关节, 角度显示器读取角度. 各关节测量角度 (单位: 度) 结果如表 12-2 所示.

实验结果分析对比显示, Kinect V2 测量结果与电子数显角度尺的测量结果接近, 最大差值小于 0.76′, 标准差为 0.19′, 平均误差为 0.67′, 由此说明, 使用 Kinect V2 测量关节角度准确度高, 稳定性好, 适合本书的研究.

表 12-2　　各关节角度测量结果

关节	电子数显角度尺	Kinect V2
膝盖屈曲 (膝)	83.63	83.50
功能踢腿 (髋)	30.98	31.19
抬肩 (肩)	119.72	120.10
肘部伸展 (肘)	40.22	39.49
颈部前倾 (颈椎)	11.62	12.81

12.3　动作检测分析

人体共有 206 块骨, 它们相互连接构成人体的骨架, 不同的骨骼之间由关节连接, 骨骼与关节、肌肉、韧带等组织协同, 共同完成人的各种各样的动作. 关节保持骨骼的稳定性, 使得骨骼支撑运动连续进行. 所以说骨骼关节是人类表达动作的基础, 骨骼关节的状态会直接体现在人类的各种动作上, 从而影响人的日常活动. 因此对人动作的检测分析是对人的骨骼关节生理状态充分评估的必要步骤.

人类的动作种类各种各样的且动作复杂程度不一, 人体的肢体和躯干完成的动作表达, 本书中不考虑手、脚、头部对细节动作的表达, 所以本书的动作检测分析主要针对人的上肢动作, 并采用改进后的动态时间规划 (DTW) 算法用于对动作的检测识别. 本节首先介绍传统 DTW 算法, 并基于传统 DTW, 结合人上肢动作的特点, 本书提出了 MDTW 算法, 这一算法减少了在数据库的搜索时间并提高了匹配的准确率, 最后将 MDTW 与传统的 DTW 对比, 并在公共数据 (SYSU-3D-HOI) 以及在研究期间采集的数据集 (SZU-3D-HUA) 上验证并得出实验结果.

12.3.1　DTW 匹配算法

动态时间规整 (Dynamic Time Warping, DTW) 算法由日本学者 Sakoe[7] 于 1972 年提出, 起初该算法的提出是为提高孤立词语音识别的准确率, 它能够较好地解决孤立词识别时说话速度不匀速的问题. 相较于传统的语音线性伸缩匹配的方法, DTW 方法有效提高了孤立词语音识别系统的识别率, 因此在语音识别领域得到了较好的应用. 后来发现人的动作序列跟语音序列相似, 属于时间序列, 因此被越来越多地应用于动作识别[8].

现实中无法保证相互匹配对的时间序列长度相等, 在语音识别领域表现在人的语速, 计算机视觉领域中手势、动作. 图 12-8 记录了不同人在做挥手动作时, 人的肘关节离地距离随着时间的变化.

图中可以看出 A 曲线与 B 曲线整体相似, 但在时间轴上对不齐. 曲线 A 上的 a 点应该与曲线 B 上的 b 点匹配, 但序列长度不同, 导致误匹配 b 点. 由此可见, 时间序列长度不同的情况下, 使用传统的匹配模式无法有效地求得两个时间序列之间的距离 (相似性).

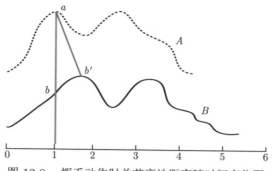

图 12-8   挥手动作肘关节离地距离随时间变化图

动态规划 (DP) 的思想贯穿 DTW 算法整个匹配过程, 其基本思想是将配对的两段序列的每一点进行匹配, 在满足一定条件下得到一条使得这两个序列距离最小的规整路径, 最小距离称为规整路径距离, 用于表示序列之间的相似度. 整个过程是为了达到缩短或者延伸序列, 从而更好地计算相似度的目的.

假设两个它们的长度分别为 $m, n(m \neq n)$ 的人体动作序列 Q 和 C. 其中 Q 为标准的参考模板, C 为待测模板, 序列中每一个元素对应每一帧的动作特征.

$$
\begin{aligned}
Q &= \{q_1, q_2, \cdots, q_3, \cdots, q_m\} \\
C &= \{c_1, c_2, \cdots, c_3, \cdots, c_n\}
\end{aligned}
\tag{12-6}
$$

为了对齐这两个序列, 需要构造一个 $m \times n$ 的矩阵网格, 如图 12-9 所示, 矩阵中第 i 行第 j 列对应的元素 (i, j), q_i 与 c_j 的距离 $d(q_i, c_j)$, 表示点 q_i 和 c_j

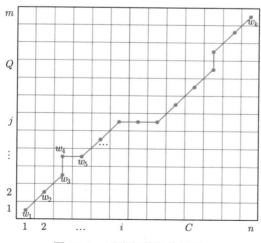

图 12-9   动态规整得分矩阵

的对齐, 一般情况用欧氏距离表示: $d(q_i, c_j) = (q_i - c_j)^2$.

规整路径 W 如图中红色标记路线所示, $W_k = (i, j)_k$ 代表第 k 个元素, 且满足:

$$W_k = \{w_1, w_2, \cdots, w_k, w_{k+1}, \cdots, w_K\}, \max(m, n) \leqslant K \leqslant m + n - 1 \qquad (12\text{-}7)$$

同时规整路径 W_k 需要满足以下三个条件:

(1) **边界条件**　$W_1 = (1, 1)$ 且 $W_k = (m, n)$. 即路径的选择应始于路径矩阵左下角, 终于路径矩阵右上角, 从而保证元素匹配先后次序不变.

(2) **连续性**　当 $W_{k-1} = (q', c')$ 时, 路径的下一点 $W_k = (q, c)$ 需要满足 $(q - q') \leqslant 1$ 且 $(c - c') \leqslant 1$, 即规整路径选取需与自己相邻的点匹配, 不能跨过某一点去匹配下一点. 这样保证序列 Q 和 C 中的每一个坐标得到充分利用.

(3) **单调性**　当 $W_{k-1} = (q', c')$ 时, 路径下一点 $W_k = (q, c)$ 需要满足 $0 \leqslant (q - q')$ 且 $0 \leqslant (b - b')$. 该条件要求规整路径 W_k 必须随着时间单调进行, 防止交叉匹配.

根据上述约束条件, W_k 路径选择只有三个方向 (图 12-10). 假如路径已经通过格点 (i, j), 那么下一个可选格点只可能是三种情况: $(i + 1, j)$, $(i, j + 1)$, $(i + 1, j + 1)$.

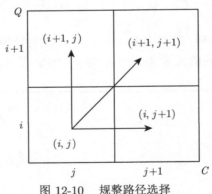

图 12-10　规整路径选择

满足上述约束条件的路径存在指数个, DTW 算法旨在找到使式 (12-8) 代价最小的最优路径:

$$D(Q, C) = \min \left\{ \sqrt{\sum_1^K W_k} / K \right\} \qquad (12\text{-}8)$$

其中, $D(Q, C)$ 为规整路径的累加距离, W_k 通过计算 Q_i 与 C_j 之间的欧氏距离得到, K 是对不同的时间序列长度的规整路径补偿. $D(Q, C)$ 又可通过式 (12-9)

表示:

$$D\left(i,j\right)=d\left(q_i,c_j\right)+\min\begin{cases} D\left(i,j-1\right) \\ D\left(i-1,j\right) \\ D\left(i-1,j-1\right) \end{cases} \tag{12-9}$$

12.3.2 DTW 算法改进

12.3.1 节论述了传统 DTW 算法主要原理, 它通过动态规整的方法能够较好地解决计算不同时间长度序列之间相似度的问题, 提高匹配准确率. 但当匹配数据库过大或匹配序列过长时, DTW 算法运算量将会成倍增长, 不利于复杂匹配工作的分析. 本节根据人体动作特点, 提出 MDTW(Modified Dynamic Time Warping) 算法, 从路径优化、重构映射关系两个方面对传统 DTW 算法进行改进.

12.3.2.1 路径优化

DTW 算法属于模板匹配算法, 算法无需训练, 通过与模板比对, 计算相似度完成配对, 但是当待测序列特征复杂或者模板数据库较大时, 算法计算量会大大增加. 人体动作在时空上连续, DTW 算法在进行 DTW 路径搜索时, 搜索矩阵 (图 12-9) 边缘路径实际上达不到, 为了防止不必要的路径搜索, 需要对 DTW 算法的搜索路径进行限制, 如图 12-11 所示, 将路径的斜率约束在 0.5~2[9], 位于菱形之外的点就不需要计算了, 这样可以减小算法的计算量, 提高计算速度.

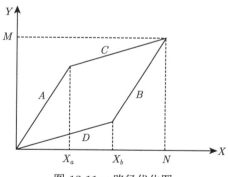

图 12-11　路径优化图

在图 12-11 中, 需要进行计算的区域可分为三个区间: $(1,X_a),(X_{a+1},X_b)$, (X_{b+1},N), 其中直线 A,B 斜率为 2, 直线 C,D 斜率为 0.5, 根据几何关系可得

$$\begin{cases} X_a+X_b=N \\ 2X_a+\dfrac{1}{2}X_b=M \end{cases} \tag{12-10}$$

公式进一步变形可得

$$
\begin{cases}
X_a = \dfrac{1}{3}\left(2M - N\right) \\[2mm]
X_b = \dfrac{2}{3}\left(2N - M\right)
\end{cases}
\tag{12-11}
$$

从而得到 M, N 的约束条件:

$$
\begin{cases}
2M - N \geqslant 3 \\[2mm]
2N - M \geqslant 2
\end{cases}
\tag{12-12}
$$

当不满足式 (12-12) 条件时, 认为两个序列之间差别实在太大, 无法进行匹配. 需将图 12-11 中 X 轴上的每一帧数据与 Y 轴上 $[y_{\min}, y_{\max}]$ 之间的帧计算, $y_{\min}$ 和 $y_{\max}$ 计算如下:

$$
\begin{cases}
y_{\min} = \dfrac{1}{2}x \\[2mm]
y_{\max} = 2x \quad (x \leqslant X_a)
\end{cases}
\tag{12-13}
$$

$$
\begin{cases}
y_{\min} = \dfrac{1}{2}x \\[2mm]
y_{\max} = \dfrac{1}{2}x + \left(M - \dfrac{1}{2}N\right) \quad (X_a \leqslant x \leqslant X_b)
\end{cases}
\tag{12-14}
$$

$$
\begin{cases}
y_{\min} = 2x + \left(M - \dfrac{1}{2}N\right) \\[2mm]
y_{\max} = \dfrac{1}{2}x + \left(M - \dfrac{1}{2}N\right) \quad (x \geqslant X_b)
\end{cases}
\tag{12-15}
$$

　　路径优化在保证匹配准确度的情况下, 缩小模板序列与测试序列之间匹配的范围, 减少计算次数, 从而提高计算速度.

12.3.2.2　映射关系重构

　　DTW 算法动态规划过程存在一个问题: 不同长度的测试序列与模板序列匹配时只将序列时间轴映射的 Y 值作为计算相似度的唯一指标, 序列之间匹配时容易出现误匹配. 假设待测序列 Q, 模板序列 C(以式 (12-6) 序列 Q 和 C 为例), 上面分别存在点 q_i, c_i 两点, 相似度计算显示 q_i, c_i 时间轴映射的 Y 值相等, 即 $D\left(q_i, c_j\right) = 0$, 由公式 (12-8) 和 (12-9) 可知, (q_i, c_j) 应在最优规整路径中, 这两个点相互映射. 但实际上, q_i 位于 Q 序列的递增段, c_i 在 C 序列的递减段, 从而产生错误的映射. 传统 DTW 算法动态规划过程造成的错误映射是因为只将序列时间轴映射的 Y 值作为计算相似度的唯一指标, 因此对 DTW 算法进行重构映射关系的改进. 将 y 轴上的极大值、极小值、拐点等反映曲线的上升或下降趋势信息作为匹配要素, 在 q_i 和 c_i 的原始数据基础上, 加入它们的一阶微分和二阶微分, 构成新的特征三维向量, 利用公式 (12-17)、(12-18) 对公式 (12-9) 中的 $d\left(q_i, c_j\right)$ 进行改进得

$$d\left(q_i, c_j\right) = w_1 * \left(q_i - c_j\right)^2 + w_2 * \left(q_i' - c_j'\right)^2 + w_3 * \left(q_i'' - c_j''\right)^2 \tag{12-16}$$

$$q_i' = \frac{\left(q_i - q_{i-1}\right) + \left(q_{i+1} - q_{i-1}\right)/2}{2} \tag{12-17}$$

$$q_i'' = q_{i+1} - 2q_i \tag{12-18}$$

其中, q_i', q_i'' 分别对应序列的一阶微分、二阶微分; w_1, w_2, w_3 为各成分权重系数, 为了充分考虑曲线的变化情况, 权重应满足以下关系:

$$w_1 + w_2 + w_3 = 1 \tag{12-19}$$

$$w_1 < w_2, w_1 < w_3 \tag{12-20}$$

12.3.3 DTW 改进算法分析及验证

本节将从匹配准确率、算法计算量这两方面对 12.3.2 节中介绍的 MDTW 算法的有效性、鉴别力进行实验验证. 首先介绍研究期间使用 Kinect V2 摄像头采集的一个由骨骼数据表征人体上身动作的数据集 HUA, 以及在这个数据集上的实验结果, 其次在公共数据集 SYSU-3D-HOI 上验证 MDTW 算法, 最后将 MDTW 算法与传统 DTW 算法在计算量上进行对比.

12.3.3.1 动作识别表征数据的提取

基于人体骨骼数据的动作表达特征, 是通过从原始 3D 骨骼数据中计算各种特征构建而成, 根据所研究动作特点以及运用于识别的方法不同, 可分为基于关节方向、基于原始位置、基于关节位移和基于组合信息等四种. 基于关节方向的表达将人体尺度、相机相对人的位置等视为不变量, 关节之间构建成的向量方向作为表征数据; 基于关节角度的表达将关节之间的夹角作为特征, 这一类特征需要包含深度信息的关节坐标, 能够直观表达人体动作; 基于关节位移的表达主要考虑关节之间的相对位置, 在同一时空中提取人体关节相对某一参考关节的相对位移作为表达特征, 因此该特征相对于人体尺度、位置朝向是不变量, 这一类特征是人体动作表达应用最广泛的特征之一; 而基于组合信息的表达则是根据研究的对象的特点, 组合获取关节方向、位移、角度等多种特征, 从而提高人体特征表达

的描述能力, 这也是本书主要采用的表征方式, 考虑本书研究的上肢动作的特点, 将关节位移、关节角度作为表征数据用于描述人体动作, 即

$$\mathrm{AF} = \{A_1, \cdots, A_4, d_1, \cdots, d_4\} \tag{12-21}$$

其中, $A_1, \cdots, A_4$ 为关节角度特征, 分别代表左、右肘肩关节角度, 共四个 (提取参考 12.2 节), 以躯干中心脊椎关节作为参考点, 计算肘腕关节到脊椎点的相对位移作为位移特征 $d_1, \cdots, d_4$.

12.3.3.2　基于 Kinect V2 的人体上身动作数据集

在现有的人体骨骼数据集中, 几乎都是使用 Kinect V1 以及 MoCap 设备采集得到的, 而可用的使用 Kinect V2 设备采集的公用数据集还非常少, 目前可用的基于传感器 Kinect V2 采集的公用数据集有两个, 分别是电信系统团队 (TST) 创建了一组数据集及 NTURGB+D 动作识别数据集[10], 但相比 Kinect V1, Kinect V2 能提供更为精确的人体骨骼数据, 也能提供更为科学的人体骨骼关节配置. 因此本书介绍了一个在研究期间采集的基于 Kinect V2 的人体上身动作数据集——3D 上身动作数据集 (SZU-3D Human Upper Action, SZU-3D-HUA)[11]. SZU-3D-HUA 包含 12 个不同的人体上身动作, 分别是: 敬礼、双臂上下摆、手臂绕环、走路、双臂左右摆、TW 伸展、叉腰、手臂同向摆、击拳、肩膀绕环、摇臂、挥手.

SZU-3D-HUA 是对 10 个受试者对 12 个动作 (图 12-12) 分别做 3 次采集得到, 即共 $10 \times 12 \times 3 = 360$ 个动作序列, 数据采集帧率为 30fps. 这 10 个受试者平均年龄为 22.7 ± 1.30, 体重指数范围为 $19.3 \sim 28.3 \mathrm{kg \cdot m^{-2}}$ (均值为 $23.8 \mathrm{kg \cdot m^{-2}}$, 标准差为 $3.9 \mathrm{kg \cdot m^{-2}}$). 由于不同种类动作时间长短不一, 同一种类动作不同人表达不同, 即使同一动作同一人不同时间段施展, 由于快慢不一, 所对应的动作序列长度也不相同, 因此 360 个动作序列时间长度不相同. 例如对于动作敬礼, 由同一个人分别做 3 次, 包含的数据帧的帧数分别为 100, 90, 85. SZU-3D-HUA 包含动作的 25 个关节空间坐标及这 25 个关节空间绝对朝向数据. 本书主要用到人体动作的 25 个关节空间坐标.

12.3.3.3　数据集 SZU-3D-HUA 上的 MDTW 算法分析、验证

实验细节　本次实验在数据集 SZU-3D-HUA 对比 DTW、MDTW 算法识别准确性, 对于每个动作, 一半样本用于测试, 一半样本用作标准数据库. MDTW 权重系数 w_1, w_2, w_3 初始值分别设定为 0.1, 0.4, 0.5, 并在满足式 (12-19) 条件下, 调整 w_1, w_2, w_3 的比例来找寻找影响 MDTW 匹配准确率的主要成分.

实验硬件　intel(R)Core(TM)i7-6700CPU

实验软件　Pycharm 2018.3.1;

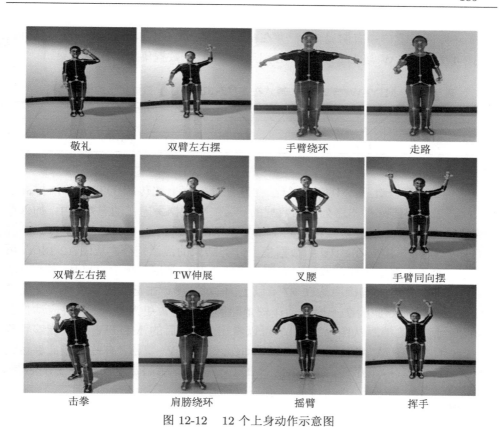

敬礼	双臂左右摆	手臂绕环	走路
双臂左右摆	TW伸展	叉腰	手臂同向摆
击拳	肩膀绕环	摇臂	挥手

图 12-12　12 个上身动作示意图

实验通过调整权重系数 w_1, w_2, w_3 的比例, MDTW 匹配准确率变化明显. 如表 12-3 所示.

表 12-3　不同权重组合下 MDTW 匹配准确率

w_1	w_2	w_3	匹配准确率/%	w_1	w_2	w_3	匹配准确率/%
0.05	0.3	0.65	73.25	0.3	0.5	0.2	88.25
0.1	0.3	0.6	81.08	0.4	0.5	0.1	**89.50**
0.1	0.4	0.5	81.16	0.5	0.2	0.3	83.30
0.2	0.3	0.5	84.33	0.5	0.3	0.2	80.58
0.3	0.2	0.5	82.75	0.5	0.4	0.1	83.30
0.3	0.4	0.3	86.58	0.5	0.45	0.05	88.74
0.3	0.45	0.25	87.66	0.6	0.3	0.1	88.25

从表中结果可以看出, 当 $w_1 \geqslant w_2, w_1 \geqslant w_3$ 时 (待测动作时间序列原始数据占主导), 匹配准确率为 $80.58\% \sim 88.25\%$; 而当 $w_2 \geqslant w_1, w_2 \geqslant w_3$ 时 (二阶成分占

主导) 时, 匹配准确率有明显提高, 并在 w_1, w_2, w_3 取 0.4,0.5,0.2 时达到 89.50%.
表 12-4 为 MDTW 与 DTW 算法在 SUZ-3D-HUA 数据集上的比较结果.

表 12-4　MDTW 与 DTW 算法在 SUZ-3D-HUA 数据集上的比较结果

算法名称	准确率/%
DTW	80.50
MDTW	**89.40**

表 12-4 可以看到, MDTW 算法在匹配准确率上比传统 DTW 算法提高了约 9%, 表明将匹配样本序列原始数据的一、二阶数据考虑在动态规整中, 加入原始数据的变化趋势以及增减性提高了 DTW 匹配准确率. 图 12-13 为 DTW 与 MDTW 算法在 SUZ-3D-HUA 数据集上分类结果的混淆矩阵. 从图 12-13(a) 可以看出, 对于双臂上下摆、双臂左右摆、走路、TW 伸展、挥手, DTW 对其有较强的分类能力, 分类准确率均在 87% 以上, 但对叉腰、击拳、肩膀绕环、摇臂等动作鉴别力不强, 原因在于这些动作较走路等动作而言更为复杂, 且对应动作关节存在一定的遮挡. 从图 12-13(b) 可以看出, 改进后的 MDTW 算法能够正确分类 SZU-3D-HUA 数据集的绝大部分动作, 较 DTW 算法, 有些动作能够达到 100% (双臂左右摆、摇臂、挥手), 但 MDTW 算法也会将击拳动作与 TW 伸展、肩膀绕环混淆, 原因在于它们的动作存在一部分相似.

12.3.3.4　数据集 SYSU-3D-HOI 上的 MDTW 算法的分析、验证

SYSU-3D-HOI[12] 是由中山大学 (Sun Yat-sen University, SYSU)iSEE 智能科学与系统实验室的胡建芳团队收集的 3D 人体与物品相交互 (Human Object Interaction, HOI) 的数据集 (简称为 SYSU-3D-HOI). 在 SYSU-3D-HOI 数据集中, 包含 12 个由 40 个不同的人与手机、椅子、背包、钱包、扫帚、拖把这 6 个物品交互所做的动作, 其中共包含有 480 个动作序列, 这 12 个动作分别为喝水、倒水、打电话、玩手机、背书包、装背包、坐下、搬椅子、拿出钱包、从钱包拿物品、拖地和扫地. 其提供的数据形式有每一帧的 RGB 彩色照片、深度数据、骨骼坐标数据. 本书主要采用该数据集中人体动作骨骼空间坐标数据用于表征数据的提取. 实验配置与上一节相同, 由于 SYSU-3D-HOI 为公共数据集, 大量学者利用该数据集研究动作识别方法, 因此本书同时对比了其他动作识别算法. 对比结果如表 12-5 所示.

从表 12-5 中可以看出, MDTW 算法动作识别准确率达到了 83.7%, 高于其他算法, 尤其相对于 DTW 算法, 准确率高出 27%. 这表明本书对 DTW 算法的改进有效地减少了 DTW 规整过程的匹配错误.

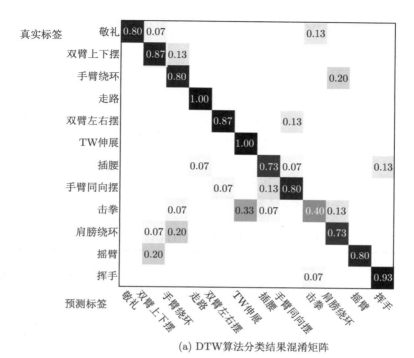

(a) DTW算法分类结果混淆矩阵

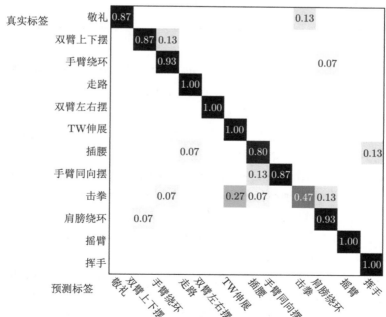

(b) MDTW算法分类结果混淆矩阵

图 12-13 DTW 与 MDTW 算法在 SZU-3D-HUA 数据集上的分类结果混淆矩阵

表 12-5　MDTW 算法在 SYSU-3D-HOI 数据集上的测试结果

	算法名称	准确率/%
	3D Joints and LOP Fourier[13]	78.0
已有算法	HON4D[14]	80.0
	SSFF[15]	81.9
传统算法	DTW	56.7
改进算法	MDTW	**83.7**

与上一节实验配置一样, 实验调整了权重系数 w_1, w_2, w_3 的比例, 探究影响 MDTW 匹配准确率的因素, 结果如表 12-6 所示.

表 12-6　不同权重组合下 MDTW 匹配准确率

w_1	w_2	w_3	匹配准确率/%	w_1	w_2	w_3	匹配准确率/%
0.1	0.2	0.7	52.50	**0.3**	**0.5**	**0.2**	**83.75**
0.1	0.4	0.5	35.41	0.355	0.5	0.145	82.35
0.1	0.5	0.4	37.08	0.4	0.5	0.1	81.66
0.1	0.6	0.3	59.58	0.5	0.2	0.3	82.08
0.2	0.3	0.5	40.83	0.5	0.3	0.2	81.66
0.25	0.15	0.6	40.83	0.5	0.4	0.1	43.75
0.3	0.2	0.5	41.25	0.6	0.1	0.3	81.66

从表 12-6 可得, 当权重系数 w_1, w_2, w_3 取 0.3, 0.5, 0.2 时 (样本序列二阶成分占主导), 准确率达到 83.75%. 图 12-14 为 DTW 与 MDTW 算法在 SYSU-3D-HOI 数据集上动作识别结果的混淆矩阵.

如图 12-14(a) 所示 DTW 算法分类结果混淆矩阵, 图中可以看到, 对于动作打电话、玩手机、装书包、拿出钱包、从钱包拿这五个动作, 分类准确率不到 40%, 相对较低; 只有对于动作坐下、扫地的分类准确率达到 60% 以上, 平均分类准确率为 56.7%. 导致分类准确率低的原因有两个方面, 一方面是由于 SYSU-3D-HOI 数据集作为公共数据集, 其数据集动作是通过人与物体交互表达, 这样增加了动作的复杂度, 同时人体关节之间也存在更多的遮挡; 另一方面是由于 DTW 传统算法的局限性, 当匹配数据变得复杂时, 无法有效地得到较好的准确率, 需要考虑更多的数据特征, 图 12-14(b) 验证了这个假设, 对于所有动作分类效果都有明显的提升, 特别是对于动作喝水、玩手机、背书包、坐下, 分类准确率达到 90% 以上; 动作装书包从 25% 提升到 75%, 拿出钱包也从 35% 提升至 80%, 所有动作平均分类准确率达到 83.75%. 但同时, MDTW 算法将动作打扫与动作拖地混淆, 原因在于二者动作相似. 另外, 动作从钱包拿有时会被识别成动作玩手机或打电话.

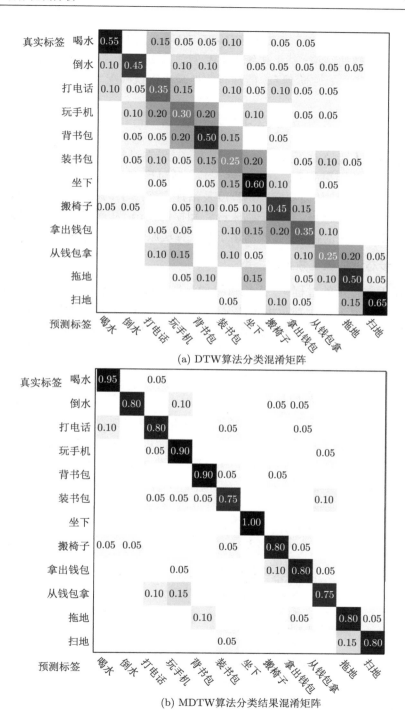

(a) DTW算法分类混淆矩阵

(b) MDTW算法分类结果混淆矩阵

图 12-14 DTW 与 MDTW 算法在 SYSU-3D-HOI 数据集上的分类结果混淆矩阵

基于所述的 MDTW 算法在 SZU-3D-HUA、SZU-3D-HUA 数据集上的实验结果可得出这样的结论: 基于传统 DTW 算法规整特点, MDTW 算法在规整过程引入匹配序列的一、二阶信息, 能够有效地减少错误匹配, 提高匹配准确率.

12.4　步态评估

步态是指人走路时下肢所表现的姿态, 对步态进行评估分析能反映出相关病症或病症本身的因果关系. 在临床医学中, 针对患有关节疾病和神经系统疾病的患者进行步态分析, 从而评定严重程度及治疗方案. 对步态进行评估分析, 旨在监护步态参数的变化趋势, 有助于临床诊断和损伤评定, 从而指导治疗和康复. 本节首先介绍步态特征的提取, 其次阐述 KNN 算法原理, 最后测试并得出实验结果.

12.4.1　步态评估表征数据的提取

人在正常行走的过程中, 人们可以通过髋、膝、踝等下肢关节在空间中相对位置的变化情况来初步判断步态情况, 由于关节或肌肉损伤而造成的步态异常会导致在行走过程中出现跛脚、拖脚等情况, 从而直接影响人的步长、步速, 下肢关节变化异常, 左右腿的关节步长出现明显差异. 基于这个特点, 本书采用步长、步速和关节角度等相对特征作为步态特征.

12.4.1.1　下肢关节角度的提取

对于人的行走过程, 下肢关节角度的变化主要表现在髋关节和膝关节, 可以把行走过程看成是下肢关节在 XY 轴所在平面内的二维运动, 以行走方向为 X 轴, 垂直地面方向为 Y 轴建立直角坐标系, 如图 12-15(a) 和 (b) 所示. 对于每一帧图像, 下肢关节角度特征 $\{\gamma_1, \gamma_2, \beta_1, \beta_2, \alpha_1, \alpha_2\}$ 提取如图 12-15(b) 所示.

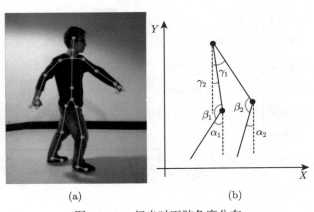

(a)　　　　　　　　　　　(b)

图 12-15　行走时下肢角度分布

图 12-15 中, γ_1, γ_2 为髋关节角度, β_1, β_2 为膝关节角度, 可通过 12.2.1 节和 12.2.2 节对髋膝关节角度计算得到. α_1, α_2 是膝踝关节向量与垂直于行走地面的平面之间的夹角.

12.4.1.2 步长、步速的测量

人行走过程中的步长、步速能够最为直观地表达人的平衡协调能力、关节功能是否存在异常. 步长在生理机能评估中有很多定义, 在本书中, 步长定义为人行走一段距离后左右踝关节之间的最大距离的平均值, 步速为行走速度的平均值.

步长、步速通过计算人行走时左右踝关节相对位置得到, 踝关节的空间坐标在本书中通过 Kinect V2 实时获取. 在行走时人体是侧对 Kinect 摄像头, 沿直线行走的, 与 Kinect 的垂直距离近似认为不变. 以地面某一点为原点, 以平行于人行走方向为 X 轴, 以 Kinect 摄像头方向 (即 Kinect 的 Z 轴) 建立平面坐标系的 Z 轴, 如图 12-16 所示,

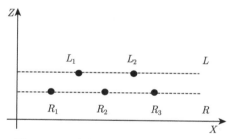

图 12-16 人行走时踝关节位置变化图

一个行走路径可以由一系列踝关节在 XZ 平面的位置变化表示, 并定义 Δx 为左右踝关节欧氏距离:

$$\Delta x_i = \sqrt{(L_i - R_i)^2} \tag{12-22}$$

其中 L, R 分别表示为左右踝关节空间坐标, i 代表整个行走过程中的第 i 帧图像. 本书使用 Kinect V2 采集人行走的整个过程, 采集帧率为 30fps, 并为每一帧设置标记, 且规定:

$$\mathrm{flag} = \begin{cases} 1, & \Delta X_i \neq \Delta X_{i+1} \\ 0, & \Delta X_i = \Delta X_{i+1} \end{cases} \tag{12-23}$$

由式 (12-23) 可知, flag = 1 表示人正处于行走过程, flag = 0 则表示人已经停止行走. 因此一段帧标志为 1(flag = 1) 的连续图像代表一次行走. 行走的步数 T 通过在帧标志位连续为 1 的图像帧中, 统计 ΔX 出现最大值的次数得到; 根据

Kinect V2 采集帧率为 30fps 可知行走时间 T, 步速 v 通过式 (12-24) 计算得到

$$v = \frac{\sum\limits_{n=1}^{n} S_j}{T} \tag{12-24}$$

其中, S_j 为第 j 次 ΔX 取得的最大值. 图 12-17 为一次行走过程中左右踝关节 ΔX 的变化, 从图中可以看出, ΔX 取得最大值的次数为 4, 最大值在 0.42 上下浮动, 因为人行走过程中左右脚交替行走, 左脚迈出的步长与右脚并不一致. 因此一次行走的步长取多次步长的均值. 实线 ΔZ 在 0.15 上下波动, 这是因为行走路线与 Kinect V2 的 X 轴平行.

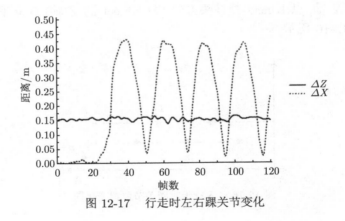

图 12-17　行走时左右踝关节变化

本书中, 步态评估对象是一段连续的行走过程, 而下肢相对运动特征 (关节角度、步速、步长) 能够很好地表达这个连续过程, 因此对于一次完整的行走过程, 表示如下

$$DF = \{\gamma_1, \gamma_2, \alpha_1, \alpha_2, \beta_1, \beta_2, v, s\} \tag{12-25}$$

其中, γ, α, β 表示对应角度的均值, v 表示步速的均值, s 表示步长的均值.

12.4.2　K 近邻算法

K 近邻法[16](K-Nearest Neighbor, KNN) 由 Cover 和 Hart 于 1968 年提出, 应用于字符识别、文本分类、图像识别等领域, 是一种分类与回归方法, 它的基本思想是: 给定测试实例, 基于某种距离度量找出训练集中与其最靠近的 K 个实例点, 然后基于这 K 个最近邻的信息来进分类预测. 因此距离度量、K 值选择及分类决策规则是 K 近邻的三个基本要素.

12.4.2.1　距离度量

特征空间中的两个实例点的距离是两个实例点相似程度的反映. 常用于 KNN 算法的距离有欧氏距离、曼哈顿距离、闵可夫斯基距离. 设特征空间 X 是 n 维实数向量空间 $\mathbf{R}^n$, $x_i, x_j \in X$, $x_i = \left(x_i^1, x_i^2, \cdots, x_i^n\right)^{\mathrm{T}}$, $x_j = \left(x_j^1, x_j^2, \cdots, x_j^n\right)^{\mathrm{T}}$, x_i, x_j 的 Lp(p 范数) 距离定义为

$$\mathrm{L}p\left(x_i, x_j\right) = \left(\sum_{l=1}^{n} \left|x_i^n - x_j^n\right|^p\right)^{\frac{1}{p}} \tag{12-26}$$

其中, $p \geqslant 1$, 当 $p = 1$ 时, 称为曼哈顿距离, 即

$$\mathrm{L}p\left(x_i, x_j\right) = \left(\sum_{l=1}^{n} \left|x_i^n - x_j^n\right|\right) \tag{12-27}$$

当 $p = 2$ 时, 称为欧氏距离, 即

$$\mathrm{L}p\left(x_i, x_j\right) = \left(\sum_{l=1}^{n} \left|x_i^n - x_j^n\right|^2\right)^{\frac{1}{2}} \tag{12-28}$$

本书主要采用欧氏距离作为 KNN 算法距离度量指标, 用来对实验样本分析并分类.

12.4.2.2　分类决策规则

在分类任务中通常使用 "投票法" 来进行样本的分类, 即选择这 k 个实例中出现最多的标记类别作为预测结果. 图 12-18 为 KNN 算法分类决策规则示意图, 根据欧氏距离计算出距待测样本最近的 K 个样本, 圆形标记为待测试样本, 三角标记和方形标记分别表示两种已知类别的样本. 当 $K = 1$ 时, 三角标记样本的比例较大, 根据多数表决分类决策规则, 待测试样本类别与三角标记样本类别一致; 当 $K = 6$ 时, 待测试样本类别与方形标记样本类别一致.

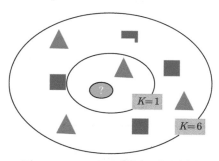

图 12-18　KNN 决策规则示意图

12.4.2.3　K 值选择

K 表示 K 个最近的"邻居",即每个样本用它最接近的 K 个邻居来代表. 由上节可知, K 值的选择会直接影响 KNN 的决策结果. 在应用中, K 值一般取一个比较小的数值, 通常采用交叉验证法来选取最优的 k 值.

12.4.3　步态评估结果

本书就人体步态分析建立了一个人体步态数据集, 使用 Kinect V2 采集了 18 个人的步态序列. 由于条件限制, 无法找到步态异常的病人采集数据, 人为模仿步态异常. 18 个受试人员每人单程行走 20 次, 每次行走距离为 4m, 正常和异常各 10 次, 以保证样本均衡. 本书通过改变描述步态异常两个常用参数: 短步长、短步时长[17] 进行步态异常模拟. 短步长指的是人行走时, 同一只脚连续向前踏两步的距离, 短步长则是这一过程中所花费的时间, 并根据表 12-7 进行步态异常模拟.

表 12-7　步态异常模拟准则

	短步长	短时长
左 ≫ 右	异常	异常
左 ≪ 右	异常	异常
左 ≈ 右	正常	正常

实验细节　实验采用 Kinect V2 采集人行走的步态数据, 采集时, Kinect 距地面 80cm, 与水平面夹角设置为 0, 距受试人员 3m; 实验将 18 人随机分为两组, 10 人步态数据用作数据库, 共 200 个序列, 另 8 人步态数据用作测试; 在 10 人数据库中, K 值通过 10 折交叉验证选取, 以获得较好的分类效果, 结果表明, 当 $K = 1$ 时, 准确率达到 94.8%. 每次选取序列中的一个作为测试样本, 剩下的作为训练样本, 重复 10 次, 得到的 10 次平均结果作为识别准确率. 表 12-8 表示为 8 人测试者的步态分类结果.

表 12-8　步态分类结果

	正常步态	异常步态
正确分类	75 人	74 人
准确率	93.13%	
敏感度	93.75%	
特异性	92.50%	
精确度	92.59%	

从表中可以看出, 各项指标的结果都比较稳定, 差距较小, 这是因为训练集中的正负样本的数量是相同的, 这样有利于得到最好的检测效果. 因此, 本书使用

Kinect 得到人体骨骼数据, 进而提取相对运动特征, 并使用 KNN 算法, 对步态有着较好的检测效果.

12.5 基于 Kinect V2 的快速上肢评估

快速上肢评估 (RULA) 是一种动作风险调查方法[18], 旨在评估经常的动作与上身肢体疾病相关的危险程度. 快速上肢评估无需额外的设备, 只需要一个计分板、一支笔即可对受试者进行评估. 但 RULA 的缺点在于需要一位经验丰富的专业人员对受试者的姿态、负重等因素判断分析并给予打分评估, 这将大大增加时间金钱成本. 为了解决这个问题, 本节提出一个基于 Kinect V2 深度摄像头的快速上肢评估系统 (Kin2-RULA), 实时采集人体动作姿态并给出评估结果, 同时将该系统评估结果与专业人员对比验证, 实验结果证明 Kin2-RULA 能够代替专业人员进行有效的快速上肢评估.

12.5.1 快速上肢评估

1993 年, McAtamney 和 Nigel Corlett 提出一种用于调查影响上身肢体疾病的方法: 快速上肢评估 (Rapid Upper Limb Assessment), 该方法不需要其他特殊的设备, 且不需要预先的培训以及相应的技巧, 可以对人的颈部、躯干、上身肢体姿势以及身体外部负荷进行快速评估. 评估时, 受试人员做出相应的动作, 专业人员按照 RULA 评估表 [19] 对该动作进行打分, 最后反馈一个总分值作为评估结果, 反映日常生活中该动作的风险等级, 并根据该分值来决定是否需要进一步的干预措施以减少受伤的风险.

RULA 评分系统通过三个评规则表 A、B 和 C[19] 得出最后的评估结果, 如图 12-19 所示. 表 A 通过手臂、手腕的活动给出姿态得分 A, 并考虑其相应的肌肉能力以及负重情况得到得分 C; 表 B 通过考察颈部、躯干以及腿部给出姿态得分 B, 并考虑其相应的肌肉能力以及负重情况得到得分 D; 最后表 C 根据得分 C 和 D 给出评估总分.

总分对受试者当前动作进行评估, 意义在于给接下来的调查提供指导, 取值范围在 1~7:

(1) 1 或者 2: 表示在工作生活中, 如果受试者不是长期反复使用该动作, 结果是可以接受的;

(2) 3 或者 4: 建议受试者需要进行调查并在工作生活中尝试改变使用当前动作的次数;

(3) 5 或者 6: 建议受试者进行更进一步的调查并尽快减少当前动作的使用;

(4) 7: 受试者需要马上进行调查并停止当前动作的反复使用.

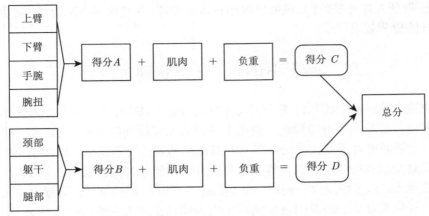

图 12-19　RULA 评估规则

12.5.2　基于 Kin2-RULA 的快速上肢评估

上节介绍了 RULA 评分机制, RULA 评估结果主要是通过调查人体上身各关节活动获得的. 在传统 RULA 中, 专业评估人员需要对受试者的动作对应的各关节状态进行判断, 并根据 RULA 表 [19] 打分, 例如在第二步: 定位下臂关节位置 (Step2: Locate Lower Arm Position) 时, 专业人员需要估计肘关节角度范围, 从而给出相应分数. 而即便是长期从事评估的专家, 在短时间内完成多个关节角度范围的估计, 都会不可避免地引进系统误差, 影响最后结果的准确性. 因此为了减少误差, 本节提出使用 Kinect V2 摄像头建立 RULA 参数采集系统 (简称 Kin2-RULA), 并完成评估. 由于 Kinect V2 可以实时跟踪人体 25 个骨骼关节点, 因此 Kin2-RULA 可以实时进行.

12.5.2.1　Kin2-RULA 介绍

Kin2-RULA 根据 PULA 表采集 RULA 参数, 并按照图 12-19 所示完成评估. 图 12-20 为 Kin2-RULA 采集主界面.

图 12-20 主界面的布局按照 RULA 表所示规划, 可读性强, 使用者能够轻易获取实时的 RULA 参数、各部分的评分以及总分. 同时 Kin2-RULA 还能实时跟踪并记录人脸状态, 用于 RULA 中颈部是否转动的判断; 记录受试者的动作, 用于线下进一步的分析.

Kinect V2 能够采集大部分 RULA 参数, 但存在一些无法采集的参数, 比如: 腕关节弯曲、上肢的负重情况、动作进行是否需要外力、动作的重复次数等, 因此 Kin2-RULA 提供设置界面进行手动设置, 如图 12-21 所示.

图中, Kin2-RULA 手动设置 GUI 可以对手臂、手腕、颈部、腿部人体部位中一些无法采集的参数进行预先设置. 比如: 手腕的弯曲程度、受试人员进行动作时上臂及腿部负重情况, 动作进行时是否需要借助外力等. 这些都是造成人体动作风险的重要因素.

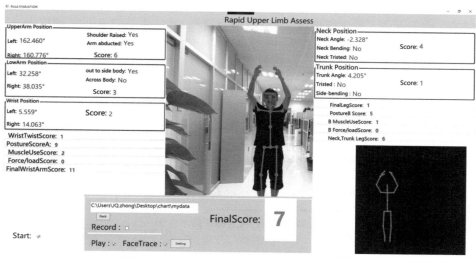

图 12-20 Kin2-RULA 实时采集主界面 [19]

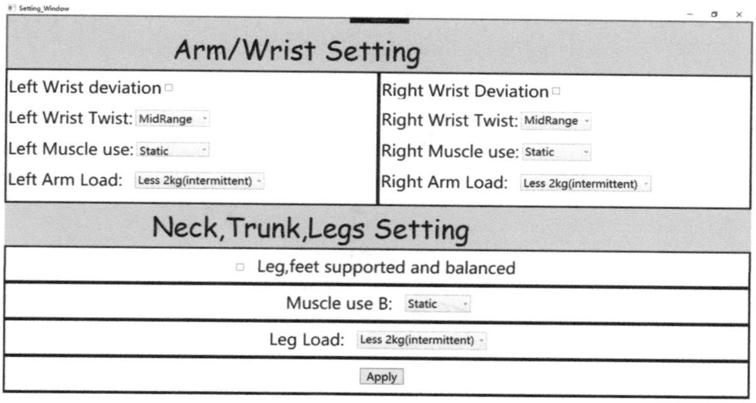

图 12-21 Kin2-RULA 手动设置 GUI[19]

12.5.2.2 RULA 参数获取

在 Kinect V2 摄像头能采集的 RULA 参数中, 大部分参数能够通过关节直接的角度获取 (12.2 节已作详细阐述), 但对于一些参数需要进一步的说明 (Kinect V2 无法采集的 RULA 参数通过 Kin2-RULA 手动设置). 说明之前, 首先定义躯干向量为连接关节点 SpineShoulder 与关节点 SpineBase 的向量, 关节命名参照 Kinect V2 SDK 命名术语 (图 12-3).

1. 上臂束缚 (Upper arm abducted)

布尔参数评估手臂是否展开, 如图 12-22 所示 (图示关节命名参照 Kinect SDK 命名), 角度 θ 为向量 $\overrightarrow{BA}$ 在人体冠状面的投影向量与躯干向量 $\overrightarrow{CF}$ 之间的夹角, 用于评估上臂束缚情况, 角度范围为 $(0°, 90°)$. 本书中 θ 设定阈值为 $30°$, 超过 $30°$, 布尔值为 True, 计分为 1.

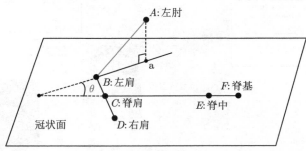

图 12-22　　上臂束缚评估示意图

2. 颈部弯曲 (Neck Side-bending)

布尔参数, 如图 12-23 所示, 通过颈部弯曲通过向量 $\overrightarrow{BD}$ 与向量 $\overrightarrow{BA}$ 的夹角 θ 评估. 角度活动范围 $(0°, 180°)$. 本书设定当 $\theta \in (75°, 105°)$, 布尔值为 False. 计分为 0.

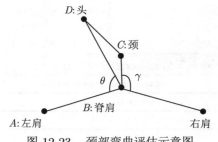

图 12-23　　颈部弯曲评估示意图

3. 抬肩 (Shoulder raised)

布尔参数, 如图 12-23 所示, 通过向量 $\overrightarrow{BC}$ 与向量 $\overrightarrow{BA}$ 的夹角 γ 评估. 角度范围 $(0°, 90°)$. 本书设定当 $\gamma > 10°$, 布尔值为 True, 计分为 1.

4. 躯干角 (Trunk angle)

躯干角度定义为躯干向量与冠状面的夹角 α, 用于评估人体躯干位置. 角度范围 $(0°, 90°)$, $\alpha \in (0°, 10°)$, 计分为 1; $\alpha \in (10°, 20°)$, 计分为 2; $\alpha \in (20°, 60°)$, 计分为 3; $\alpha > 60°$, 计分为 4.

5. 躯干侧弯 (Trunk side-bending)

布尔参数, 如图 12-24 所示, 评估躯干向左右前方屈曲程度, 通过躯干向量 $\overrightarrow{CD}$ 与左右髋关节连线之间的夹角 θ 评估, 角度范围为 $(0°, 90°)$. 本书设定当 $\theta < 85°$, 布尔值为 True, 计分为 1.

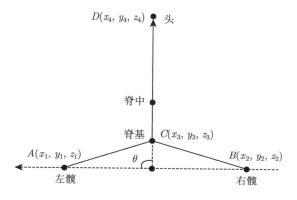

图 12-24 躯干侧弯评估示意图

12.5.3 实验结果与分析

上一节介绍了 Kin2-RULA 评估系统, 本节将该系统与 RULA 专家进行对比, 验证 Kin2-RULA 评估系统的有效性.

实验细节 实验选取 10 个静态动作作为本次实验 RULA 评估动作, 其中 4 个选自 EAWS 表[20], 6 个来自欧洲抗骨骼肌肉疾病运动手册[21], 如图 12-25 所示. 受试者 3 人, 平均年龄 22.3 ± 0.47, 体重指数分别为 $19.3, 21.9, 26.3(\mathrm{kg \cdot m^{-2}})$. 实验邀请了一位具有生理机能评估经验的 RULA 专家. 实验中不考虑手臂及腿部负重, 整体负重少于 2kg.

在实验过程中, 每个受试者对图 12-25 所示 10 个动作各做 10 次, Kin2-RULA 评估系统与专家同时对受试者进行评估. 实验结果记录如表 12-9 所示.

表 12-9 RULA 评估结果对比 (动作顺序对应图 12~25 序号)

	动作 1	动作 2	动作 3	动作 4	动作 5	动作 6	动作 7	动作 8	动作 9	动作 10
专家	3	6	6	4	4	7	7	4	6	2
Kin2-RULA	3	6	5	4	6	7	7	4	5	2
专家	2	4	6	4	3	7	7	4	5	2
Kin2-RULA	2	7	5	4	5	7	7	4	5	2
专家	3	3	5	4	4	7	7	4	5	2
Kin2-RULA	3	7	4	4	5	7	7	4	4	2

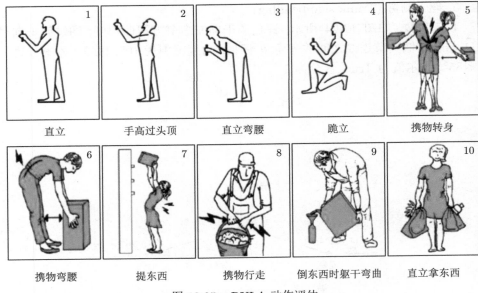

图 12-25　RULA 动作评估

表 12-9 中可以看出 Kin2-RULA 评估结果与专家评估结果非常接近, 尤其对于动作 1, 4, 6, 7, 8, 10, 表现出很好的一致性. 表 12-10 为 Kin2-RULA 与专家的对比结果. 对于动作 2 (Standing Above Head), 专家对受试者 2, 3 的评估分值低于 Kin2-RULA, 原因在于专家不能快速准确地获取颈部关节角度, 从而低估了相应的人体工程学风险; 对于动作 3, 5, 9, 因为动作存在部分遮挡, 导致 Kin2-RULA 给出的评分与专家存在差异.

表 12-10　Kin2-RULA、专家评估结果对比

	平均差	标准差
受试者 1	0.2	0.98
受试者 2	0.3	1.345
受试者 3	0.4	1.113

总体来说, 本书提出的 Kin2-RULA 系统能够有效地进行快速上肢评估, 且评估结果与人工评估表现出较好的一致性. 值得一提的是, 相比于人工评估, Kin2-RULA 系统能够减少由人工评估带来的系统误差, 实现实时、快速半自动化评估, 能够适应于更大规模的评估场合, 可以有效地减少人力、时间成本.

12.5.4 基于 Kin2-RULA 的生理机能评估

本节利用 Kin2-RULA 做一个简单的动作风险评估. 评估动作选择本书采集的上身动作数据集 SZU-3D-HUA. 实验中不考虑手臂及腿部负重, 整体负重小于 2kg. 实验开始时, 测试者双手自然垂直放下作为初始状态, SZU-3D-HUA 数据集所有动作是一段连续时间序列, 为方便实验测试, 将每个动作分为 4 个关键帧表达, 因此 Kin2-RULA 对每个动作的 4 个关键帧进行评估并记录, 评估结果如图 12-26 所示.

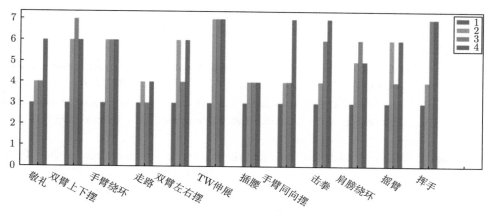

图 12-26   RULA 动作风险评估结果

图 12-26 表示 SZU-3D-HUA 数据集中 12 个动作的 RULA 评估结果, 每 4 个评分对应一个动作的 4 个关键帧. 图中可以看到, 因为所有动作初始动作相同, 所以初始 RULA 评定较低. 随着时间变化, 不同动作获得不同评分, 这些评分代表在工作生活中该动作的高频率出现引起相关肌肉疾病的风险等级 (详细含义参见 12.5.1 节). 比如动作 "走路" 和 "叉腰" 的 RULA 评分比动作 "双臂左右摆"、"击拳" 和 "TW 伸展" 评定低. 评估高的动作被建议在工作生活中减少出现次数.

12.6 本 章 小 结

本章主要围绕深度摄像头 Kinect V2 展开对人体生理机能进行评估, 因 Kinect V2 能够实时跟踪人体 25 个骨骼空间数据, 本章在 Kinect V2 这一特点的基础上, 从关节活动度、动作检测、步态分析、快速上肢评估四个方面对人体关节活动进行分析并评估.

参 考 文 献

[1] 沈淑涛, 高飞, 许宁. 基于 Kinect 的头部康复虚拟现实游戏. 系统仿真学报,2016, 28(8): 1904-1908.

[2] Difilippo N M, Jouaneh M K. Characterization of different microsoft kinect sensor models. IEEE Sensors Journal, 2015, 15(8): 4554-4564.

[3] 刘飞. 基于 Kinect 骨架信息的人体动作识别. 上海: 东华大学, 2014.

[4] 游永豪, 温爱玲. 人体平衡能力测评方法. 中国康复医学杂志, 2014, 29(11): 1099-1104.

[5] 花芸, 程洁, 刘振国. 轻度认知功能障碍筛查量表分析. 中国神经免疫学和神经病学杂志, 2015(5): 63-67.

[6] Wiseg E E K. What is a Sagittal Plane?. https://www.wisegeek.com/what-is-a-sagittal-plane.htm.

[7] Sakoe H, Chiba S. A similarity evaluation of speech patterns by dynamic programming. Proc. Nat. Meeting Inst. Electron. Commun. Eng. Jpn., Jul. 1970, 136.

[8] Alabbasi H, Gradinaru A, Moldoveanu F, et al. Human motion tracking & evaluation using Kinect V2 sensor. 2015 E-Health and Bioengineering Conference (EHB), IEEE, 2015.

[9] Itakura F. Minimum prediction residual principle applied to speech recognition. IEEE Transactions on Acoustics, Speech, and Signal Processing, 1975, 23(1): 67-72.

[10] Shahroudy A, Liu J, Ng T, et al. NTU RGB+D: A Large Scale Dataset for 3D Human Activity Analysi. 2016 IEEE Conference on Computer Visionand Pattern Recognition (CVPR), IEEE, 2016: 1010-1019.

[11] Cao W, Zhong J, Cao G, et al. Physiological function assessment based on kinect V2. IEEE Access, 2019, 7(1): 10-11.

[12] Hu J F, Zheng W S, Lai J ,et al. Jointly learning heterogeneous features for RGB-D activity recognition. IEEE Transactions on Pattern Analysis & Machine Intelligence, 2017, 39(11): 2186-2200.

[13] Wang J, Liu Z, Wu Y. Learning Actionlet Ensemble for 3D Human Action Recognition. New York: Springer, 2014.

[14] Oreifej O, Liu Z, HON4D: Histogram of oriented 4D normals for activity recognition from depth sequences. Computer Vision Pattern Recognition, 2013, 716-723.

[15] Shahroudy A, Wang G, Ng T T. Multi-modal feature fusion for action recognition in RGB-D sequences. International Symposium on Communications, IEEE, 2014.

[16] Wiki, "K-NearestNeighbor?". https://en.m.wikipedia.org/wiki/K-nearest_neighbors_algorithm.

[17] Muro-De-La-Herran A, Garcia-Zapirain B, Mendez-Zorrilla A. Gait analysis methods: an overview of wearable and non-wearable systems, highlighting clinical applications. Sensors, 2014, 14(2): 3362-3394.

[18] Liu R, Danuta. Comparison of concepts in easy-to-use methods for MSD risk assessment.

Applied Ergonomics, 2014, 45(3): 420-427.

[19] Wijsman P J M, Molenaar L, van 't Hullenaar C D P, et al. Ergonomics in handheld and robot-assisted camera control: a randomized controlled trial. Surgical endoscopy, 2019, 33(12): 3919-3925.

[20] IAD, 2012. EAWS (Ergonomic Assessment Worksheet - Section 4). http://ergo-mtm.it/wp-content/ 2013/09/EAWS-form-v1.3.4-EN.pdf(Last Accessed 10 September 2015).

[21] Rosano A, Moccaldi R, Cioppa M. Musculoskeletal disorders and housework in Italy. Ann Ig, 2004, 16(3): 497-507.

第 13 章　基于立体摄像头的生理机能评估

Kinect 基于光编码技术获取场景深度信息, 再通过机器学习得到场景中人体骨骼深度信息, 这种方法的优点在于实时性以及高精度, 但其存在获取距离短、人体遮挡情况下数据不稳定等问题. 针对该问题, 本章提出基于立体摄像头的人体姿态评估模型, 与 Kinect 的对比实验结果表明在保证获取精度情况下, 该模型有效工作范围更宽、获取人体骨骼数据更稳定等特点. 本章首先介绍基于立体摄像头的 3D 人体姿态评估模型, 其次叙述该方法与 Kinect 对比实验, 最后介绍基于该模型的生理机能评估: TUG 评估、步态评估.

13.1　基于立体摄像头的 3D 人体姿态评估模型

人体姿态评估 (Human Pose Estimation) 是现在计算机视觉领域一个热门话题, 指的是从一张图片或者一段视频中推断人体关节位置. 根据推断场景人体个数分为单/多人姿态评估; 按推断出的关节位置类型又可分为 2D/3D 姿态评估 (2D: 所推断关节以图像或视频上的像素坐标表达; 3D: 指所推断处的关节以现实人体空间坐标表达)[1]. 本书所提出的人体姿态评估系统主要思路是: 以立体双目摄像头采集的图像作为输入, 首先通过 2D 人体姿态评估模型从图像中得到人体关节图像坐标, 再通过 3D 人体姿态重建模块重建所有出现在场景中人体的 3D 骨架. 给定由立体摄像机 (我们称为左、右摄像机) 采集的 $2 \times N$ 帧图像, N 帧来自左摄像机, 其余来自右摄像机, 则图像中人体 3D 骨骼可由公式 (13-1) 表达:

$$D_{f,S}(i) = C_{f,S}^{L}(i) \oplus C_{f,S}^{R}(i) \tag{13-1}$$

其中, $C_{f,S}(i)$ 表示第 $f(f \in N)$ 帧图像中, 第 $i(i \in S)$ 个人的所有关节坐标的集合. L, R 分别代表左、右摄像机. $D_{f,S}(i)$ 即是通过 3D 姿态重建获取的结果. 如图 13-1 所示为人体姿态评估流程图.

图 13-1 中, 立体摄像头对同一场景人体进行同时采集, 为了保证左右摄像机采集的同步性, 对所采集图像进行 (b): 帧同步操作, 再通过 (c): 2D 人体姿态评估模块分别找到左右各自人体 2D 关节数据. 最后将数据进行滤波, 并通过 (f): 人体 3D 姿态重建获取人体 3D 关节数据.

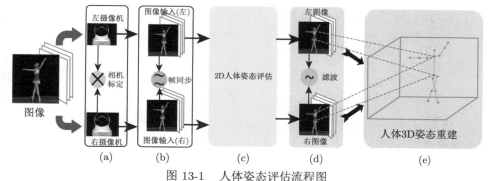

图 13-1　人体姿态评估流程图

13.1.1　立体摄像机标定

在本书中, 立体双目摄像头系统用于将图像中人体 2D 关节点与 3D 场景中人体骨骼建立联系, 事物的 2D 相机图像与 3D 世界之间的映射关系可以通过相机参数 (内参、外参、畸变参数) 表达, 而求解相机参数的过程被称为立体摄像机标定. 常见的相机标定方法有 Tsai 两步法[2]、张正友标定法[3]、双平面标定法[5] 等. 本书采用最常用的张正友标定法, 该方法操作简单, 校准过程重复容易, 且无需重新进行任何测量, 适合本书场景的研究. 其基本思路为采集不同角度下标定板在相机中成像图片, 通过图片中标定板所有角点像素坐标计算出相机的内外参数初始值, 非线性方法优化重投影误差获取畸变参数, 完成相机标定, 同时立体摄像机标定, 不仅需要找到相机图像与空间的关系, 还需确定空间物体在相机之间关系转换, 下面对立体摄像机标定参数进行介绍.

13.1.1.1　内、外标定参数

内、外标定参数用于描述相机图像坐标与世界坐标的关系, 其转换涉及四个平面坐标系: 图像坐标系 (u,v)、像平面坐标系 (x,y)、相机坐标系 (X_C,Y_C,Z_C) 及世界坐标系 (X_W,Y_W,Z_W). 其中图像像素的行、列数组成图像坐标系, 在其余三个坐标系中, 物理单位表示出该像素在图像中的物理位置.

像平面坐标系原点 O_1 定义在摄像机光轴和图像平面的交点处, 称为图像的主点 (Principal Point), 该点一般位于图像中心处, 但由于摄像机制作的原因, 可能会有些偏离, O_1 在图像平面的坐标为 (u_0,v_0), 像素坐标系与像平面坐标系存在以下关系:

$$\begin{cases} \dfrac{x}{\mathrm{d}x} + u_0 = u \\[2mm] \dfrac{y}{\mathrm{d}y} + u_0 = u \end{cases} \tag{13-2}$$

将式 (13-2) 以矩阵形式表示, 以此得到图像坐标系与像平面坐标系关系:

$$
\begin{bmatrix} u \\ v \\ 1 \end{bmatrix} = \begin{bmatrix} \dfrac{1}{\mathrm{d}x} & 0 & u_0 \\ 0 & \dfrac{1}{\mathrm{d}y} & v_0 \\ 0 & 0 & 1 \end{bmatrix} \begin{bmatrix} x \\ y \\ 1 \end{bmatrix} \tag{13-3}
$$

对于相机坐标系而言, 原点 O_C 位于相机投影中心. 如图 13-2 所示.

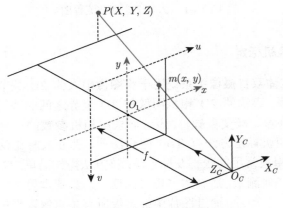

图 13-2　相机坐标系与像平面坐标系转化

假设空间一点 $P(X, Y, Z)$ 在相机平面的投影为 $m(x, y)$, 由三角相似可得

$$
\begin{cases} \dfrac{x}{f} = \dfrac{X_C}{Z_C} \\[3mm] \dfrac{y}{f} = \dfrac{Y_C}{Z_C} \end{cases} \tag{13-4}
$$

其中, 焦距 f 为相机投影中心到主点的距离. 同样将式 (13-4) 以矩阵形式表示, 由此得到相机坐标系与像平面坐标系的关系:

$$
Z_C \begin{bmatrix} x \\ y \\ 1 \end{bmatrix} = \begin{bmatrix} f & 0 & 0 \\ 0 & f & 0 \\ 0 & 0 & 1 \end{bmatrix} \begin{bmatrix} X_C \\ Y_C \\ Z_C \\ 1 \end{bmatrix} \tag{13-5}
$$

设相机坐标系与世界坐标系之间的 3×3 的旋转矩阵为 R, 3×1 的平移矩阵

为 T, 相机坐标系与世界坐标系可由如下关系表示:

$$\begin{bmatrix} X_C \\ Y_C \\ Z_C \end{bmatrix} = \begin{bmatrix} R & t \end{bmatrix} \begin{bmatrix} X_W \\ Y_W \\ Z_W \\ 1 \end{bmatrix} \tag{13-6}$$

将式 (13-5) 和 (13-6) 代入式 (13-3), 得到图像坐标系与世界坐标系的关系:

$$Z_C \begin{bmatrix} u \\ v \\ 1 \end{bmatrix} = \begin{bmatrix} \dfrac{1}{dx} & 0 & u_0 \\ 0 & \dfrac{1}{dy} & v_0 \\ 0 & 0 & 1 \end{bmatrix} \begin{bmatrix} f & 0 & 0 \\ 0 & f & 0 \\ 0 & 0 & 1 \end{bmatrix} \begin{bmatrix} R & t \\ 0 & 1 \end{bmatrix} \begin{bmatrix} X_W \\ Y_W \\ Z_W \\ 1 \end{bmatrix} \tag{13-7}$$

将

$$\begin{bmatrix} \dfrac{1}{dx} & 0 & u_0 \\ 0 & \dfrac{1}{dy} & v_0 \\ 0 & 0 & 1 \end{bmatrix} \begin{bmatrix} f & 0 & 0 \\ 0 & f & 0 \\ 0 & 0 & 1 \end{bmatrix}$$

合并得

$$\begin{bmatrix} \dfrac{f}{dx} & 0 & u_0 \\ 0 & \dfrac{f}{dy} & v_0 \\ 0 & 0 & 1 \end{bmatrix}$$

记为 K. 由于 K 中系数与相机内部构造有关, 称为标定内参, $[R\,t]$ 被称为标定外参.

13.1.1.2 畸变参数

相机利用光学透镜成像的原理拍摄成像, 而光学透镜的透视失真的固有特性导致相机镜头边缘产生不同程度的变形和失真, 称为畸变. 相机标定中通过引进畸变参数进行畸变补差, 常见的畸变有径向畸变、切向畸变、薄棱镜畸变. 由于常见且主要影响相机为径向畸变以及切向畸变, 本书采用的张正友相机标定主要考

虑这两个畸变参数:

$$
\begin{cases}
m_l^d = \left[1 + k_{1l}r_l^2 + k_{2l}r_l^4\right] m_l \\
m_r^d = \left[1 + k_{1r}r_r^2 + k_{2r}r_r^4\right] m_r
\end{cases}
\tag{13-8}
$$

公式 (13-8) 通过将图像坐标点 m_l, m_r 映射至 m_l^d, m_r^d 达到消除畸变的目的, 畸变系数 $k_{1l}, k_{2l}, k_{1r}, k_{2r}$ 用于描述径向及切向畸变.

张正友标定法采用针孔模型对立体双目摄像机系统建模, 在针孔模型下, 假设世界空间一点 P_w 在双目摄像机的图像投影分别为 m_l, m_r, 则 P_w 在双目摄像机下存在以下关系:

$$
\begin{cases}
Z_C \begin{pmatrix} m_l \\ 1 \end{pmatrix} = K_l \begin{pmatrix} R_l & T_l \end{pmatrix} \begin{pmatrix} P_w \\ 1 \end{pmatrix}, & K_l = \begin{bmatrix} f_{xl} & 0 & u_{0l} \\ 0 & f_{yl} & v_{0l} \\ 0 & 0 & 1 \end{bmatrix} \\
Z_C \begin{pmatrix} m_r \\ 1 \end{pmatrix} = K_r \begin{pmatrix} R_r & T_r \end{pmatrix} \begin{pmatrix} P_w \\ 1 \end{pmatrix}, & K_l = \begin{bmatrix} f_{xr} & 0 & u_{0r} \\ 0 & f_{yr} & v_{0r} \\ 0 & 0 & 1 \end{bmatrix}
\end{cases}
\tag{13-9}
$$

式中, $P_w = (X_w, Y_w, Z_w)^t$, m_l, m_r 分别为图像像素坐标 $(u_l, v_l)^t$, $(u_r, v_r)^t$, 该式将双目摄像机 (左、右相机) 间接联系起来. 立体双目相机的标定就是为了找到世界坐标系与左、右图像坐标系三者之间的对应关系 (即对应的参数). 张正友标定法使用减少重投影误差方法获取这些参数:

$$
C = \sum_{i=1}^{n} \sum_{j=1}^{s} \left(\begin{array}{l} \left\| m_l^{ij} - \bar{m}_l^{ij}(k_{1l}, k_{2l}, K_l, R_l^i, T_l^i, P_w^j) \right\|^2 \\ + \left\| m_r^{ij} - \bar{m}_r^{ij}(k_{1r}, k_{2r}, K_r, R_r^i, T_r^i, P_w^j) \right\|^2 \end{array} \right)
\tag{13-10}
$$

其中, m_l^{ij}, m_r^{ij} 为第 i 张图中第 j 个点的真实坐标, $\bar{m}_l^{ij}, \bar{m}_r^{ij}$ 是通过标定参数重新计算投影. 通过不断迭代并减少重投影误差从而获得标定参数.

13.1.2　帧同步

本书中, 立体摄像头由两个普通摄像头组成. 本书所提出 3D 人体姿态评估方法在后续重建中需要保证立体双目摄像机采集在时空上的一致性. 而在实际工程中, 无法做到这一点, 因此需要对左右采集数据进行帧同步操作.

13.1.3　2D 人体姿态评估

2D 人体姿态评估指定位图像中人体关节 (肘、肩等) 位置坐标 (x, y). 由于图像记录的局限性, 图像中光照强度、人衣着颜色材质、遮挡等问题成为人体姿态评估的技术难点. 近年来, 与人体姿态评估相关研究发展迅速, 2D 人体姿态评估方法可分为两类: 传统方法、基于深度学习方法. 传统方法使用图片结构框架, 其基本思想是通过以可变形构造 (非刚性) 布置的 "零件" 的几何来表达对象.

如图 13-3 所示, 零件是图像中被匹配的外观模板, 弹簧作为零件之间的空间连接. 当零件通过像素位置和方向进行参数化时, 生成的结构可以对关节运动建模, 传统方法的缺点在于对人体姿态建模并不参照图像本身信息; 基于深度学习的人体姿态评估通过用于模拟人脑进行分析学习的神经网络对图像中人体关节预测的一种机器学习技术, 其预测方法分为两类: 自底向上 (Bottom-up) 预测以及自顶向下 (Top-down) 预测. 对于自底向上方法, 通过深度学习框架先检测出图像中所有的人体关节点, 如所有的手腕、脚踝等, 然后将这些关节点组成一个个人体; 与自底向上方法相反, 自顶向下方法先找出图像中所有人体, 然后对每个检测出的行人进行姿态评估.

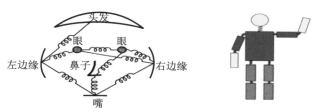

图 13-3　传统方法中零件与弹簧示意图

本章采用 OpenPose[5-6] 模型进行 2D 人体姿态评估. OpenPose 是当前最流行的深度学习多人姿态评估算法之一, 在 GitHub 上开源了其实现代码, 可供研究者使用. OpenPose 属于自底向上方法, 首先检测出图像中所有人的关节, 然后将检测出的关节分配给每一个对应的人. 给定 N 帧包含多人的图像, 2D 人体姿态模型表达如下:

$$\sum_{i=1}^{S} C_{f,S}(i) = CNN_{\text{OpenPose}}(I) \tag{13-11}$$

其中, f 代表第 f 帧图像, S 为当前图像中人体数量. 图 13-4 展示了 OpenPose 模型架构.

图 13-4 中, OpenPose 模型利用 VGG-19 网络的前 10 层对图片提取特征 F, 特征 F 通过一个连续多阶段 (Stage t $(t \geqslant 2)$) 网络, 每一阶段包括两个平行卷积层分支, 其输出结果分别为 S^t(Part Confidence Map) 和 L^t(Part Affinity Map). 其中, S^t 为图像中所有被找到的关节位置的集合, L^t 包含关节与图像中人体对应关系. 最后在 L^t 帮助下, 把 S^t 坐标点连接起来, 形成人的姿态骨架.

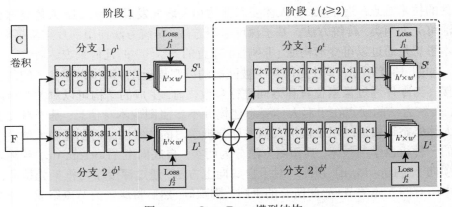

图 13-4　OpenPose 模型结构

13.1.4　滤波处理

本书中, 立体双目摄像机系统采集一组 $2 \times N$ 帧连续图像 (左右摄像头各 N 帧), 并利用 2D 人体姿态评估模块 (OpenPose) 分别获取左右图像中所有人体关节位置. 在图像获取阶段中, 相机受到内部工作的影响, 如电阻引起的热噪声、电子噪声等, 会导致噪声的引入, 而这些噪声会在 OpenPose 中进行 2D 姿态评估阶段放大, 影响人体关节的获取. 为了获取更准确的人体关节结果, 本书采用滤波方法对 2D 姿态评估结果进行处理. 考虑到人体运动时, 关节在空间呈渐变特点, 因此本节使用均值、中值滤波来进行平滑处理, 能够有效消除脉冲噪声, 曲线的尖锐程度.

13.1.4.1　均值滤波

均值滤波称为线性滤波, 能够有效地帮助消除尖锐噪声, 实现曲线平滑, 其主要实现思路: 给定滤波窗口, 用均值代替原曲线中各个数据值. 设 $x(j)$ 为待处理的数据, w 为滤波窗口, 长度一般为 $L = 2n + 1$, 则均值滤波过程为

$$y(i) = \frac{1}{L} \sum_{i-n}^{i+n+1} x(j) \tag{13-12}$$

其中, $y(i)$ 为滤波处理后的数据. 根据实验数据特点, 本书滤波窗口长度取 9.

13.1.4.2　中值滤波

中值滤波是一种非线性滤波, 其基本思路是把曲线序列中的一点的值用周围滤波窗口之中所有的值所对应的中值代替, 这样可以有效地消除孤立噪声, 非常

适用于本书对于动作数据的处理. 设 $x(j)$ 为待处理的数据, w 为滤波窗口, 长度为 $L = 2n + 1$, 则中值滤波过程为

$$y(i) = \mathrm{Med}\left\{x(i-n),\ x(i-n+1),\cdots,x(i+n+1)\right\} \tag{13-13}$$

其中, $y(i)$ 为滤波处理后的数据. 根据实验动作数据特点, 本书滤波窗口长度取 7.

13.1.5 3D 人体姿态重建

3D 人体姿态重建是将 13.1.3 节得到的人体关节坐标 (图像二维像素坐标) 映射到现实空间 (三维实际坐标). 本书运用了双目立体视觉的方法实现这个转化过程. 下面对该方法进行阐述.

人类通过双眼获取外界信息, 而双目立体视觉根据双眼获取同一事物的差别 (称为视差) 得到环境的三维信息. 其基本原理为: 在所测物体与两个摄像机构成的三角形中, 利用三角形相似原理以及两个摄像机之间的位置关系来确定两摄像机重叠视场内物体的三维尺寸及空间物体特征点的深度信息.

图 13-5 为立体双目获取深度信息示意图, 以左摄像机投影中心作为原点建立空间直角坐标系, 假设场景中有一个点 $P(X,Y,Z)$, 其在左右摄像机的投影点分别为 $m_l(x_l, y_l)$, $m_r(x_r, y_r)$. 设左、右摄像机图像位于同一平面, 则 m_l, m_r 必定处于同一像素行上, 根据三角形相似原理有

$$\frac{T - (x_l - x_r)}{Z - f} = \frac{T}{Z} \tag{13-14}$$

其中, T 为左右摄像机投影中心之间的距离, f 为投影中心到摄像机平面的距离, Z 为点 P 到摄像机平面的垂直距离, 即深度值. 将公式 (13-14) 变形可得

$$Z = \frac{fT}{x_l - x_r} \tag{13-15}$$

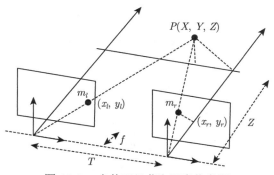

图 13-5　立体双目获取深度信息图

同理可得关于 P 点的 X, Y 值的对应关系:

$$\begin{cases} \dfrac{x_l}{f} = \dfrac{X}{Z} \\[3mm] \dfrac{y_l}{f} = \dfrac{Y}{Z} \end{cases} \tag{13-16}$$

由公式 (13-16) 变形得

$$\begin{cases} X = \dfrac{Z}{f}x_l \\[3mm] Y = \dfrac{Z}{f}y_l \end{cases} \tag{13-17}$$

13.2　3D 人体姿态评估模型实验验证

13.1 节介绍的人体姿态评估模型采用立体双目摄像机对图像人体关节进行检测, 获取其 3D 关节位置. 本节采集了测试视频对本系统进行验证, 并与现流行的人体骨骼追踪设备 Kinect V2 在关节获取准确性和稳定性上对比. 本节实验内容如图 13-6 所示.

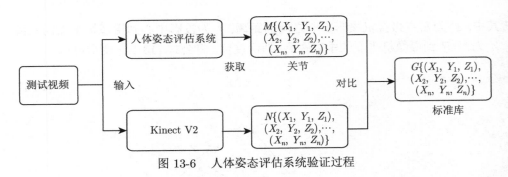

图 13-6　人体姿态评估系统验证过程

图 13-6 中, 实验将人体姿态评估系统与 Kinect V2 获取关节分别与标准库进行对比, 从而对比本系统与 Kinect V2. 标准库为方法对比中的参考数据, 本书中指的是测试视频中人体关节实际位置, 通过手标法获取. 手标法主要思路: 通过手工标定的方法获取左、右图像中人体关节坐标, 再通过 13.1.5 节所示方法得到关节三维坐标. 通常在方法对比时, 标准库需保证数据的可靠性, 因此本书在进行图 13-6 所示实验前, 对手标获取标准库方法的可靠性进行验证.

13.2.1　手标获取标准库方法验证

实验细节: 本书使用的两个立体双目摄像机型号为 GoPro Hero4 Session, 分辨率为 1080P, 采集帧率为 30fps. 采集时, 相机位于同一水平面, 离地 100cm, 左右摄像机镜头朝前摆放, 并相距 80cm. 以左摄像机投影中心作为原点建立直角坐标系, X 轴为顺着左相机照射方向; Y 为顺着左相机照射方向上方向; Z 为顺着左相机照射方向右方向, 坐标单位为毫米 (mm). 在距离左相机 2m、2.5m、3.2m、3.6m、4.1m、5m 处, 设置 8×6=48 个标记点 (分别改变标记点 X, Y 值). 标记点实际坐标通过测量预先设定, 并与手标获取标准库方法对比. 实验结果如表 13-1~表 13-3 所示.

表 13-1　标记点 Z 坐标对比结果

Z	平均误差/%	误差率/%
2000	11.22	0.54
2500	12.03	0.47
3200	12.06	0.37
3661	22.14	0.6
4100	23.12	0.56
5000	187.97	0.37

表 13-2　标记点 X 坐标对比结果

X	平均误差/%	误差率/%
−450	24.95	5.46
−230	25.04	10.88
0	22.17	N/A
230	28.42	12.41
450	27.1	5.91
680	28.12	4.09
920	40.02	4.37
1145	33.02	2.89

表 13-1 实验结果表明, 我们的方法获取标记点 3D 坐标效果较好, 在 2~5m 范围内, 误差率低于 0.49%, 同时也可以看到随着 Z 值的增加, 预测结果的平均误差也逐渐增加, 这是因为距相机距离越远的物体在图像成像时越小且不清晰, 物体的边缘愈加模糊, 给手工标定以及计算带来了系统误差. 表 13-2 中, 标记点 X 值预测的平均误差率为 6.57%, 表 13-3 中, 标记点 Y 值预测的平均误差率为 10.47%. 可以看到, 标记点 X, Y 值预测结果对 X, Y 值变化并不敏感, 所对应

的平均误差在合理范围内波动. 因此手标获取标准库方法计算空间点 3D 数据误差较小, 适合本书中标准库的获取.

表 13-3　标记点 Y 坐标对比结果

Y	平均误差/%	误差率/%
-100	14.87	14.87
-200	18.53	9.27
0	15.01	N/A
100	12.64	12.64
200	15.59	7.85
300	23.13	7.71

13.2.2　3D 人体姿态评估验证

测试视频　测试视频包含 5 个动作, 分别为坐下、迎面走、直走、站立、绕走、侧身走, 由 10 个人分别完成, 每一动作进行三遍, 共 $5 \times 10 \times 3 = 150$ 个视频. 考虑到 Kinect 人体关节的有效采集距离小于 4.5m, 因此视频中, 参与者在摄像机视角前方 2m×4.5m(宽 × 长) 范围内进行测试动作采集. 每个视频包含一个人动作, 时长根据不同动作、不同人完成而不同, $6 \sim 10$s 不等.

实验细节　立体双目摄像机位置设定与 13.2.1 节的实验一致, 同时 Kinect V2 放置在左摄像机左侧 (摄像机镜头方向) 且位于水平面. Kinect V2 红外镜头光心距左摄像机光心 20cm, 距右摄像机光心 100cm. 实验时, Kinect V2 与双目摄像机同时采集测试视频. 实验使用 MPJPE(Per Joint Position Error, 平均关节位置误差) 衡量关节预测性能.

MPJPE 是文献 [7] 提出用于衡量人体姿态评估关节预测准确性能的参数, 现在作为人体姿态评估问题研究一个重要指标. 具体表达式为

$$E_{\mathrm{MPJPE}}(f, S) = \frac{1}{N_S} \sum_{i=1}^{N_S} \left\| m_{F,S}^{(f)}(i) - m_{gt,S}^{(f)}(i) \right\|_2 \tag{13-18}$$

其中, S 称为姿态评估器, 即获取人体关节坐标的模块 (本书中指 Kinect V2、人体姿态评估系统), $m_{F,S}^{f}(i)$ 代表姿态评估器 S 预测的第 f 帧图像中第 i 个关节的坐标, $m_{gt,S}^{f}(i)$ 为第 f 帧图像中第 i 个关节的实际坐标, N_S 代表关节的总个数. 给定测试视频标准库数据, 实验对比了人颈、肩、肘、腕、髋、膝、踝等 14 个主要关节, MPJPE 对比结果如表 13-4 所示.

表 13-4   MPJPE 对比

方法	坐下	迎面走	直走	绕走	侧身走
Kinect V2	89.3	108.53	67.63	112.81	192.72
人体姿态评估模型	72.63	74.75	67.56	83.52	171.89

从表中可以看到, 对于动作坐下、迎面走、直走, 我们的方法与 Kinect V2 系统预测结果较好. 对于动作绕走、侧身走, 由于人体遮挡, 部分关节预测不准确, 但我们的方法的 MPJPE 明显低于 Kinect V2 系统. 同时, 为了使对比结果更加直观, 我们跟踪测试视频中人体关节在空间的变化情况, 如图 13-7(a)~(e) 所示:

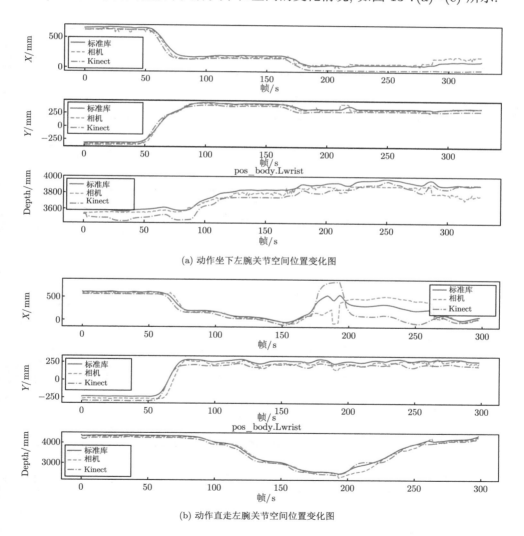

(a) 动作坐下左腕关节空间位置变化图

(b) 动作直走左腕关节空间位置变化图

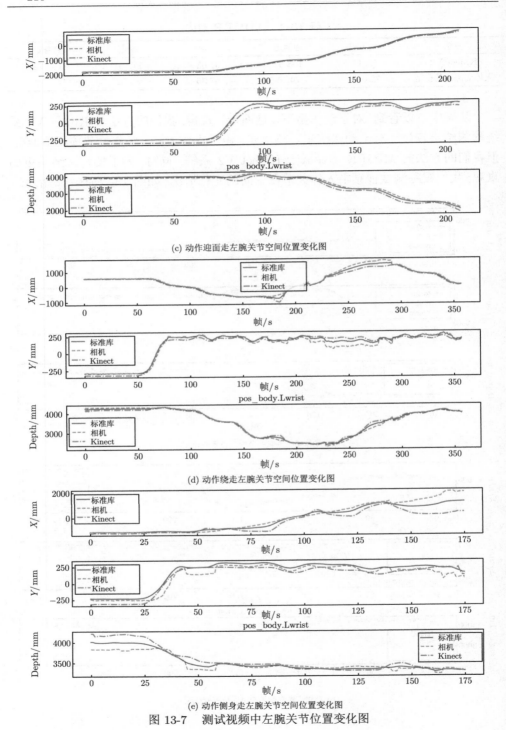

(c) 动作迎面走左腕关节空间位置变化图

(d) 动作绕走左腕关节空间位置变化图

(e) 动作侧身走左腕关节空间位置变化图

图 13-7　测试视频中左腕关节位置变化图

　　图 13-7(a)~(e) 分别对应表 13-4 中的动作施展时, 左腕关节在空间位置变化情况. 图 13-8 为我们的方法与 Kinect V2 对人体姿态重建可视化结果. 从图 13-7(a) 可知, 对于动作坐下, 虽然我们的方法和 Kinect V2 都取得了较好的预测效果, 但我们的方法更接近标准库; 在图 13-7(b) 中, 我们的方法与 Kinect V2 对第 165 帧至第 260 帧左腕关节 X 值预测出现较大的波动, 这是因为动作进行到 3s 时, 人在摄像机面前有一个转身动作, 出现了遮挡, 等转身动作结束后, 预测接近标准库; 而在图 13-7(c) 中, 动作迎面走在摄像机镜头前不存在遮挡, 因此得到

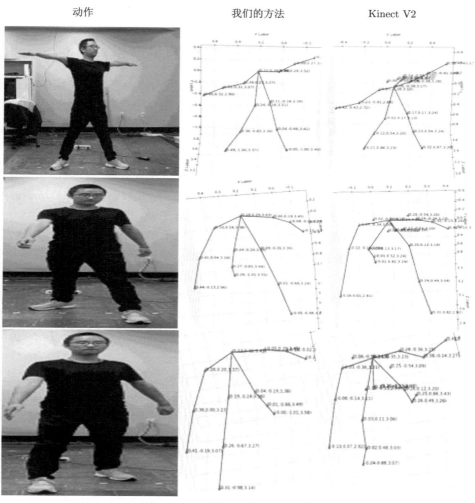

图 13-8　人体姿态重建可视化效果

了很好的预测效果, 同时人朝着摄像机走来也体现在左腕关节 Z 值的变化上, 可以看到左腕关节 Z 值呈阶梯状逐渐下降, 这是因为人在走路时, 双手是呈前后交替摆动的姿态. 对于动作绕走, 表现为人在摄像机前沿圈形绕走, 因此人与摄像机距离在某一帧达到最小, 这从图 13-7(d) 可以看出. 对于动作侧身走, 人沿着摄像机 X 轴正方向行走, 人体左部分关节在行走过程中处于摄像机盲区, 因此在图 13-7(e) 中, 预测结果出现较大的波动, 并偏离标准库, 但可以看到, 我们的方法预测的结果更加接近标准库, 具有更好的抗干扰能力.

总的来说, 给定一对不同角度拍摄的图像, 我们的方法 (3D 人体姿态重建系统) 能够很好地预测图像中人体在空间的关节位置, 与 Kinect V2 系统对比实验表明, 我们的方法在处理遮挡问题上抗干扰能力更强, 且预测距离更远.

13.3　基于人体姿态评估模型的生理机能评估

13.2 节中与 Kinect V2 系统的对比实验验证了人体姿态重建系统的有效性. 本节将以该系统为基础进行生理机能评估. 本节首先介绍 TUG 含义以及基于该系统的 TUG 评估, 最后介绍使用人体姿态重建系统进行的步态评估.

13.3.1　基于人体姿态评估模型的 TUG 评估

TUG(the Timed Up and Go)—— 起立行走计时测试是一种能够快速定量评定步行能力, 评估人体下肢关节活动状态的方法 [8], 是 1986 年 Mathiason 和 Podisadle[9] 提出的起立行走测试 (Get-Up and Go Test) 改进版.

传统 TUG 评定步骤方法需要一张有扶手的椅子和一个秒表. TUG 共分为 5 个阶段: 起身、行走、转身、回走、坐下. 开始时, 受试者坐在有扶手的靠背椅子上, 测试者发出开始指令后, 受试者从靠背椅上起身, 按照平时走路姿态, 向前走 3m, 在标记物处转身, 然后走回到椅子并靠到椅背上. 测试者记录受试者从起身到再次坐下所用时间 $T(s)$. 测试者根据总时间分四个等级来评估测试者的活动能力: ① $T < 10s$ 可自由活动; ② $T < 20s$ 大部分可独立活动; ③ $20s < T < 29s$ 活动不稳定; ④ $T > 29s$ 存在活动障碍.

由于 TUG 评估容易掌握, 测试人员无需预先的培训, 应用方便, 近年来被应用于临床评定. 许多研究者试图引入深度摄像机代替评估人员进行整个 TUG 评估. 在文献 [10] 中, 作者提出使用 Kinect 自动获取受试者 TUG 行走时间, 实验发现参数躯体角可用作衡量 TUG 评估指标; Dubois 等人将 TUG 整个评估过程分为四个阶段, 并使用 Kinect 记录行走、起身、转身、坐下时间用于评估[11].

本节利用本书提出来的人体姿态评估系统进行 TUG 参数采集、评估, 并与 Kinect 对比, 以此探究人体姿态评估系统应用于 TUG 的可行性. 实验引入参数运动持续时间作为评估指标.

实验参数获取 ① TUG 时间: 定义为受试者完成整个 TUG 测试的总时间, 从起身开始计时到回走靠到椅子上结束. 双目摄像机通过记录肩关节空间位置变化获取该参数, 定义当肩关节在 Y 方向变化了 10% 时, 其对应时刻为开始计时点, 定义肩关节在 Z 方向达到最大值时, 其对应时刻为结束点. ② 运动持续时间: 运动持续时间分别 2 个阶段, 前倾起立 (Forward-Upward: STS)、后倾坐下 (Downward-Backward: BTS) 阶段. 前倾起立指的是为受试者从身子前倾至完全起立这个过程; 与之相反, 后倾坐下为受试者开始坐下到靠到椅子上这一过程. 运动持续时间在 STS 阶段定义为肩关节 Z 值超过其初始值 8.5% 这一时刻与头关节在 Y 方向达到最大值这一时刻之间的时间间隔. 在 BTS 阶段, 运动持续时间定义为肩关节从 Y 方向开始下降这一时刻与髋关节在 Y 方向达到最小值这一时刻之间的时间间隔.

实验布置 图 13-9 为这次评估的实验布置, 双目摄像机与 Kinect V2 位于同一水平面, 离地 80m, 摄像头镜头均朝前摆放, 双目摄像机左相机位于中间 Kinect V2 放置在左摄像机左侧 (摄像机镜头方向), 其红外镜头光心距左摄像机光心 20cm, 右相机光心距右相机光心 80cm. 椅子摆放在离摄像机 3.5m 处. 实验时, 受试者面向摄像机.

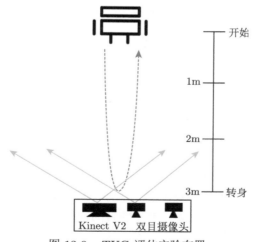

图 13-9　TUG 评估实验布置

实验细节 10 人参加本次实验, 由于实验条件受限, 无法找到步态异常的病人参与实验, 每个受试者进行 6 次 TUG 测试, 正常和异常分别三次, 人体平衡能力以及跌倒风险与人体下肢关节健康状况息息相关, 因此异常的模拟可参照表 12-7 步态异常的模拟准则, 同时将正常、异常分别分为 A、B 两组, 立体双目摄像机与 Kinect V2 同时记录整个实验.

　　实验结果　表 13-5 和表 13-6 分别为基于人体姿态评估系统、Kinect V2 的 TUG 评估结果. 从表中可以看到, 对于运动持续时间, 所有 A、B 组在 STS 阶段的运动持续时间都少于 BTS 阶段的运动持续时间. 结果还显示 B 组在 BTS 阶段的运动持续时间明显多于 A 组. 另外, 我们的方法与 Kinect V2 对于受试者 TUG 时间评估结果相近: 在表 13-5 中, A 组在 (9.46, 15.45) 内, B 组在 (17.12, 33.79) 内. 在表 13-6 中, A 组在 (9.79, 16.03) 内, B 组在 (17.94, 31.20) 内.

表 13-5　　人体姿态评估系统 TUG 评估结果

	A(正常)	B(异常)
TUG 时间/s	12.87 ± 2.12	25.78 ± 5.92
运动持续时间 (STS)/s	1.31 ± 0.29	3.85 ± 2.29
运动持续时间 (BTS)/s	0.98 ± 0.59	2.50 ± 1.27

表 13-6　　Kinect V2 TUG 评估结果

	A(正常)	B(异常)
TUG 时间/s	13.01 ± 2.09	24.87 ± 6.22
运动持续时间 (STS)/s	1.05 ± 0.35	3.99 ± 2.54
运动持续时间 (BTS)/s	0.79 ± 0.62	1.98 ± 1.01

　　以上结果可以看出, 新引入的运动持续时间在步态正常与异常间存在较大差异, 与传统 TUG 的评估指标 TUG 时间一样, 能够应用于未来的 TUG 评估中; 另外, 我们的方法与 Kinect V2 进行 TUG 评估的对比结果表明, 人体姿态评估系统可以应用于 TUG 评估, 获取有效的评估数据.

13.3.2　步态评估

　　步态评估主要针对人体下肢关节, 分析步态模式, 检测出异常步态, 这样有助于临床诊断和损伤评定, 从而指导治疗和康复. 本节进行的步态评估与 2.4 节相似, 分析人体步态, 但采用本章提出的人体姿态评估系统进行数据的采集, 最后采用 KNN 算法评估人体步态状态. 本节的目的在于 ① 步态评估分析; ② 探究人体姿态评估系统应用于生理机能评估的可行性. 本节使用人体姿态评估系统采集了 18 个人步态序列作为数据集 (为了与第 2 章介绍的 Kinect V2 对比, Kinect V2 与立体双目摄像头同时采集这 18 个人步态数据). 18 个受试人员每人行走 20 次, 正常和异常各 10 次, 以保证样本均衡, 异常模拟参照表 12-7 准则. 实验细节与 2.4 节相同, 将 18 人分为两组, 10 人步态数据用作数据库, 共 200 个序列, 另 8 人步态数据用作测试; 使用 10 折交叉验证进行 K 值的选取; 结果表明 $K = 1$, 步态检测效果最高. 表 13-7 表示为 8 人测试者的步态分析结果.

表 13-7　步态分类结果

	正常步态	异常步态
正确分类	76	75
准确率	94.37%	
敏感度	95.00%	
特异性	93.75%	
精确度	93.82%	

　　对比基于 Kinect、人体姿态评估模型的步态评估结果, 从表 12-8、表 13-7 可以看出, 各项指标的结果接近, 趋于稳定, 差距较小, 这表明基于人体姿态评估模型进行的步态评估不差于基于 Kinect 的评估, 适合未来的继续研究.

13.4　本 章 小 结

　　本章继第 12 章基于 Kinect 生理机能评估方法, 介绍一个基于双目摄像机的人体姿态评估系统, 该系统能够从普通相机采集的图像中预测人体关节的空间坐标, 随后基于该系统进行的生理机能评估实验表明人体姿态评估系统能够很好地应用于生理机能的一系列评估. 本章首先介绍了人体姿态评估系统实现的主要思路, 主要包括 2D 人体姿态评估网络 OpenPose 以及双目摄像头的 3D 重建, 并通过与 Kinect V2 就人体空间关节获取准确度进行对比, 结果表明, 我们的方法要优于 Kinect V2, 且在人体存在遮挡情况下可以获取更稳定准确的人体关节位置; 最后介绍了基于人体姿态评估系统的生理机能评估, 从 TUG 评估、步态评估两个方面对人体关节活动进行研究, 同时评估的结果也与基于 Kinect 评估进行了对比, 对比结果显示本书提出来的人体姿态评估系统能够代替 Kinect 进行相应的生理机能评估.

参 考 文 献

[1] Mehta D, Sotnychenko O, Mueller F, et al. XNect: real-time multi-person 3D motion capture with a single RGB camera. arXiv e-prints, 2019.

[2] Tsai R Y. A versatile camera calibration technique for high-accuracy 3D machine vision metrology using off-the-shelf TV cameras and lenses. IEEE Journal on Robotics and Automation, 1987, 3(4): 323-344.

[3] Zhang Z. A flexible new technique for camera calibration. IEEE Transactions on Pattern Analysis and Machine Intelligence, 2000, 22(11): 1330-1334.

[4] Martins H A, Birk J R, Kelley R B. Camera models based on data from two calibration planes. Computer Graphics & Image Processing, 1981, 17(2): 173-180.

[5] Cao Z, Simon T, Wei S E, et al. Real-time multi-person 2D pose estimation using part affinity fields. Proceedings of the IEEE Conference on Computer Vision and Pattern Recognition, Washington ,USA: IEEE, 2017: 1302-1310.

[6] Cao Z, Hidalgo G, Simon T,et al. OpenPose: realtime multi-person 2D pose estimation using part affinity fields. 2018.

[7] Ionescu C, Papava D, Olaru V, et al. Human3.6M: large scale datasets and predictive methods for 3D human sensing in natural environments. Pattern Analysis and Machine Intelligence, IEEE Transactions on, 2014, 36(7): 1325-1339.

[8] Podsiadlo D, Richardson S. The timed "Up & Go": a test of basic functional mobility for frail elderly persons. Journal of the American Geriatrics Society, 1991, 39(2): 142-148.

[9] Mathias S, Nayak U, Isaacs B. Balance in elderly patients: the "Get-up and Go" test. Arch Phys Med Rehabil, 1986, 34: 119-126.

[10] Hassani A, Kubicki A, Brost V, et al. Real-time 3D TUG test movement analysis for balance assessment using Microsoft Kinect. Workshop on XIII AI*IA Symposium on Artificial Intelligence, 2014.

[11] Dubois A, Bihl T, Bresciani J P. Automating the timed up and go test using a depth camera. Sensors, 2017, 18(1):14.